Parir en movimiento

La movilidad de la pelvis en el parto

Blandine Calais-Germain
Núria Vives Parés

La línea de trabajo expuesta en esta obra participa en los nuevos protocolos de atención al parto normal, introducidos desde 2007 en España por el Ministerio de Sanidad.

la liebre de marzo

Presentación a la tercera edición

Nos complace enormemente ver que el libro en España es ya un referente en el ámbito del embarazo y el parto.

Es también una satisfacción para nosotras constatar que en el medio hospitalario y sobre todo en el contexto de la obstetricia, el contenido del libro se utiliza para apoyar y justificar desde la anatomía y la fisiología la libertad de movimiento de la mujer durante su parto.

Diversos estudios publicados por Cochrane confirman que el movimiento libre en el parto tiene tres grandes ventajas: reduce la percepción del dolor, facilita el proceso del trabajo de parto y mejora la posición del feto en el canal de parto.

Somos conscientes que el libro es revolucionario porque aporta una visión de la pelvis bien diferente de la que se ha estudiado hasta ahora en obstetricia.

Desde la salida del libro, las más de tres mil matronas del estado español que han seguido nuestros cursos prácticos, nos han confirmado que el libro les ayuda a comprender y a dar más sentido a lo que ellas ya ven, intuyen y comprueban continuamente durante un parto.

Deseamos que también ayude a la mujer a confiar en su cuerpo y a pedir lo que necesita en las diferentes etapas de su parto: Movimiento o quietud.

A nuestras madres que nos han acompañado…
…y a las que hemos acompañado.

Índice

Testimonios

«Justo después de haber realizado el curso de "Pelvis y parto", tuve una guardia nocturna en el hospital. Se ingresó una mujer joven embarazada que expresó su deseo de dar a luz "sin intervención". Casi todo el tiempo, se mantuvo a cuatro patas. Yo la observaba y acompañaba en silencio, y estaba comprendiendo en todo momento lo que hacía. Intentaba encontrar sola todas las asimetrías posibles: nutaciones, contranutaciones, pronaciones, supinaciones... Hasta parir una niña de 3,5 kg, sin episiotomía ni nada. ¡Increíble!
Os quiero agradecer eso: asistir a partos como éste compensa de tantas inducciones, cesáreas y partos instrumentales, a los que inevitablemente debemos asistir».

Violeta Navio, *matrona, Alicante (España)*

«Os queremos agradecer los conocimientos que habéis aportado a nuestra tarea cotidiana: el descubrimiento de los movimientos intrínsecos de la pelvis. Esto nos permite fomentar la autonomía de la mujer durante su trabajo de parto y mejorar los resultados obstétricos. Durante muchos años, nuestra profesión ha ignorado que la pelvis era móvil. Incorporar la realidad de la pelvis en nuestra tarea cotidiana nos ha procurado cosas tan simples como encontrar una posición que permita un mejor descenso y la flexión de la cabeza del feto. Y esto, únicamente teniendo en cuenta los movimientos de la pelvis.
Los cambios posturales, la incorporación de sacos o soportes deformables debajo del sacro, la aportación de la esferodinámica, así como las variaciones de la posición en las nuevas camas de partos, constituyen otras técnicas para liberar la pelvis. Todas estas nuevas herramientas y estrategias se han convertido en habituales en nuestro equipo de matronas y han mejorado el proceso del parto, así como la satisfacción de nuestras usuarias.
Os agradecemos el haber ampliado nuestros conocimientos, un agradecimiento que también expresan las mujeres que han visto como se enriquecía su experiencia del parto con nosotras.»

Las matronas del hospital universitario Dr. Josep Trueta de Girona (España).

Agradecimientos

En primer lugar, queremos mencionar que la concepción de este libro se inició con nuestros propios partos. Desde entonces, nuestros hijos han crecido, al igual que los recuerdos de esa experiencia y todas las preguntas que se plantearon y estimularon en el libro *El periné femenino y el parto.*

Queremos expresar nuestro agradecimiento a las universidades, los hospitales, las maternidades, las asociaciones y sindicatos de matronas liberales, que nos han invitado en España, Francia y Uruguay. Han acogido este trabajo en su gestación y nos han permitido desarrollarlo progresivamente. Hemos escuchado con gran interés las reflexiones de las matronas (hombres y mujeres). Hemos asistido a su intercambio de opiniones en los cursos, entre los que trabajan en las salas de parto, en la asistencia preparto o posparto. En ocasiones, nos ha sorprendido vuestro interés y vuestros comentarios nos han estimulado a continuar investigando.
Agradecemos en particular, la acogida que nos dieron los equipos de la sala de partos del hospital Txagorritxu (Vitoria «Gasteiz»). Santa Caterina (Girona) y Dr. J. Trueta (Girona).

Nuestro agradecimiento también a Mimi Colette Martí por el tiempo que nos brindó, posando para los dibujos durante sus embarazos, al igual que a Antígona, Sonia y Jordi. A Antje Baumann. Fabienne Cellier, Françoise Contreras, Sandrine Fossard de Rozeville, Brigitte Hap, Alison Liddiart, Bertrand Raison. A Angels Massagué por su confianza en nuestro trabajo. Gracias a Carmen Sánchez y a Juan Ignacio Rico por la revisión del texto español.

También expresamos nuestro agradecimiento a Enric por las fotos, a Pau por retocar algunos dibujos, a Patrick y Enric por su infinita paciencia durante la elaboración de este libro, a Laurent, Uriel y Pau que han apoyado a sus «mamás» tan nerviosas por el libro y a los amigos y amigas que nos han dado su apoyo en esta aventura.

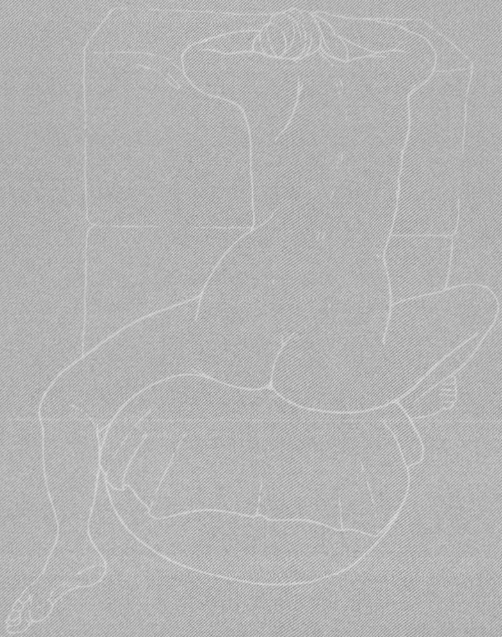

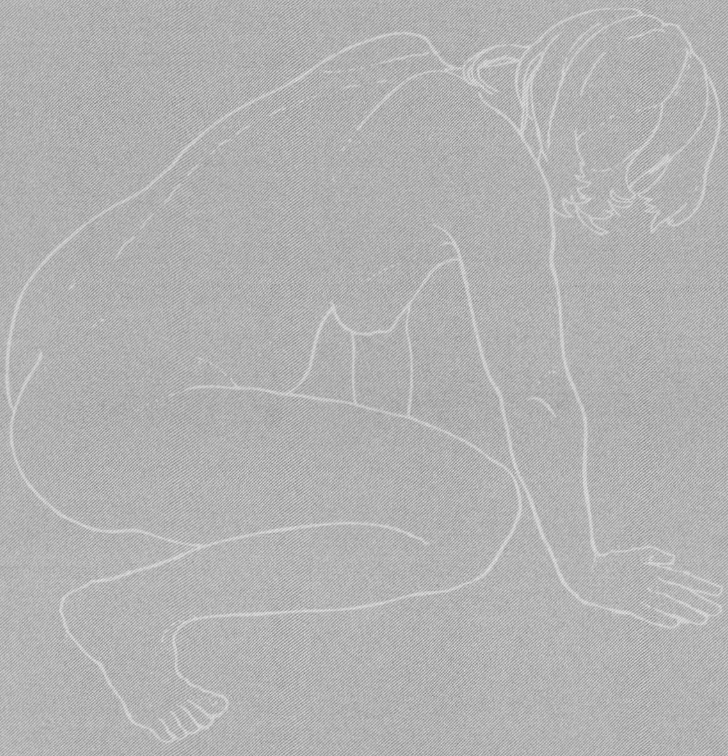

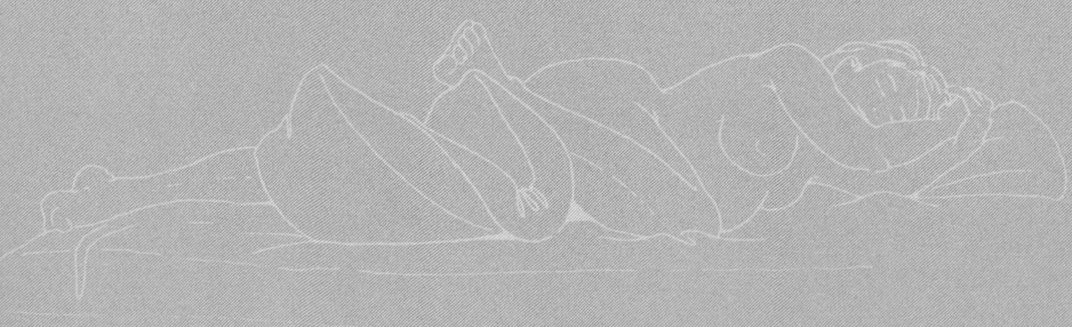

Prefacio

La forma de entender y abordar el acompañamiento en el parto y el nacimiento está cambiando en España, del mismo modo que ya ocurrió en otros paises de nuestro entorno.
Estos cambios, impulsados por diversos factores sociales y científicos, proceden en definitiva de la búsqueda de un equilibrio entre las garantías de calidad y de seguridad que ofrecen los conocimientos y las técnicas actuales, así como el deseo de las mujeres de participar más en su gestación y parto. Por ello, es necesario revisar y reorientar las prácticas tradicionales de preparación al parto y al nacimiento, incorporando prácticas y métodos innovadores que contribuyan a devolver el papel principal a la mujer por su bienestar psíquico y físico.

En mi opinión, es exactamente aquí, en esta perspectiva de cambios e innovaciones, en donde se sitúa este libro y adquiere importancia al contribuir a mejorar el trabajo corporal con las mujeres en la preparación al parto.
Las autoras parten de la observación de las estructuras anatómicas que participan en el parto y de un análisis riguroso, con el objetivo de que cada mujer, cada pareja, adquiera una conciencia corporal y pueda apropiárselo individualmente.

Esta obra *Parir en movimiento* se inscribe en la línea de trabajo e investigación que Blandine Calais-Germain y Nuria Vives han desarrollado conjuntamente en estos últimos años.

El trabajo de formación en las técnicas corporales de Blandine Calais-Germain empezó en 1980 y fue publicado en 1984 en su primer libro *Anatomía para el movimiento*, publicado en 11 idiomas y convertido en el manual básico para muchos estudiantes de medicina, fisioterapia, danza, educación física y deportiva, así como en diferentes técnicas de educación corporal. Esta obra se ha completado con otras cinco monografías sobre la anatomía aplicada del movimiento.
Su colaboración con Nuria Vives Parés, pedagoga y psicomotricista, especializada en la aplicación de la anatomía en la preparación al parto, les ha permitido a las dos hacer fructificar en particular la rama de sus investigaciones consagrada a la mujer.
Esta metodología aplicada al parto, a la reeducación perineal, a la menopausia, ofrece especialmente a las matronas y a los fisioterapeutas la oportunidad de reorientar su trabajo hacia una pedagogía activa y creativa que se adapte a cada mujer.

Avalada por la trayectoria de sus autoras, la obra *Parir en movimiento* profundiza en el conocimiento de una estructura esencial en el desarrollo del parto como es la pelvis, su movilidad y el porqué y cómo a través de esa movilidad se modifica su forma en el proceso del parto.
Desde este premisa, se analizan y describen con detalle diferentes posturas y se propone la práctica de movimientos corporales para preparar la pelvis de cara al parto y todo ello acompañado de numerosas ilustraciones que hacen muy asequible la comprensión. Las autoras desfían al lector a observarse a sí mismo, a representarse la pelvis y verla en movimiento. Sin duda esta metodología supone un importante reto pedagógico.

En definitiva, el libro que hoy tenemos entre manos viene a llenar un espacio importante para la formación de muchos profesionales del ámbito sanitario que atienden y acompañan a las mujeres durante la gestación y el parto. Es una herramienta importante para favorecer el cambio.

Carmen Barona Vilar
Cap Unitat Salud Perinatal
y médico responsable de la Estrategia de Atención al Parto Normal (EAPN)
de la Comunidad de Valencia, España

Advertencia

El libro *Parir en movimiento* no está dirigido exclusivamente a un público médico o paramédico especializado, sino para toda persona, como pueden ser las propias mujeres embarazadas, profesionales que preparan a la mujer para su parto o incluso a personas interesadas en acompañarlas en el parto, que deseen entender mejor cómo es la pelvis y cómo se adapta al parto.

De forma intencionada, se han utilizado determinados términos coloquiales para una mayor accesibilidad. Es decir, por ejemplo, el término pierna se refiere a toda la extremidad inferior tal como se entiende habitualmente. El término vientre se refiere al abdomen. Así mismo damos preferencia a expresiones como acostado sobre la espalda o acostado sobre el lado, en lugar de en decúbito supino o decúbito laterocubital. Mantenemos la nomenclatura anatómica internacional cuando es conocida o, por el contrario, optamos por términos de uso más común. Por ejemplo, se ha elegido el término hueso ilíaco en lugar de hueso coxal.

Esta obra se refiere al parto normal (véase definición pág. 49). Cuando describimos este tipo de parto, entendemos que la parte del feto que se presenta en la pelvis, es la cabeza.

De lo que no trata el libro

Este libro aborda los movimientos de la pelvis, sin hacer referencia al contexto de la postura de pie (reparto de las cargas, las curvaturas...) ni de la osteopatía (minimovimientos de la articulación sacroilíaca o restricciones de estos minimovimientos). En concreto, su cometido es el lugar por donde atraviesa el feto la pelvis y donde éste, a su paso, provoca movimientos excepcionales en la misma.

No trata de la cuestión de la pelvis visceral: los órganos del abdomen y de la pelvis menor sólo se mencionarán. Para facilitar la presentación tampoco se incluirá el periné.

Si bien el contenido de este libro se adapta a numerosas patologías o distocias, no trata específicamente la patología de la pelvis ni otras vinculadas al parto.

Se presentan numerosas posiciones de parto. Pero el análisis de dichas posiciones concierne a la «movilidad pélvica». Con el objetivo de simplificar, no mencionamos otros aspectos que, aún siendo importantes, como el impacto de una posición en la respiración, la compresión vascular o la relación entre útero y diafragma, escapan al objetivo de este trabajo.

¡Atención!
Todos los movimientos y maniobras que se presentan en esta obra son a modo de descripción y tienen por objetivo analizar el movimiento. La puesta en práctica de estos movimientos y maniobras es responsabilidad de las personas que los ejecutan.

Modo de empleo

Lectura a diferentes niveles:

- Texto en negrita: información esencial;
- Texto en tamaño inferior: informaciones más detalladas;
- Texto enmarcado: visualización de lo que cabe memorizar en la página;
- Signos con diferentes funciones presentado en pictogramas:

Detalles anatómicos que pueden reconocerse fácilmente,

Información complementaria,

¡Atención! ¡Importante!

Testimonios,

Propuestas prácticas:
- Orientarse en uno mismo,
- Imaginándo la anatomía (representación anatómica interna),
- Experimentar.

Posibilidad de elegir los capítulos en función del interés del lector:

Queréis:
- Abordar primero la anatomía de la pelvis (pág. 13);
- Seguir la descripción de los movimientos de la pelvis (pág. 51);
- Comprender el porqué y la manera en que este tipo de movimientos modifica la pelvis (págs. 91, 147);
- Conocer de forma detallada cada posición (pág. 113);
- Practicar los movimientos para preparar la pelvis para el parto (pág. 157).

Testimonios

«Constato que lo que enseño a partir de los cursos es fundamental para la mujer que da a luz: reconocer su pelvis (palpar su sínfisis, sus ísquiones, sus crestas ilíacas, sus ramas); observar que la pelvis no es fija y aprender varias posiciones en las que está libre, saber modificar el canal por el que pasará el niño... se trata de herramientas valiosas de las que dispone la mujer. Percibo que las mujeres son más conscientes de su cuerpo y se responsabilizan más durante su parto».

Irene Sayas
Matrona, Centro de Salud, Alicante, Valencia (España).

«De todo lo que he aprendido en el curso "Pelvis y parto" con Nuria Vives, utilizo 3 ideas en mi práctica cotidiana de asistencia en el parto.
Primera idea
Invito a la mujer, tanto en el inicio de dilataciones espontáneas, como en inducciones y sólo si el registro cardiotocográfico lo ha permitido, a abandonar la cama y movilizar la pelvis. Observo una menor ansiedad y una mayor tolerancia al dolor, así como una mejor progresión de la dilatación. A menudo, la mujer quiere volver a la cama después de determinado tiempo.
Segunda idea
Intento crear una asimetría de la pelvis. Esto puedo hacerlo incluso con una epidural y en mujeres que no quieren levantarse. Propongo todas las variantes (flexiones, extensiones, rotaciones de las dos piernas para facilitar la ampliación de los diámetros anteroposteriores y laterales de la excavación. Esto permite el avance de la cabeza del feto.
Tercera idea
En mi opinión, para agrandar el diámetro transversal, cuando la cabeza intenta pasar el tercer plano entre las espinas ciáticas, es muy útil colocar a la mujer en decúbito lateral con el muslo en abducción/rotación interna. Las mujeres pueden permanecer en esta posición durante alrededor de una hora, gracias a la cama articulada, hasta que la cabeza ha pasado el tercer plano. Después, les propongo colocarse en decúbito dorsal para el final del expulsivo.
Estas prácticas me han sido muy útiles en los partos normales o cuando no se presentan desproporciones pélvico-cefálicas, ni existe el riesgo de sufrimiento fetal u otras distocias que requieran la intervención del obstetra».

María Fernández Alcalde
Matrona del hospital universitario La Paz (Madrid).

Introducción

A lo largo del parto, la *cabeza del feto* se adapta *deformándose* ligeramente, lo cual es posible gracias a la maleabilidad de los huesos del cráneo. Más adelante, estos retoman suavemente su forma.

La pelvis materna, ya formada, es mucho más rígida. Sin embargo, dispone de cierta *capacidad de movimiento entre los huesos que la componen*. Estos movimientos se producen a nivel de las *articulaciones propias de la pelvis*, provocando una *modificación de su forma*, en particular de la morfología *interior* por donde pasa el feto. Lugar denominado *excavación pélvica*.

En las horas que preceden al parto, *estas movilidades de la pelvis aumentan excepcionalmente* por la presencia de hormonas que provocan que los ligamentos sean más laxos. Durante el parto, la pelvis materna puede adaptar su forma a la cabeza del bebé. Esta capacidad es mínima, aunque muy precisa. En este momento, cada milímetro ganado facilita más su paso. Es como cuando se intenta introducir una llave en una cerradura.

El hecho de comprender que la pelvis se mueve, pero sobre todo que se deforma en su interior, ya significa un gran paso para *no obstaculizar* este movimiento en el momento del parto. Asimismo, podemos *suscitar* los movimientos con la posición del cuerpo y más precisamente mediante determinadas posiciones de las piernas y de la columna vertebral que iremos proponiendo a la mujer en cada momento. Y más aún: durante el embarazo, la mujer puede también *preparar* la movilidad de su pelvis.

Numerosos testimonios han confirmado la utilidad de estos conocimientos tanto en un parto fisiológico como en determinadas distocias. De este modo, nos explicamos determinadas frases que se oyen de las mujeres y las matronas refiriendo que, en ocasiones, un pequeño detalle en la forma de colocarse o de posicionar las piernas o la columna, hace que el bebe se «encaje él solo».

Este libro se fundamenta en la descripción de la anatomía dinámica de la pelvis. Detalla sus movimientos en las diferentes fases del parto y la manera en que puede facilitarse el mismo. A partir de ello, se propone un inventario de posiciones, de actitudes y de posturas que han de conocerse, ya que repercuten de una manera crucial en la pelvis. Finalmente, propone recursos para la preparación práctica a lo largo del embarazo.

Por tanto, este trabajo habla de la *pelvis en movimiento*. Su intención es aportar claras evidencias de que la pelvis se transforma en el momento del parto, que puede utilizarse esta capacidad de transformación y que determinados movimientos favorecen dicha transformación. Así mismo quiere aportar argumentos adecuados y justificados a los que creen que el movimiento puede ayudar a la mujer durante el trabajo de parto.

Este libro igualmente da testimonio del conocimiento profundo que posee la mujer que va a parir.

1

La pelvis, ¿qué es? ¿cómo es?

Esta descripción de la pelvis no es completa, sino muy selectiva. Tiene como objetivo comprender los movimientos y cambios de su forma durante el parto. En ese momento, determinadas partes de la pelvis son movilizadas, tocadas, empujadas y traccionadas, de ahí que hagamos referencia a las partes que deben conocerse por su influencia en la forma de la pelvis y en el posterior desenlace del parto.
Además, no debemos olvidarnos que al mismo tiempo, el feto debe pasar por su parte interna, adaptándose y modificándola, teniendo esta zona unas características concretas en las que también debemos reparar y que son escasamente manipulables.

Forma general de la **pelvis**

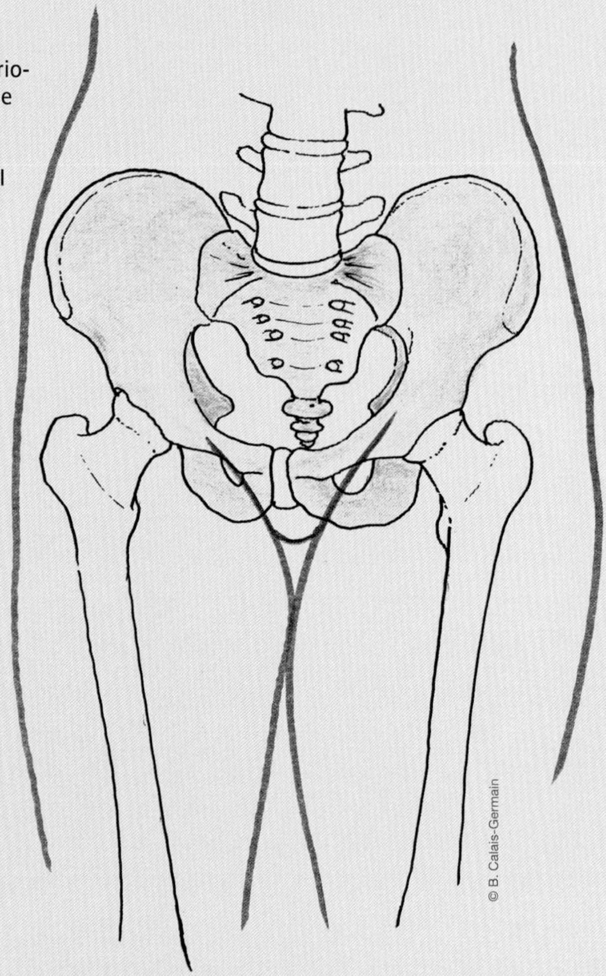

La unión del tronco con los miembros inferiores, la pelvis, es como un *gran anillo óseo* de contornos irregulares.
En su interior, realmente se parece a un cuenco sin fondo que acoge las vísceras del abdomen. Esta parte se denomina *pelvis endopélvica*. También es conocida como la *cara profunda de los huesos pélvicos*.

En su exterior, encontramos principalmente la conexión con los muslos, a partir de la articulación de la cadera. Esta parte se denomina *pelvis exopélvica*. Igualmente referida como de la *cara externa de los huesos pélvicos*.

La pelvis está compuesta por cuatro huesos:

- ***Dos huesos ilíacos (huesos coxales),*** situados por delante, a los lados y un poco hacia atrás;
- ***Sacro,*** situado por detrás y en el medio;
- ***Coxis,*** el cual prolonga el sacro hacia abajo.

El sacro y el coxis forman parte de la columna vertebral.

Los dos huesos ilíacos corresponden a los miembros inferiores («las piernas»).

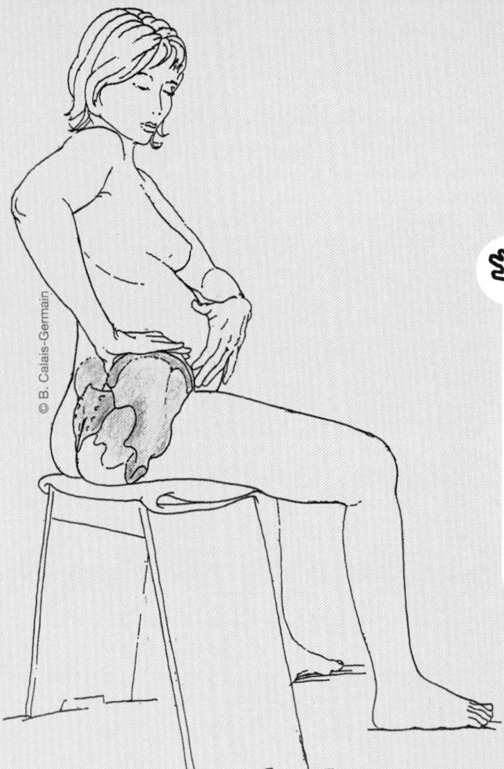

Vamos a localizarlo

Conjunto de la pelvis
Para hacernos una idea inicial sobre el volumen de la pelvis en nosotros mismos, debemos situar primero todo el conjunto con ayuda de las manos. El lugar más sencillo de localizar en el cuerpo, es la parte más alta: las crestas ilíacas. Asimismo, podemos palpar con las manos, la parte más baja: ambos isquiones. La parte anterior: la sínfisis púbica, en donde se juntan los dos ilíacos, así como la parte posterior, el sacro, que se prolonga hacia abajo con el coxis.

Cómo nos imaginamos
la pelvis

Presentar la pelvis puede parecer superfluo a los profesionales de la obstetricia y poco interesante para las mujeres que lo leen de cara a la preparación al parto. Entonces, ¿es realmente necesario describir la estructura de la pelvis? En nuestra opinión, sí lo es.

Durante quince años, hemos instado a las personas que han asistido a nuestros cursos de «Pelvis y parto» que, al principio de la sesión, dibujaran la pelvis en una hoja blanca sin modelo.
Después de recopilar más de 800 croquis, a pesar de que casi todos han sido dibujados por profesionales de la salud (y, por tanto, obligados conocedores de la anatomía humana) e independientemente del talento del dibujante, constatamos hasta qué punto se desconoce la forma de la pelvis, incluso los sanitarios que trabajan a diario con esta región del cuerpo femenino.
Verificamos además, que en bastantes ocasiones faltaban determinadas partes, sin las cuales resultaba imposible imaginar lo más básico del proceso del parto: el paso de un feto por la estructura pelvica o incluso, los movimientos propios de los huesos entre sí.

A menudo, proponemos volver a dibujar la pelvis al final de curso, después de haber tenido en sus manos un molde pélvico, pero sobre todo una vez sentido, palpado, movido y reconocido la pelvis propia. Los resultados hablan por sí solos.

Hemos recibido numerosos testimonios de estos mismos profesionales, comentándonos que el tener una mejor noción de la pelvis ha transformado profundamente su práctica, haciendo que, con frecuencia, sus gestos fueran más adecuados.

Decidimos también seleccionar los dibujos por temas. A pie de las páginas, la rubrica *¿Cómo te puedes imaginar...?* representa los textos y dibujos mostrando las experiencias. Este material ofrece en sí mismo una gran riqueza, pues cada pelvis dibujada es única. Por tanto, agradecemos a las personas, que formaron parte de los cursos y «olvidaron» sus dibujos colgados en la pared. Nos han dejado un documento muy valioso para el tema de este libro.

¿Cómo te puedes imaginar...?

Pelvis segmentada, partes separadas en relación a otras.

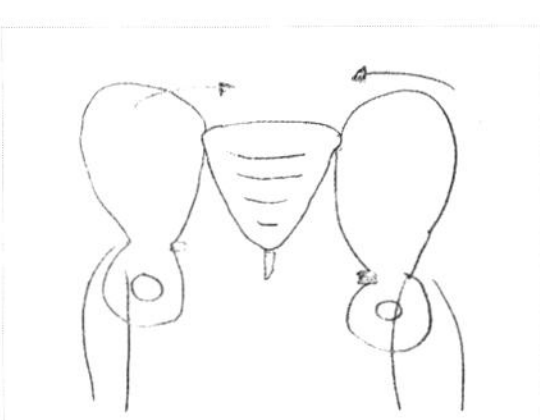
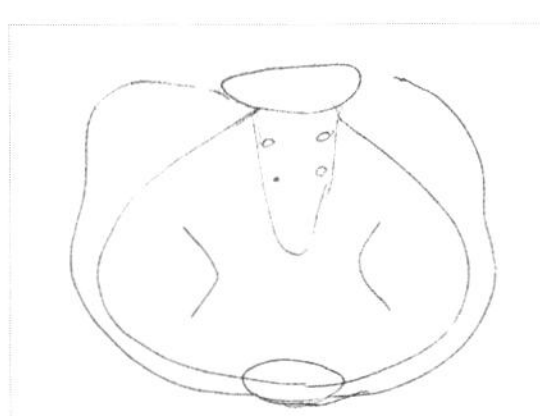
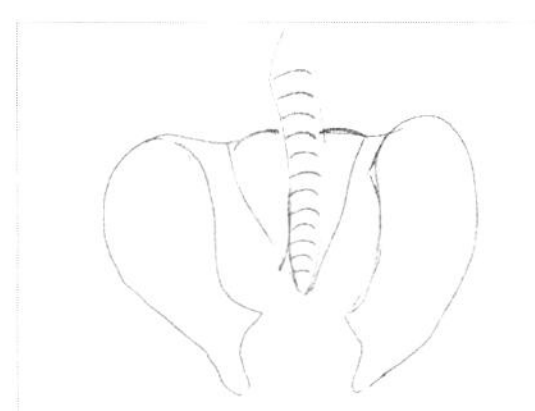

Pelvis de una sola pieza, como un único bloque óseo.

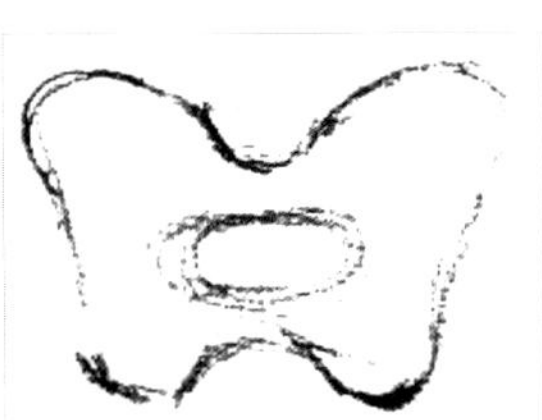
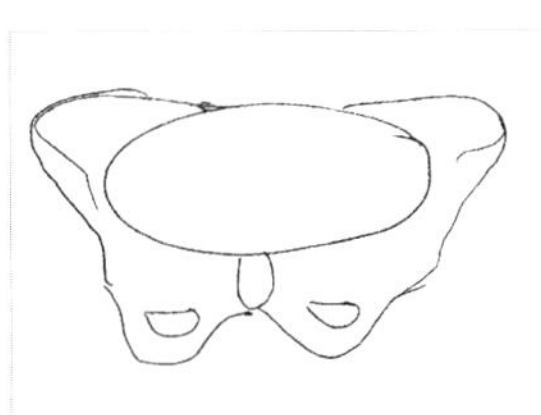
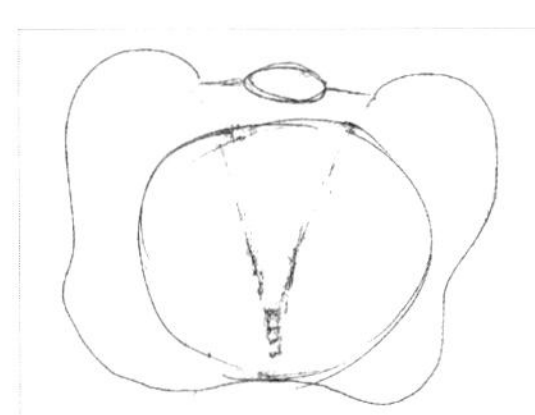

Pelvis que parece plana, como una mariposa.

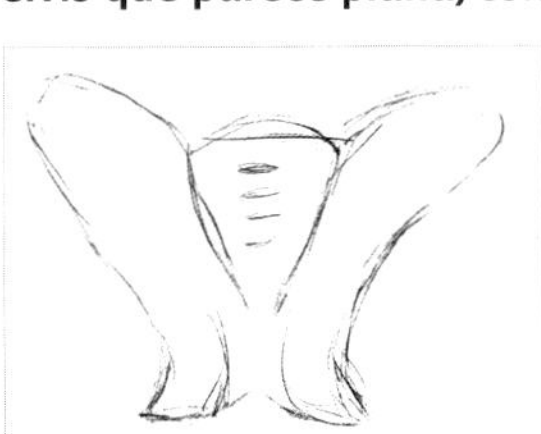
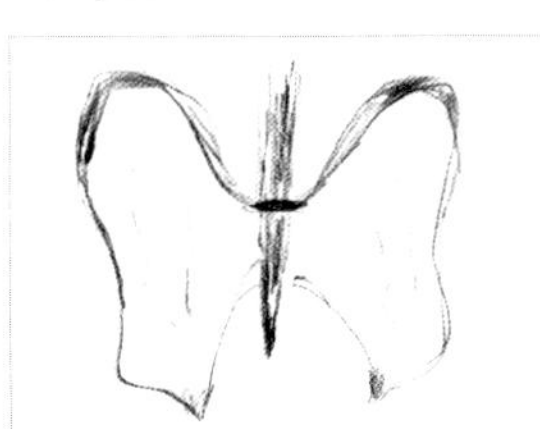
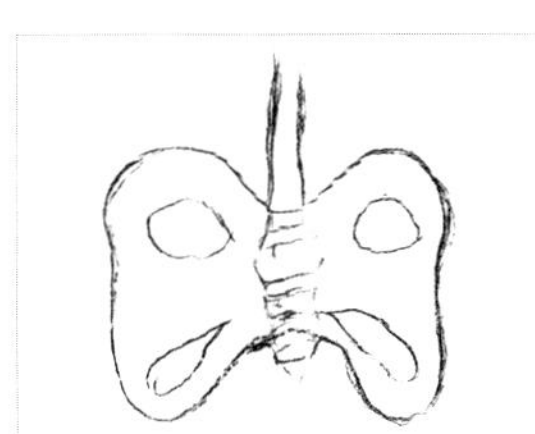

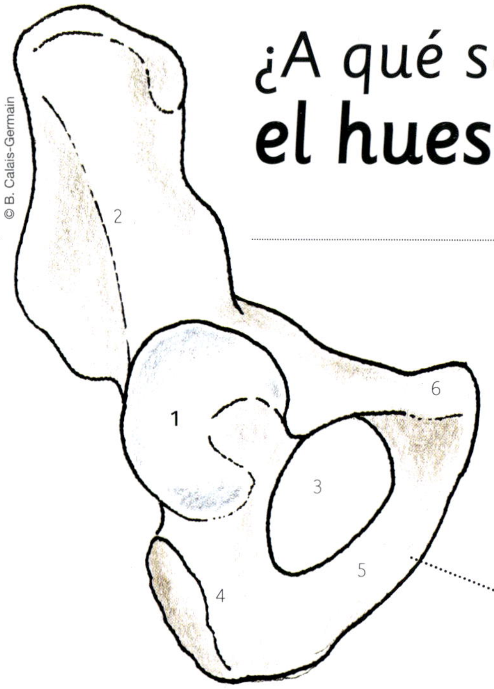

¿A qué se parece **el hueso ilíaco**?

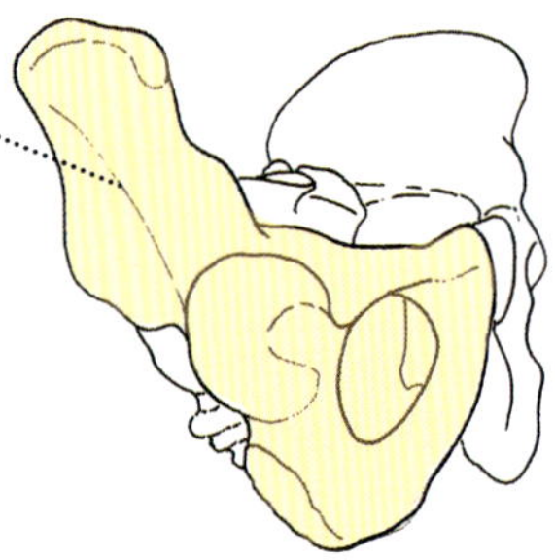

No es un hueso que resulte sencillo de representar. A pesar de ser un hueso plano se encuentra en torsión sobre sí, lo que tiene como consecuencia que lo encontramos simultáneamente delante, en el lateral y un poco por detrás de cada mitad de la pelvis. Es un hueso de gran tamaño en relación con la pelvis, formando a la par el techo y la base de la misma.

Cada hueso ilíaco (también denominado simplemente «ilíaco») posee dos caras.

Una cara externa que corresponde principalmente a la región de la cadera (exopélvica)

- Se observa una superficie articular en forma de cuenco, destinada a recibir la cabeza del fémur: ***el cótilo***[1], detallado en la pág. 36.
- Por encima del cótilo, una zona denominada ***fosa ilíaca externa***[2].
- Por debajo del cótilo se encuentra una zona vacía que se denomina ***agujero obturador***[3].
- El agujero obturador está rodeado por:
  - detrás, por la región del ***isquion***[4];
  - abajo, por la ***rama isquiopúbica***[5];
  - delante, por la región del ***pubis***[6].

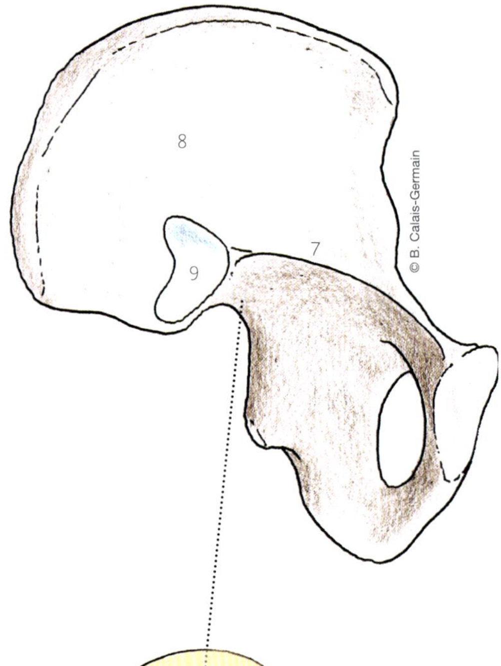

Una cara interna, profunda, que corresponde al interior de la pelvis (endopélvica)

- En la parte media, se encuentra una cresta oblicua: la línea ***innominada***[7];
- Por encima, la zona denominada ***fosa ilíaca interna***[8].
- Por debajo, el hueso rodea el agujero obturador.
- En lo alto de la línea innominada, por detrás, se encuentra una superficie articular en forma de L invertida: se trata de la ***superficie auricular***[9].

Esta forma una parte de la articulación sacroilíaca, estudiada detalladamente en la pág. 29.

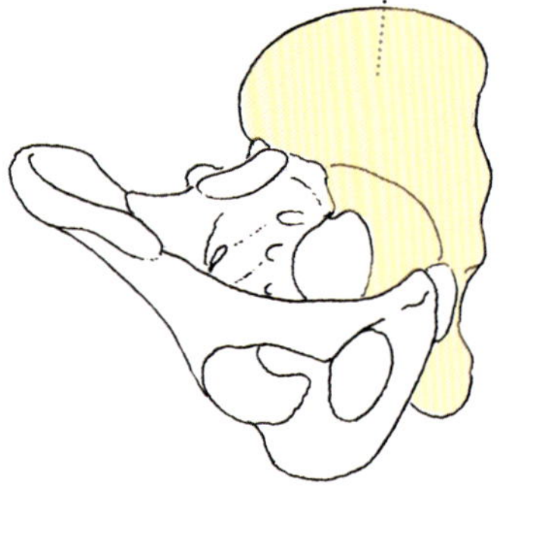

Vamos a localizarlo

Cuando movilizamos la pelvis, **nuestras manos se encuentran de una u otra forma situadas en algún lugar de hueso ilíaco.**
Del mismo modo, muy a menudo, nos apoyamos sobre una u otra zona de este hueso.

Cresta ilíaca

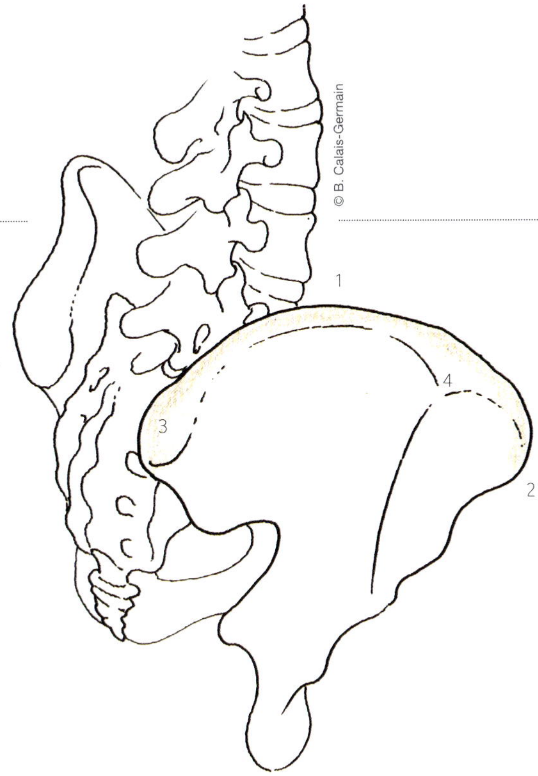

En el contorno de cada hueso ilíaco, nos encontramos referencias óseas importantes para el tema de este libro. El borde superior, denominado ***cresta ilíaca***[1] puede palparse muy fácilmente.

La parte más avanzada de la cresta a menudo sobresale por delante: se trata de ***la espina ilíaca anterosuperior*** (EIAS)[2].

Su parte más posterior, menos saliente, es ***la espina ilíaca posterosuperior*** (EIPS)[3].

En la unión entre el tercio anterior y los dos tercios posteriores, encontramos una zona espesa en el borde externo de la cresta: ***el tubérculo glúteo***[4].

Vamos a localizarlo

Cresta ilíaca y sus espinas
Pasemos nuestros dedos a lo largo de la cresta ilíaca. Empezamos delante, en las EIAS, que son fáciles de palpar, y seguimos la vía ósea que tomará direcciones diferentes: primero hacia lo alto y los lados, después hacia atrás y finalmente hacia el centro de la espalda y hacia abajo, para terminar el trayecto en las EIPS, menos fáciles de encontrar. Durante el recorrido, percibimos el tubérculo glúteo, un poco por detrás de las EIAS.

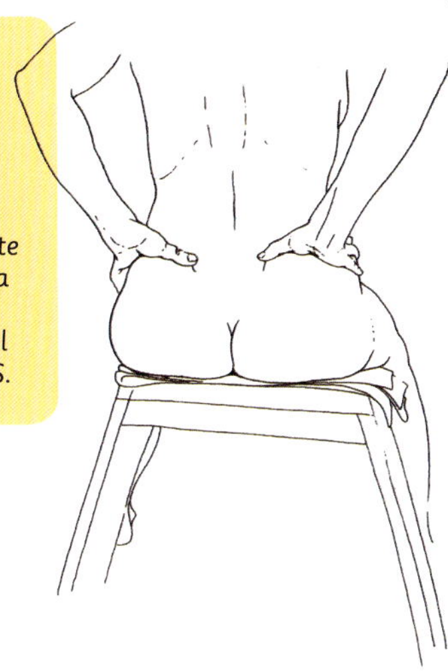

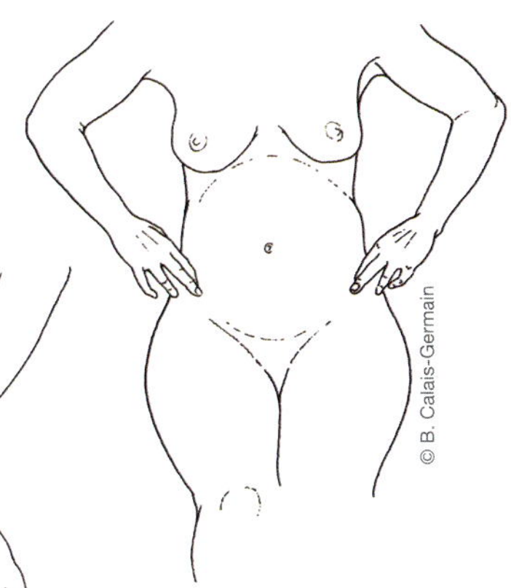

¿Cómo te puedes imaginar...?

La pelvis sin cresta ilíaca. Pelvis en las que el sacro se encuentra a la misma altura que la cresta ilíaca.

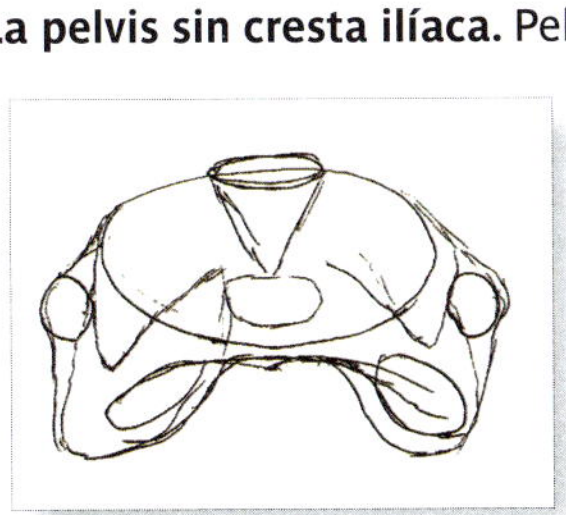

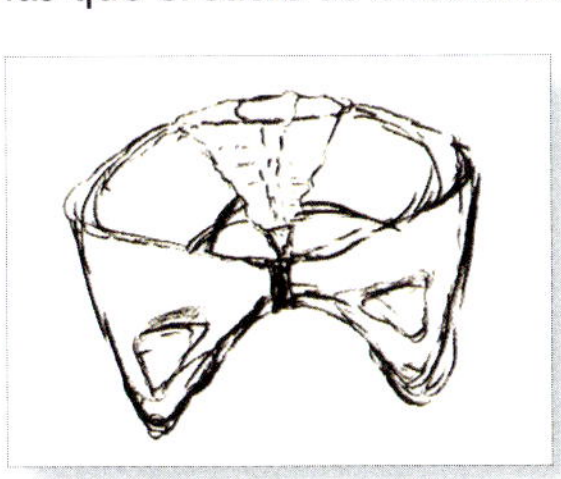

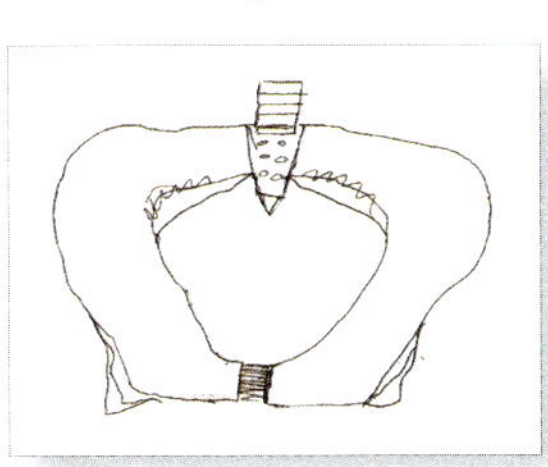

Delante y detrás
del hueso ilíaco

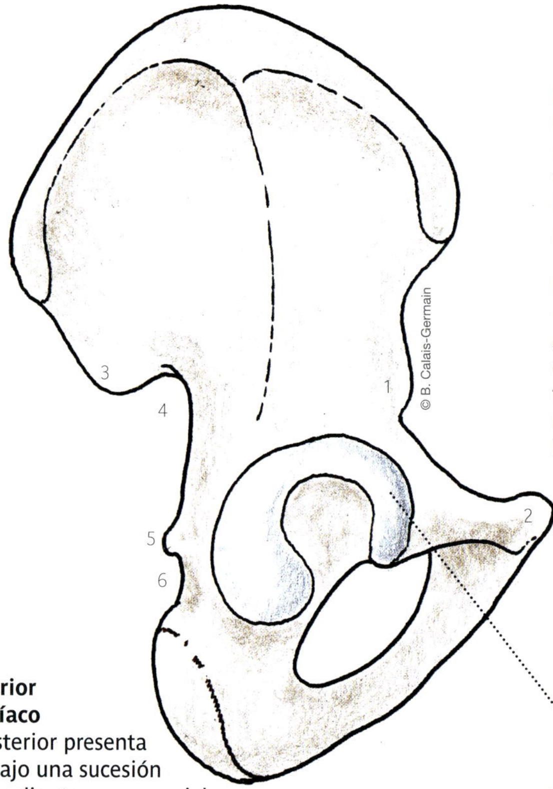

Parte anterior del hueso ilíaco
El borde anterior se palpa poco, porque está rodeado por músculos, vasos y nervios. Se sitúa ***la espina ilíaca anteroinferior***(1) (EIAI), no palpable.

La parte más baja de este borde es ***el pubis***(2).
A este nivel, el hueso ilíaco se encuentra con el otro hueso ilíaco formando la articulación denominada sínfisis púbica por delante de la pelvis (detalles en pág. 32).

Parte posterior del hueso ilíaco
El borde posterior presenta de arriba abajo una sucesión de huecos y salientes, en especial:
- ***Espina ilíaca posteroinferior***(3),
- ***Escotadura ciática mayor***(4),
- ***Espina ciática***(5), prominente hacia atrás y adentro,
- Y ***escotadura ciática menor***(6).

Desciende hasta el isquion (los tres últimos elementos no pueden palparse).

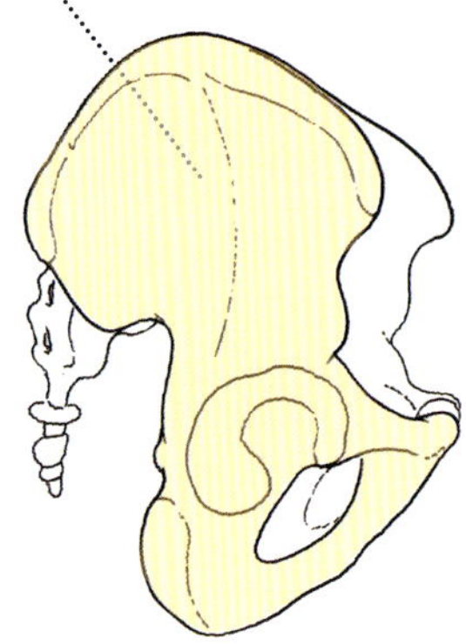

Vamos a localizarlo

Sínfisis púbica
Por debajo de nuestros dedos, justo por detrás de la zona pilosa del pubis, podemos percibir toda la extensión de una zona en la que se encuentran los dos huesos: es la sínfisis púbica con su fibrocartílago en el centro. Podemos apreciar la altura palpando su borde superior hacia el abdomen y su borde inferior hacia la vulva (con suavidad, ya que en medio se encuentra el clítoris).

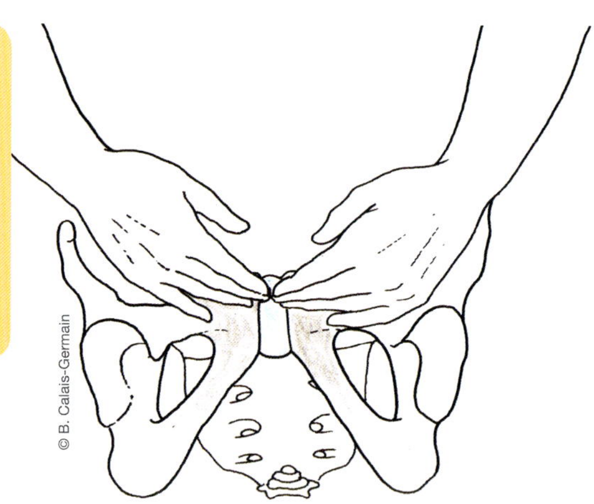

Detrás del hueso ilíaco:
espina ciática

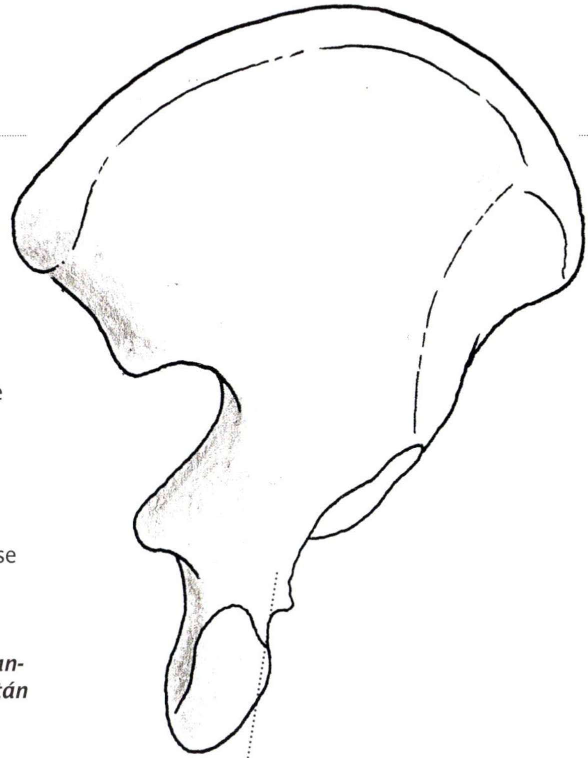

Este saliente óseo se encuentra a unos 4 cm por encima del isquion.

Sirve de inserción para los potentes ligamentos que unen el ilíaco y el sacro (véase pág. 30).

Orientación de la espina ciática:
• Si miramos la pelvis de perfil, vemos que se dirige hacia atrás.
• Si miramos la pelvis desde la espalda, vemos que se dirige hacia adentro.

Las espinas ciáticas forman parte de los límites del estrecho medio. ***Se trata de relieves óseos importantes durante el parto: si sobresalen demasiado o están excesivamente dirigidos hacia el interior, pueden obstruir el paso del feto*** (véase pág. 44).

No se pueden palpar las espinas ciáticas desde el exterior.

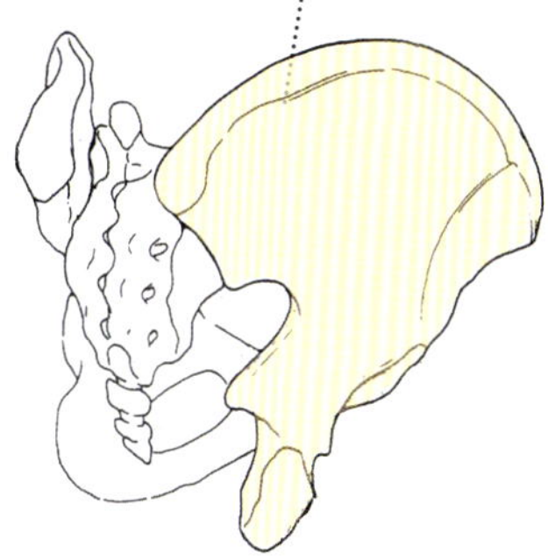

!

Determinados movimientos de la pelvis, en particular los que movilizan los huesos ilíacos, permiten modificar su orientación o la separación entre las dos espinas.

¿Cómo te puedes imaginar...?

Las espinas ciáticas alejadas del isquion
En los cursos, durante la palpación del isquion, a menudo, la persona se sorprende al descubrir que la espina ciática se sitúa muy cerca del isquion, justo por encima. En estos dibujos se observa que las espinas ciáticas se han dibujado en el interior de la pelvis, muy lejos del isquion.

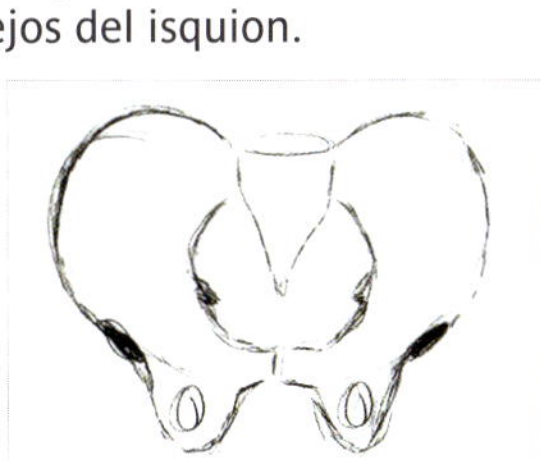

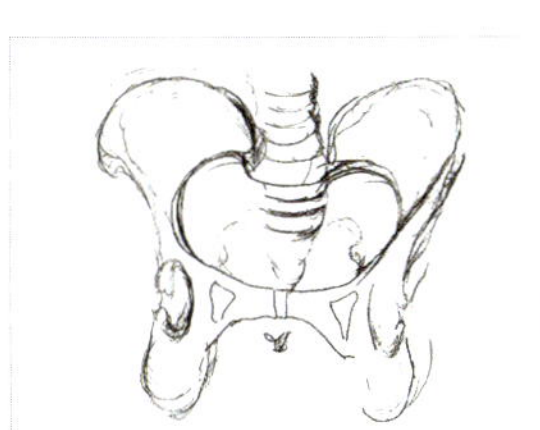

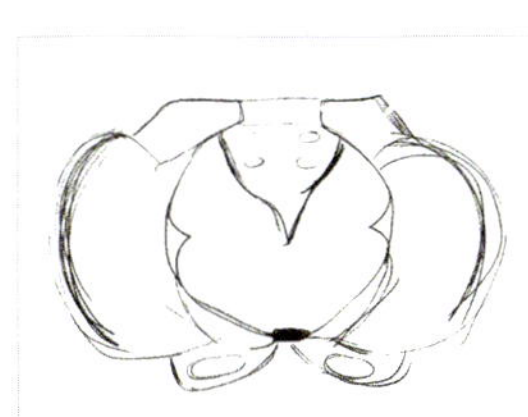

Parte baja del hueso ilíaco: **isquion**

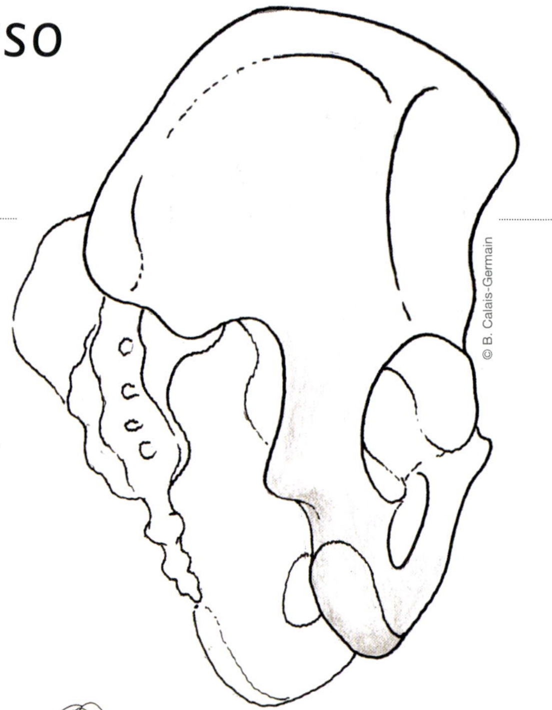

El isquion, la parte baja y posterior del hueso ilíaco, es una zona espesa y acodada.

Parte posterior del isquion
El hueso es grueso: es la tuberosidad isquiática. En esta zona se insertan los músculos isquiotibiales.

Vamos a localizarlo

Los ísquiones
El hueso ilíaco adopta una forma completamente distinta en la parte baja: la tuberosidad isquiática o isquion, grande y redondeada, despunta por debajo de la nalga. Para una primera orientación, podemos reconocer este hueso en posición sentada, colocando la palma de la mano o los dedos, debajo de una nalga y apoyándonos suave y progresivamente sobre este soporte. Sin embargo, para poder explorar mejor esta zona, es necesario acostarse de lado. Por ejemplo, sobre el lado derecho, para encontrar el isquion izquierdo. Si movemos un poco el muslo izquierdo para poder subir la mano sobre el lado del muslo, encontramos esta punta redondeada.
Si dirigimos la palpación hacia la parte de delante, esta punta se sigue con la rama isquiopúbica. Hacia la parte posterior, el isquion es enorme y entramos en la profundidad de la nalga. Hacia el interior, nos encontramos en la región del periné. Hacia el exterior, nos acercamos a la articulación de la cadera por debajo.

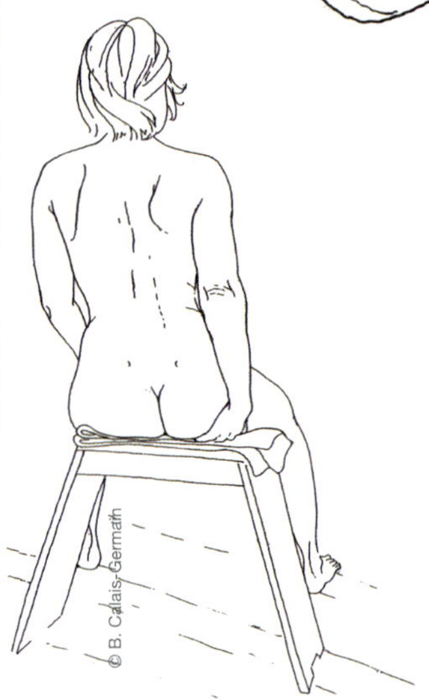

\+

Saber dónde se encuentra el isquion es fundamental para reconocer, conforme avanza el libro, determinadas movilidades de la pelvis.

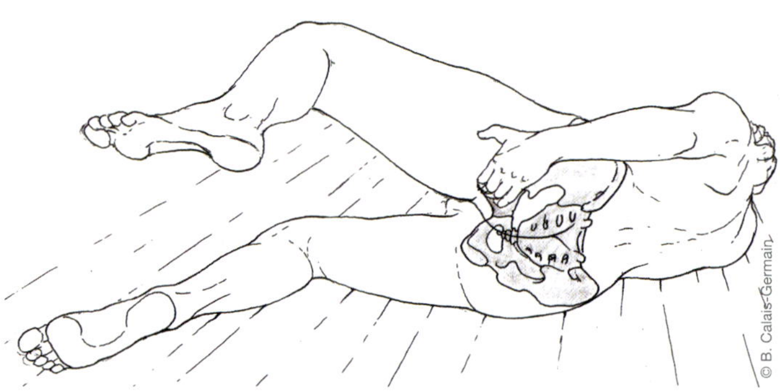

¿Cómo te puedes imaginar...?

Pelvis sin isquiones: dibujos en los que faltan los isquiones.

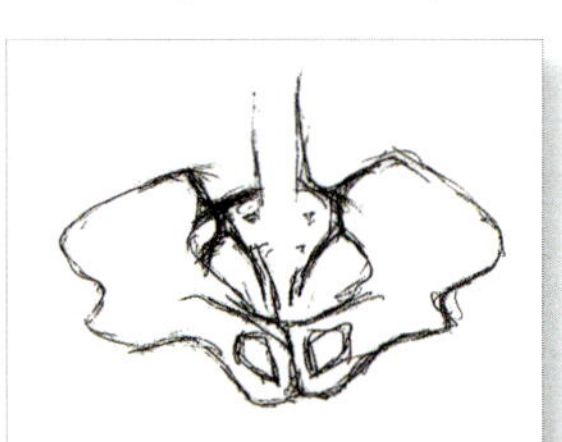

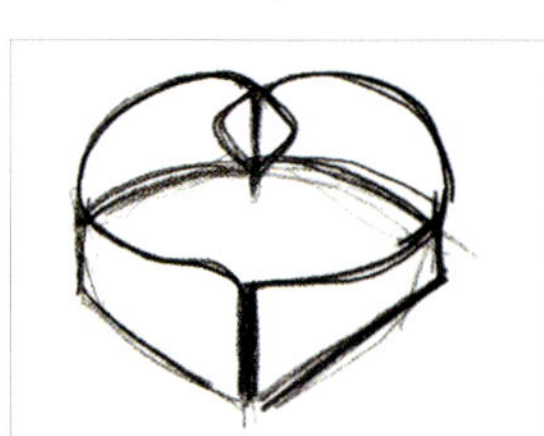

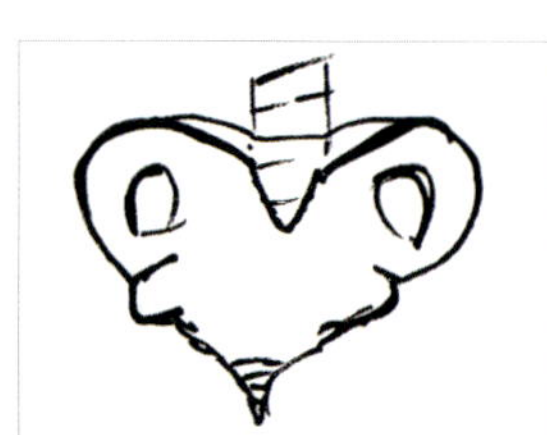

El isquion y la cresta ilíaca forman parte del **mismo hueso ilíaco...**

De perfil, el hueso ilíaco tiene la forma de una placa rectangular. Los cuatro ángulos del rectángulo forman puntos de referencia importantes:

- Arriba y delante: ***espina ilíaca anterosuperior*** (EIAS)[a],
- Abajo y delante: ***pubis***[b],
- Abajo y detrás: ***isquion***[c],
- Arriba y detrás: ***espina ilíaca posterosuperior*** (EIPS)[d].

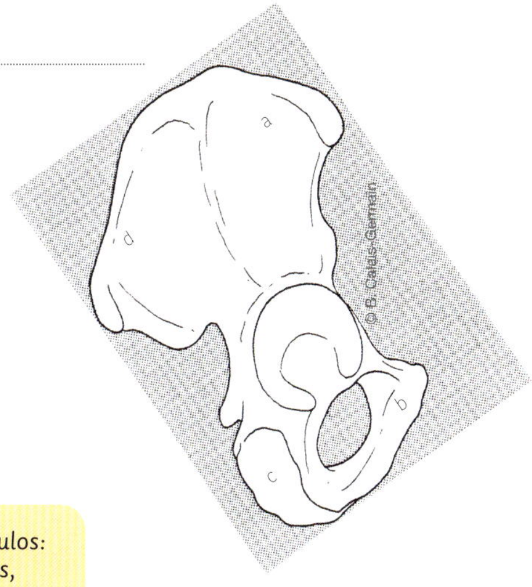

+

En posición sentada, este rectángulo se coloca sobre uno de sus ángulos: el que representa la punta del isquion. Visto de cara o de tres cuartos, este rectángulo se presenta plegado sobre sí mismo a lo largo de una diagonal, con lo que se forman dos «triángulos».
- Un triángulo bajo, orientado hacia delante,
- Un triángulo alto, orientado hacia atrás.

La línea de pliegue diagonal va desde EIAS hasta el isquion. Pasa por el cótilo (véase página siguiente). Esto es importante para comprender y explicar por qué determinados movimientos que se producen a nivel del isquion pueden repercutir en la EIAS y viceversa (véase págs. 94, 95, 110).

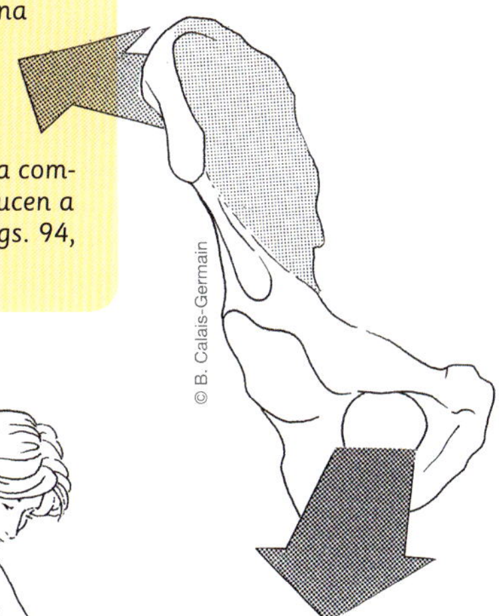

Vamos a localizarlo

Relación isquion/cresta ilíaca

En posición sentada, situamos la mano derecha debajo de la nalga derecha, en la parte más saliente del isquion. Al mismo tiempo, colocamos la mano izquierda en la cresta ilíaca del mismo lado. Al bascular la pelvis, percibimos los movimientos del hueso ilíaco entre las dos manos. Sobre todo, notamos que es el propio hueso, el que se mueve, mientras que la parte alta y la parte baja se desplazan en sentido contrario:
- Si la cresta ilíaca avanza, el isquion retrocede y viceversa,
- Si el isquion se separa (movimiento muy reducido), la cresta ilíaca se acerca y viceversa (este último movimiento se podrá apreciar mucho mejor en posición acostada sobre la espalda y con las dos piernas flexionadas).

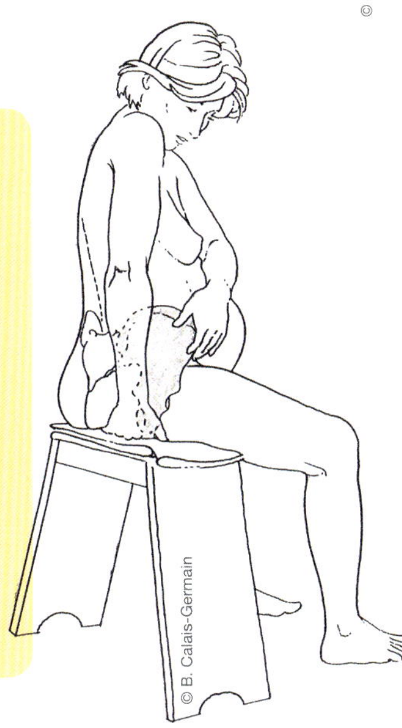

¿Cómo te puedes imaginar...?

Cresta ilíaca e isquion como dos huesos diferentes

Esta confusión se evidencia en algunos dibujos en los que la cresta ilíaca se ha representado separada del isquion.

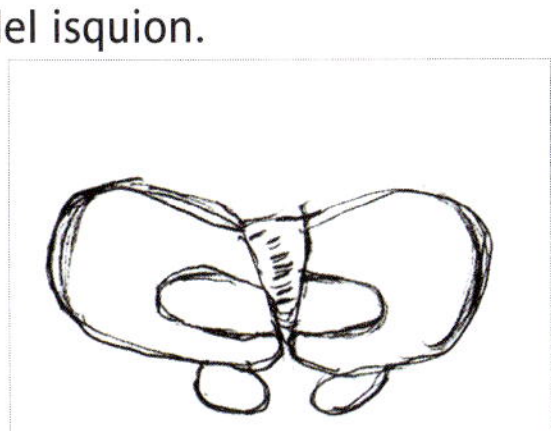

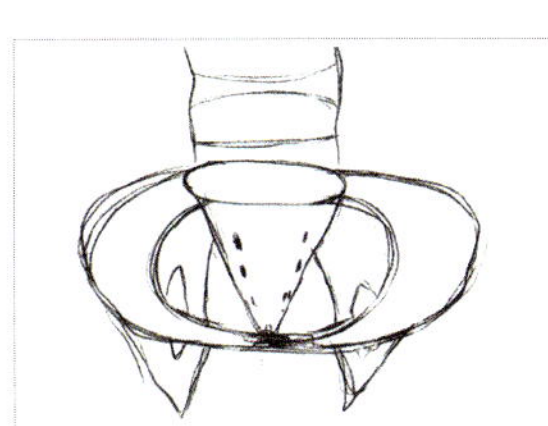

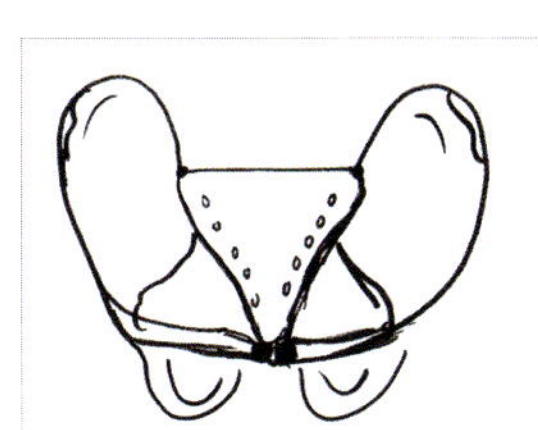

Rama isquiopúbica

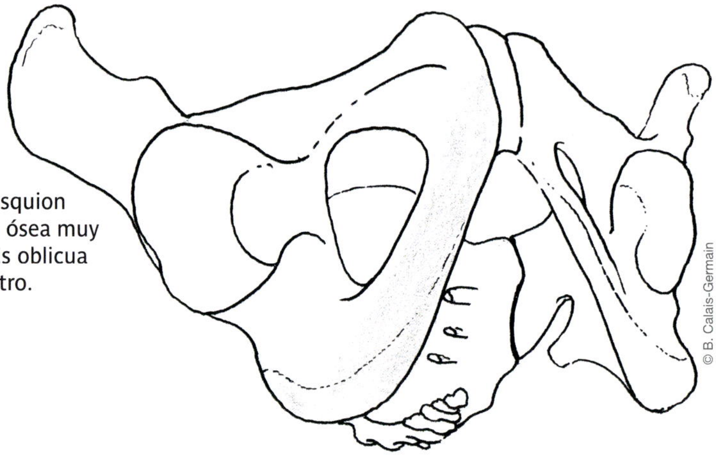

En la parte inferior, se unen isquion y pubis a través de una barra ósea muy fina: la ***rama isquiopúbica***. Es oblicua hacia delante, arriba y el centro.

Vamos a localizarlo

Rama isquiopúbica

Nos acostamos sobre el lado izquierdo. Colocamos la mano izquierda sobre el lado derecho de la sínfisis púbica y la mano derecha por detrás del muslo sobre el isquion del mismo lado. Desplazamos suavemente los dedos de las dos manos por una vía ósea; cada mano se dirige hacia la otra hasta que se encuentran. Esta vía es la rama isquiopúbica (es importante para el objetivo de este libro que cada mujer sepa reconocer esta parte de la pelvis en su propio cuerpo).

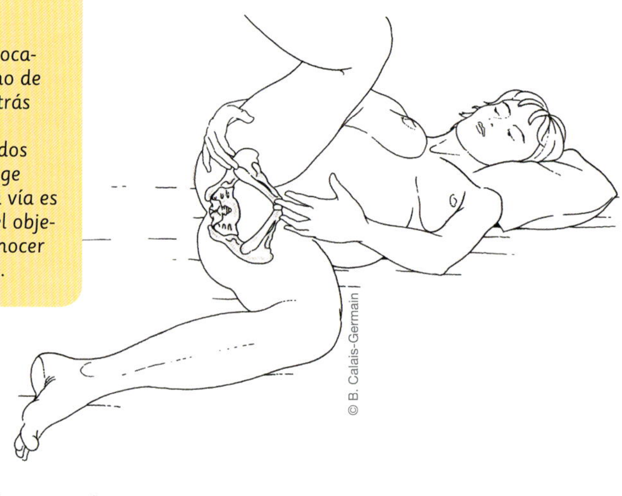

¿Cómo te puedes imaginar...?

Las ramas isquiopúbicas alejadas del pubis

En muchos dibujos, como los tres ejemplos presentados aquí, se representa una sínfisis muy alargada y las dos ramas isquiopúbicas casi paralelas.

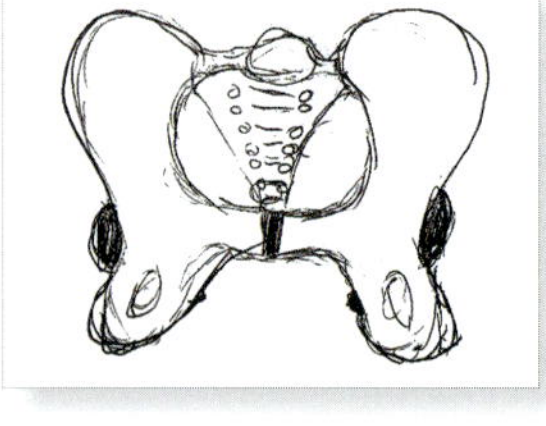
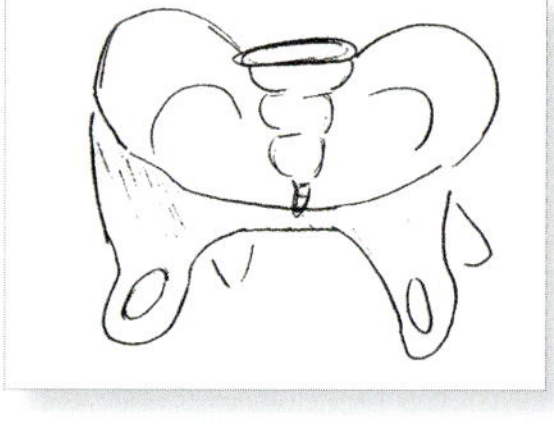
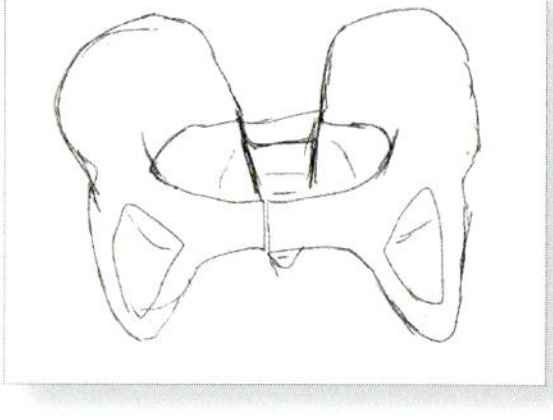

Una pelvis sin triángulo anterior del periné

Algunas pelvis se representan sin la parte anterior. Faltan las dos ramas isquiopúbicas y los isquiones.

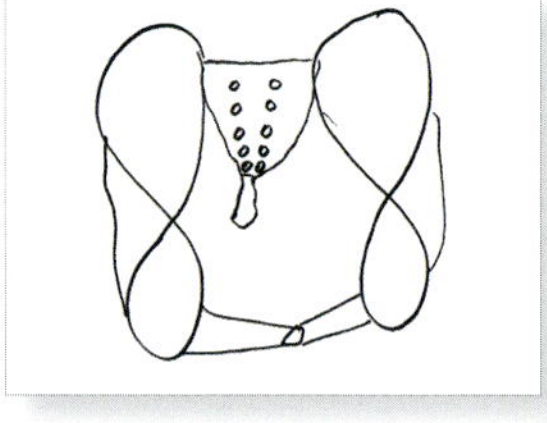
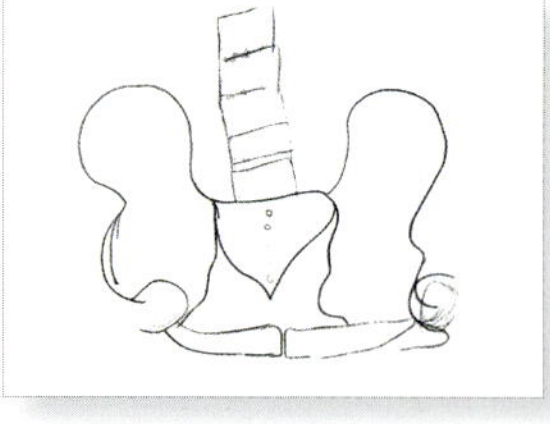
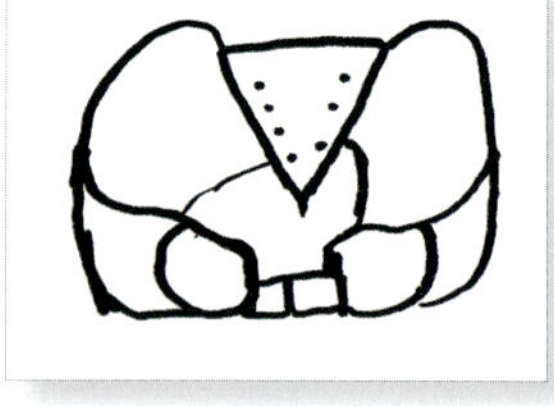

Delante y debajo de los dos huesos ilíacos: **arcada púbica**

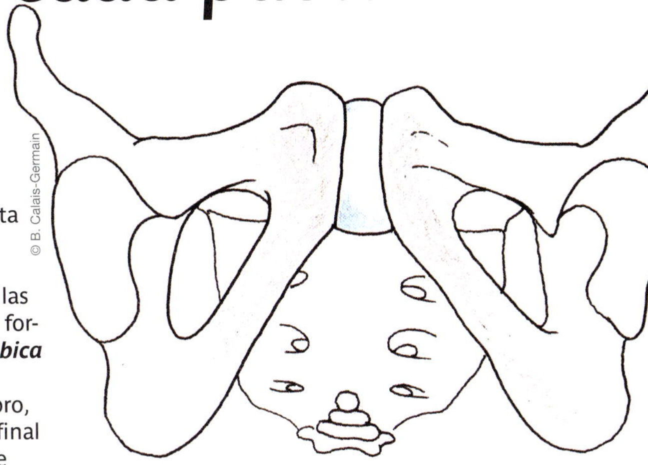

En la parte baja, los huesos ilíacos forman la puerta de salida del bebé. Las dos ramas isquiopúbicas se unen por delante a nivel de la sínfisis púbica, adoptando la forma de una ojiva, a semejanza de las bóvedas de las catedrales góticas: por ello, el arco formado por los dos huesos se denomina ***arcada púbica o arco ojival***.

Esta zona es fundamental para el tema de este libro, ya que por aquí pasará la cabeza en el momento final del parto. El ángulo de esta arcada púbica varía de una persona a otra:

- Cuanto más cerrado sea (arcada púbica estrecha, más bien de tipo masculino), más complicado será el paso;
- Cuanto más abierto esté (arcada púbica ancha, más bien de tipo femenino), más fácil será el paso.

Este ángulo también puede modificarse ligeramente, porque incorpora una parte deformable: el fibrocartílago de la sínfisis (véase pág. 33). Esta es una de las zonas más importantes en las que la pelvis puede adaptarse a la cabeza del feto. Con los datos que aporta este libro, podremos ver *como la forma de esta arcada púbica puede modificarse* más o menos simétricamente (para más detalles, véase Capítulo 5).

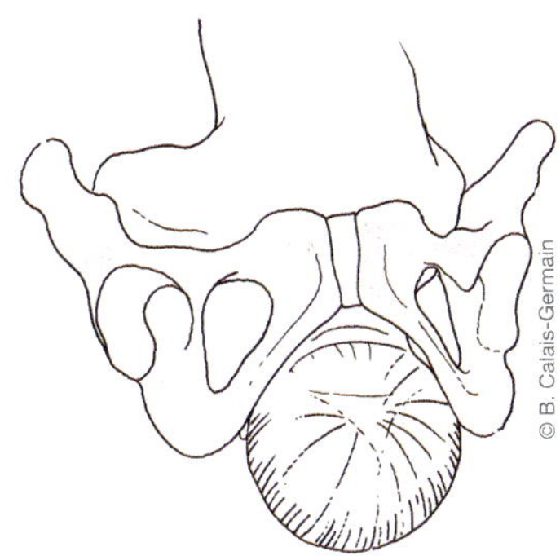

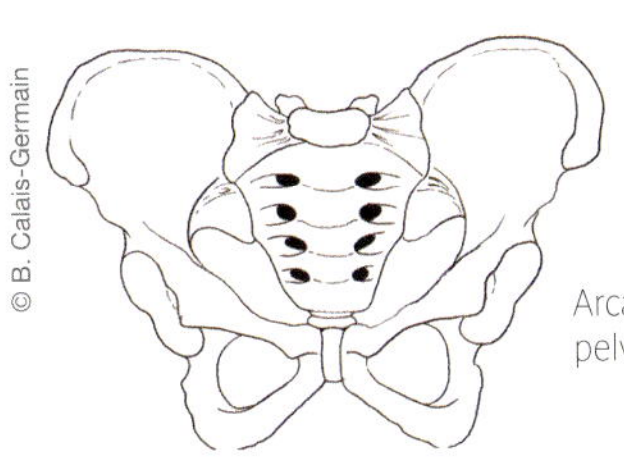

Arcada púbica ancha, pelvis de tipo femenino.

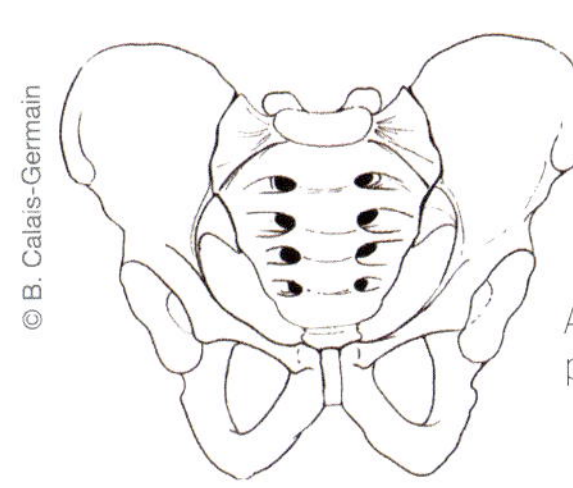

Arcada púbica estrecha, pelvis de tipo masculino.

Vamos a localizarlo

Arcada púbica de la pelvis anterior

Nos acostamos sobre la espalda, con las dos piernas dobladas sobre el abdomen y las rodillas separadas. Colocamos un cojín debajo de las nalgas para elevar algo la pelvis y facilitar la palpación. La pelvis se encuentra en retroversión, lo que facilita el reconocimiento de la arcada púbica con las manos. Los dedos se encuentran en la parte inferior de la sínfisis púbica: el monte de Venus, una zona mullida y voluminosa, gruesa y sensible. En su profundidad, distinguimos la bifurcación de las dos ramas isquiopúbicas que por debajo de nuestras manos toman direcciones opuestas. Los dedos de cada mano descienden por el borde de cada rama isquiopúbica: así, descubrimos dos arcos aplanados, oblicuos, situados de una forma más o menos simétrica que se extienden hacia abajo, el exterior y la parte posterior del cuerpo, justo para desembocar en el isquion. En la palpación, imaginamos una ventana triangular, denominada **triángulo anterior del periné**, por la que saldrá la cabeza del bebé. Esta palpación es muy importante para comprender e integrar correctamente la información que daremos a continuación.

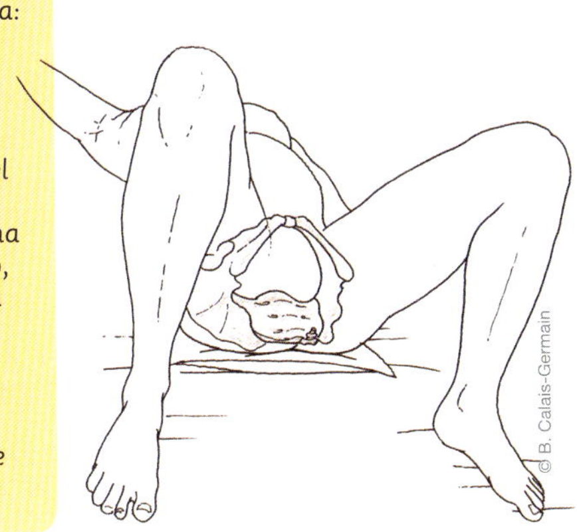

El tercer hueso: **sacro**

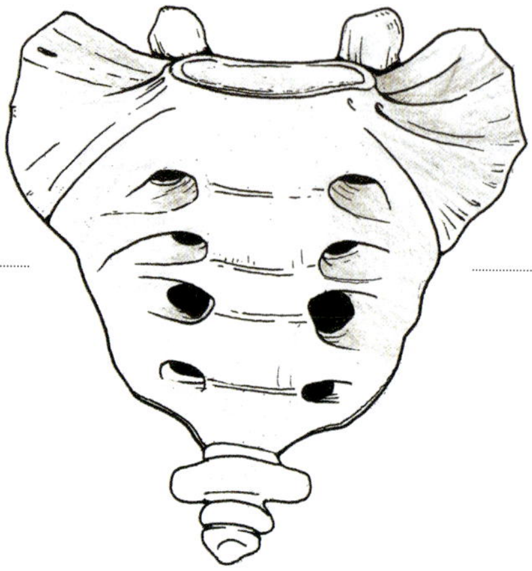

Este hueso posterior y grande de la pelvis está formado por cinco vértebras que están como soldadas y en las que se reconocen determinadas formas.
En general, tiene una forma triangular, con dos caras:

- Cara posterior, más bien abombada (convexa) que se adapta fácilmente a la forma cóncava de la palma de la mano y a las dimensiones de la misma;
- Cara anterior cóncava que conforma la curvatura posterior de la excavación pélvica (véase págs. 47-48) y por la que pasará la cabeza del feto conforme avanza.

Tanto la convexidad como la concavidad varían mucho de una mujer a otra. Ambas caras (posterior y anterior) no son paralelas, ya que el sacro es más grueso en su parte alta (tercio superior) que en su parte baja (dos tercios inferiores).

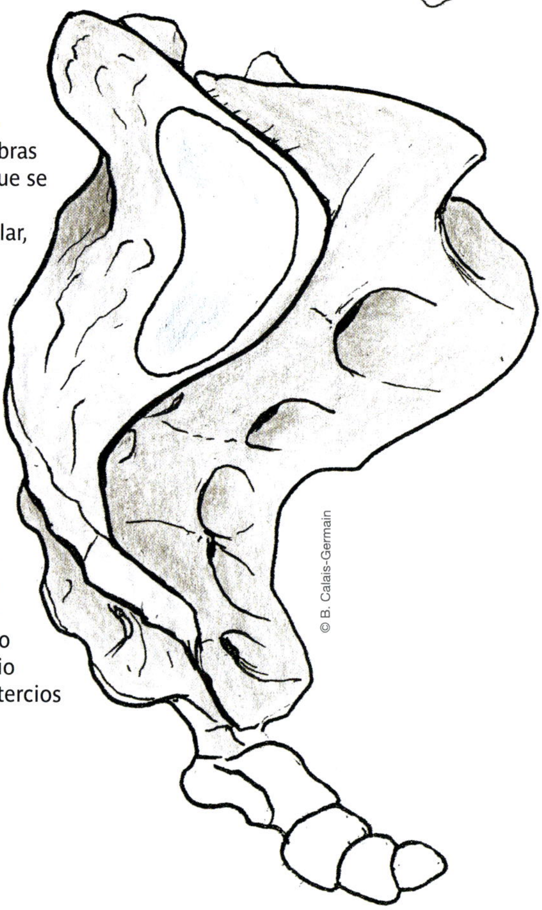

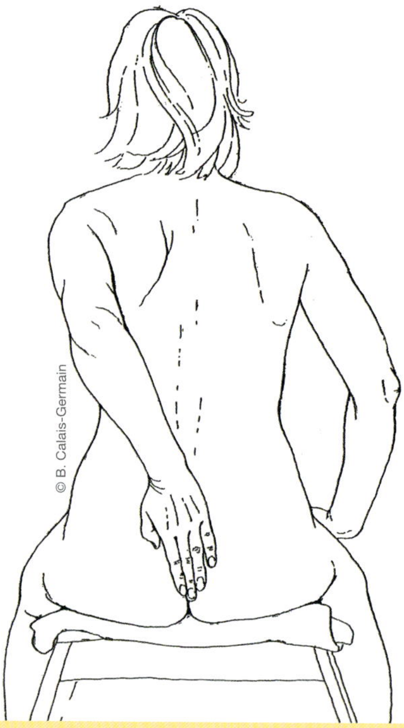

Vamos a localizarlo

Cara posterior del sacro
Nos sentamos sobre un taburete o nos acostamos sobre un lado con las rodillas flexionadas. Colocamos la palma de la mano contra el dorso de la pelvis y sentimos como la forma de la mano se adapta a la del sacro. La yema del dedo corazón se sitúa sobre la línea entre las nalgas y coincide con la parte baja de sacro/coxis superior: nos encontramos en el tercio «sacrocoxígeo». El talón de la mano se encuentra más bien en la parte superior del sacro o en el tercio «sacrolumbar». Dirigimos los movimientos de la pelvis con la mano y buscamos en los movimientos una «complicidad» entre la mano y el sacro.

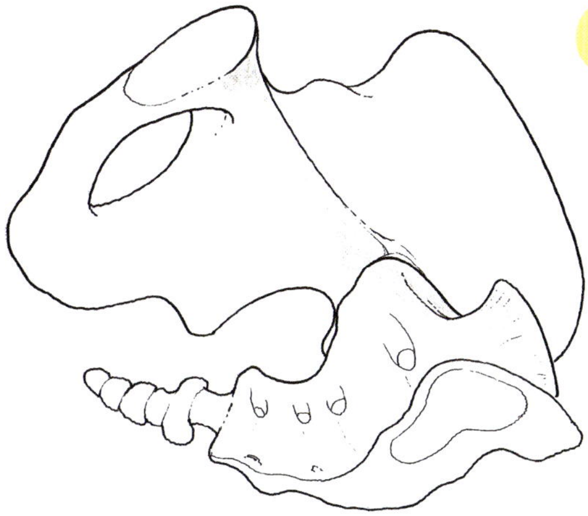

En la mujer acostada sobre su espalda, esta forma permite que la cabeza del feto, una vez franqueado el promontorio, descienda a lo largo de un tobogán para instalarse hacia el segundo o tercer tercio del sacro que, con frecuencia es muy cóncavo. La cabeza se encuentra entonces en la región del periné posterior, antes de dirigirse hacia el triángulo anterior del estrecho inferior.

En este libro, para poder situar bien el sacro en relación con las etapas del parto, lo dividiremos en tres partes que pueden reconocerse perfectamente en la cara posterior:

- «Sacrolumbar», el nivel superior unido a la columna lumbar;
- «Sacrocoxígeo», el nivel inferior que linda con el coxis;
- «Sacro medio», un nivel situado entre los dos precedentes, un poco por debajo de la mitad.

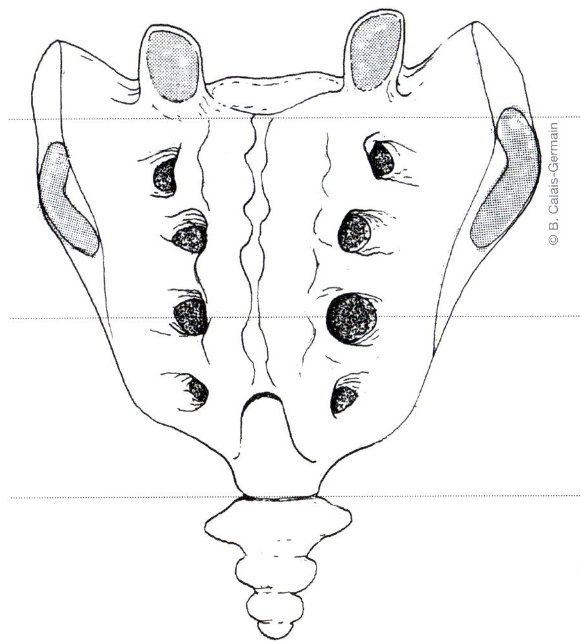

¿Cómo te puedes imaginar...?

Sacro y hueso ilíaco como un hueso solo o en el mismo plano
Determinadas pelvis aparecen sin la articulación sacroilíaca. La parte posterior parece un solo bloque óseo (1 y 2), o el sacro se encuentra a la misma altura que la cresta ilíaca (3).

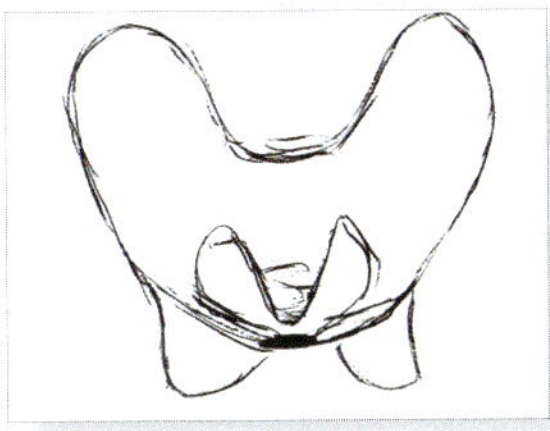
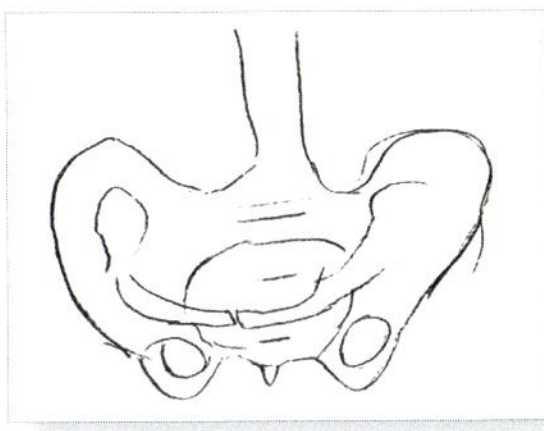
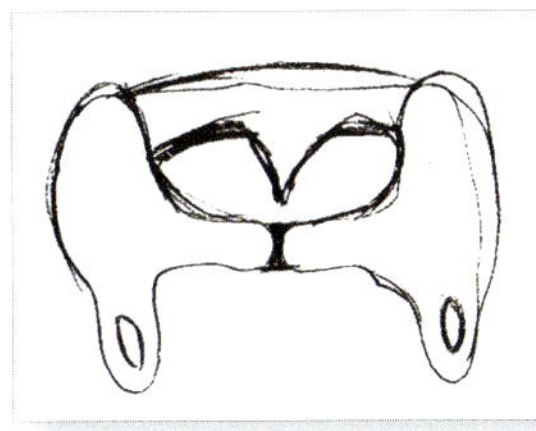

La columna que continuaba hasta el coxis
En algunos dibujos, se observa que la columna vertebral atraviesa la pelvis entre los dos huesos ilíacos, hasta el coxis. No se representa el sacro.

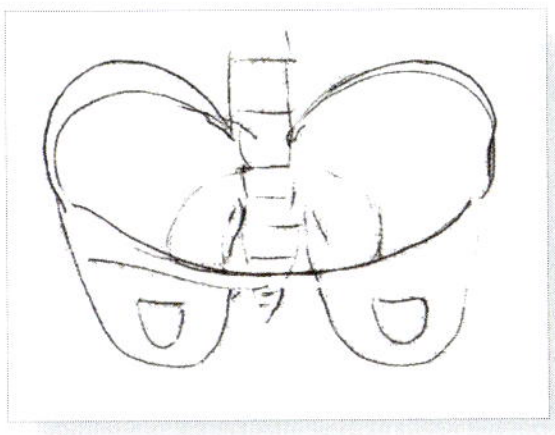
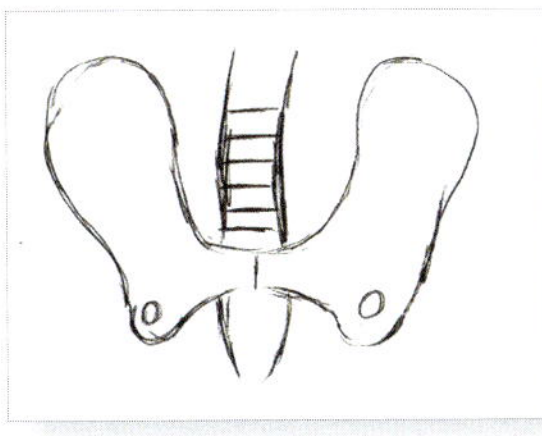
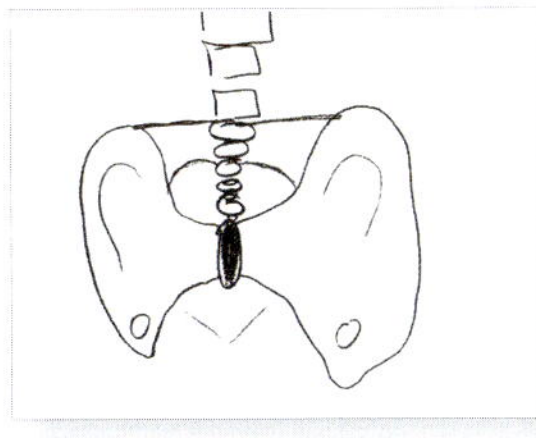

Parte **superior** del **sacro**

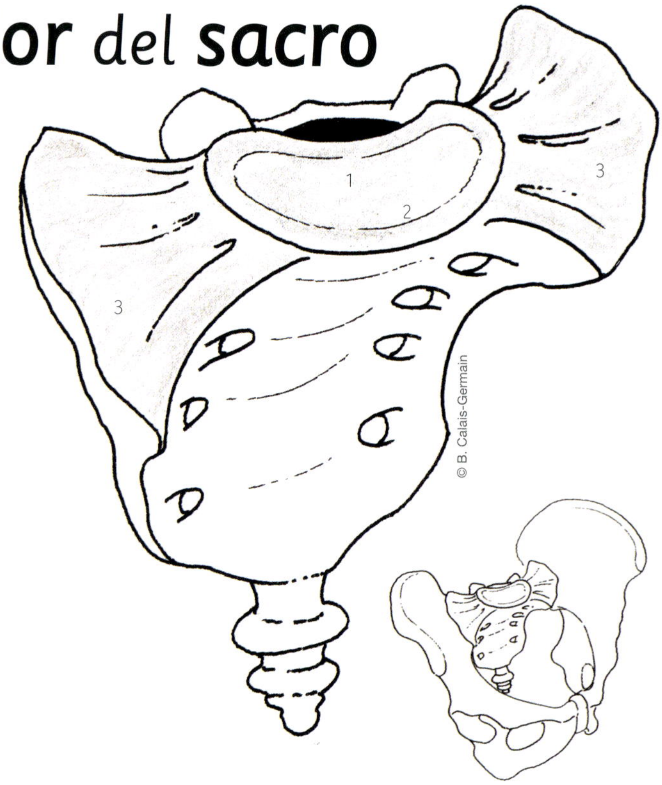

Las dos caras anteriores y posteriores del sacro delimitan, por arriba, una cara superior que, en su parte central, muestra la ***plataforma sacra***[1], la cual soporta el disco intervertebral más bajo (véase pág. 35).
El borde anterior de dicha plataforma, denominado promontorio[2], rebasa el dorso de la pelvis menor. Es un punto de referencia fundamental para el tema de este libro.
A cada lado de la plataforma sacra, se encuentra una zona curvada: el ***alerón sacro***[3].

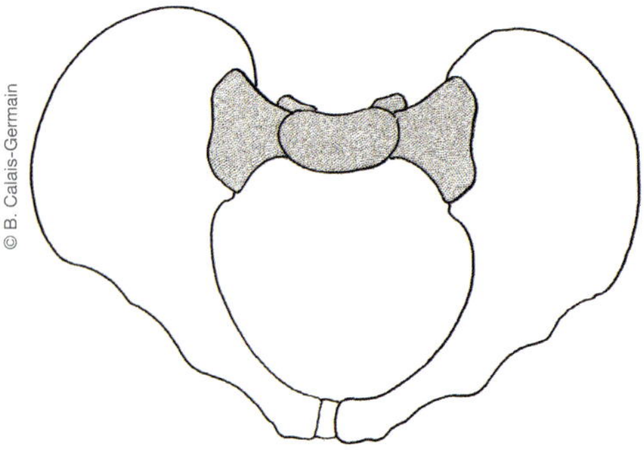

+

Es importante poder representarse bien el croquis de esta zona del sacro, donde, a cada lado, se pasa de una forma abombada (promontorio) a una forma hundida (alerón sacro). Cuando la cabeza del feto franquea esta zona, gira hacia el hueco del alerón.

La línea del alerón sacro continúa dibujándose en el hueso ilíaco, formando una cresta llamada la ***línea innominada***[4], y constituye la parte posterior y lateral del estrecho superior (véase pág. 43).

La posición del sacro (véase págs. 56, 60) puede hacer variar sensiblemente la orientación de esta zona, un aspecto asimismo fundamental para el contenido de este libro, en especial en la etapa de encajamiento de la cabeza del bebé.

La parte puntiaguda del sacro se articula con el coxis.

El sacro también posee dos bordes laterales. Son más gruesos por arriba[5] que por abajo. En la parte superior de cada lado, se observa una superficie cartilaginosa destinada a articularse con el hueso ilíaco[6]. (Véase *Articulaciones sacroilíacas*, pág. 29).

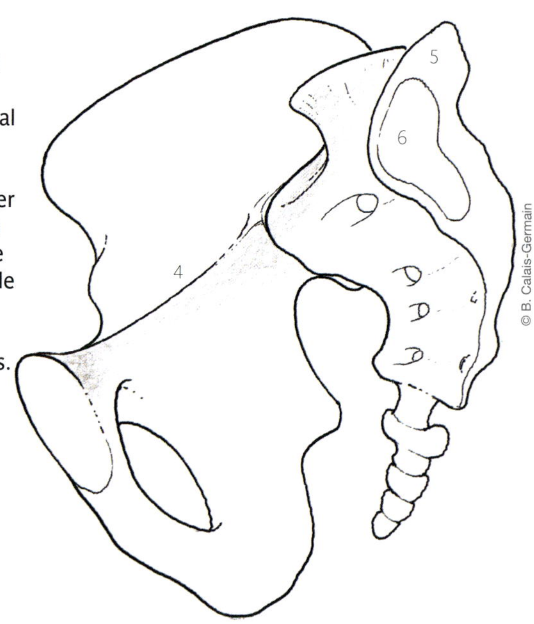

Coxis

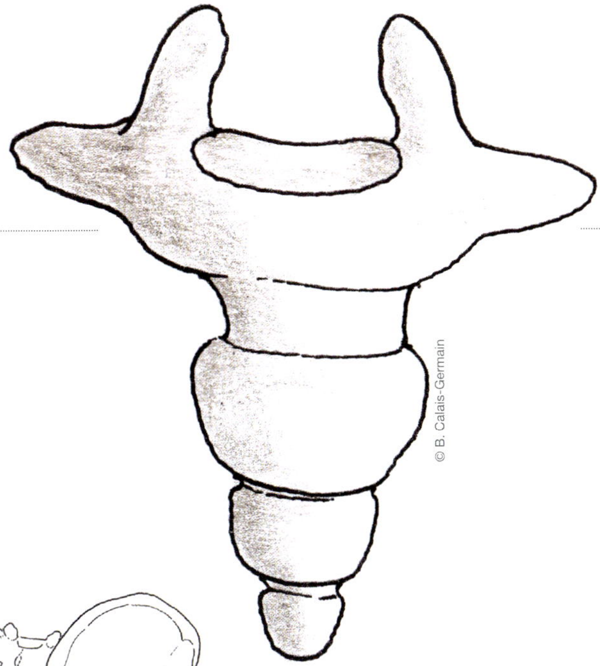

Se trata de un pequeño hueso debajo del sacro. Consta de entre tres a cinco vértebras estrechadas, no reconocibles. También existe una zona articular entre la parte alta del coxis y la parte baja del sacro que tiende a osificarse a partir de los 20 años de edad.
Otra zona articular, entre la parte alta del coxis y su parte baja, también suele osificarse a partir de la misma edad.

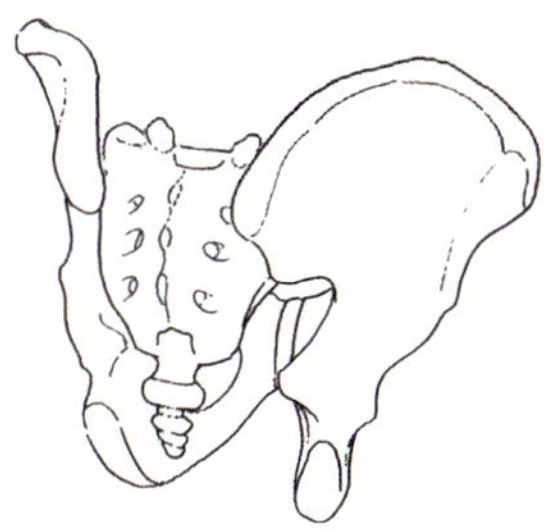

+

Es posible que una mujer presente un coxis asimétrico o en una posición más o menos dirigida hacia el fondo de la pelvis o hacia su interior. Esto suele estar originado, con frecuencia, por un traumatismo, como una caída o después del parto.
Este detalle es muy importante durante el parto. No obstante, no tiene relación directa con los movimientos de la pelvis descritos en este libro (a no ser que, cuando se produce esta disposición del coxis, aumenten los efectos de determinadas posiciones).
Es importante saberlo para poder elegir y adoptar bien la mejor posición (véase pág. 56) (si el parto procede sin epidural, será para tener menos dolores; en caso de analgesia epidural, será para no generar dolores a posteriori).

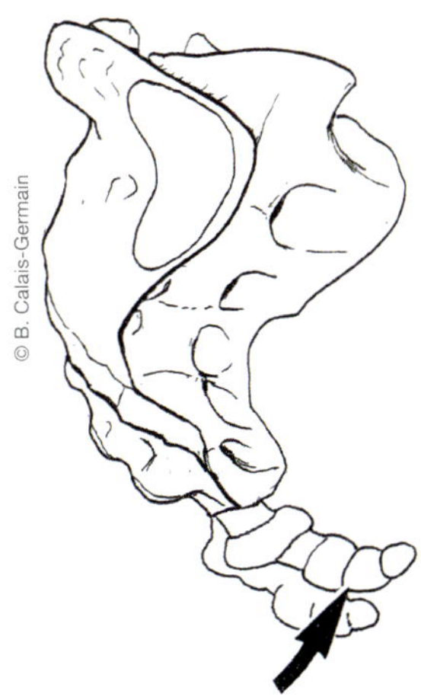

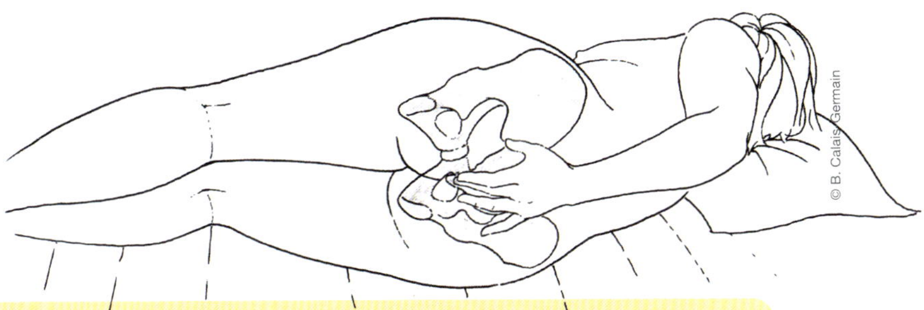

Vamos a localizarlo

Para encontrar fácilmente el coxis con la mano, nos acostamos de lado con las dos rodillas flexionadas. La forma de la mano se adapta muy bien a la forma del sacro (véase pág. 25). El dedo corazón se encuentra a la altura del coxis, en la parte superior del pliegue de las nalgas. Podemos sentir su forma particular. Pasamos de un lado del coxis al otro para reconocer bien sus dos bordes. Al final, palpamos con los dedos la forma redondeada de la punta, que se une con un pequeño ligamento al esfínter anal.

Pelvis articular

La pelvis se articula **entre sus huesos**

Entre los tres huesos grandes de la pelvis se encuentran tres articulaciones:
- Dos articulaciones sacroilíacas, en la parte posterior,
- Sínfisis púbica, en la parte anterior.

Éstas unen los huesos de la pelvis entre sí, por lo que hablamos de *articulaciones intrínsecas.*

La pelvis también se articula con el *esqueleto adyacente*:
- El sacro se articula con la vértebra más baja (L5),
- Cada ilíaco se articula con el fémur, formando las dos articulaciones de la cadera.

Estas articulaciones con los huesos exteriores se denominan *articulaciones extrínsecas*.

Los dos tipos de articulaciones han de distinguirse claramente para evitar confusiones en los efectos de los movimientos de unas sobre las otras.

El objetivo de esta obra no es movilizar lo que se encuentra *alrededor de la pelvis*, sino la *propia pelvis.*

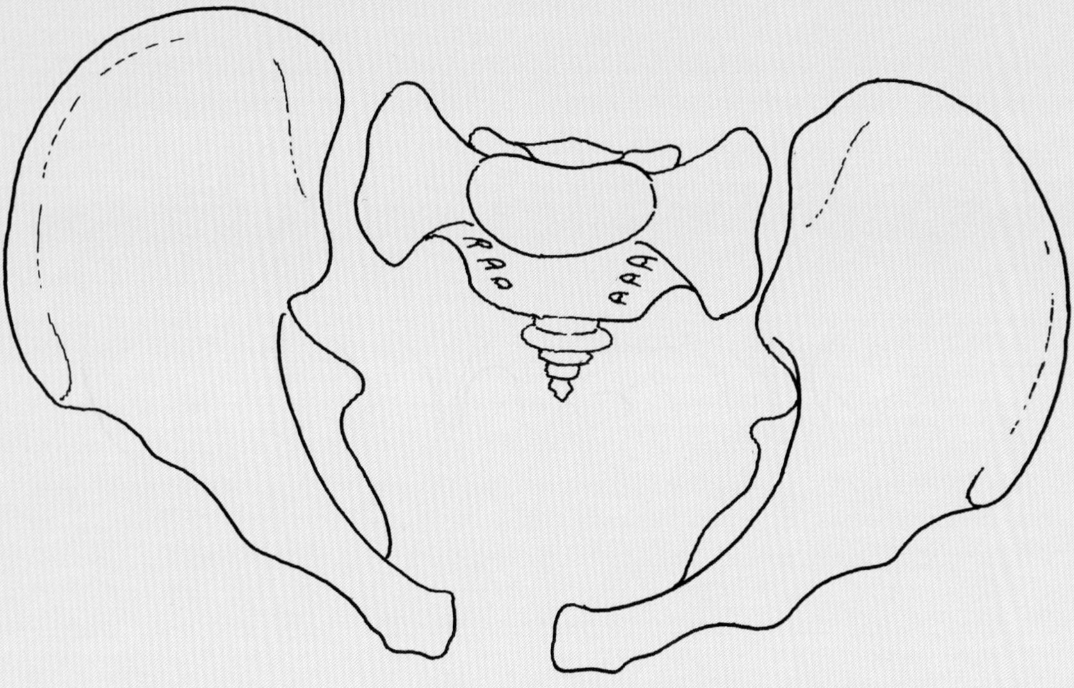

Articulaciones **sacroilíacas**

Tanto a derecha como a izquierda, cada *hueso ilíaco* se articula con el *lateral del sacro*. Se trata de las *articulaciones sacroilíacas* que tienen superficies articulares cartilaginosas y están sostenidas por un manguito fibroso, la cápsula articular que, a su vez, está reforzada por los ligamentos.
Las superficies articulares tienen una forma similar en los dos huesos.

En el sacro
La superficie, situada en el borde externo, tiene la forma de una L invertida, un poco cóncava[1]. En la unión de los dos brazos de la L, la superficie articular posee una forma ovalada y cóncava (hueca). Este aspecto es importante para comprender los diferentes movimientos de la articulación sacroilíaca.

En el hueso ilíaco
La superficie está situada sobre la cara interna del hueso, por arriba y detrás de la línea innominada[2]. Esta también presenta una forma de L invertida, un poco convexa (abombada).

En la unión de los dos brazos de la L, la superficie articular muestra un poco la forma de un cóndilo, es decir, que es oval y convexa. Este detalle también es importante para comprender los diferentes movimientos de la articulación sacroilíaca.

Cápsula
Se trata de un manguito fibroso que rodea las superficies articulares de cada uno de los dos huesos. La cápsula es gruesa y convierte la región de la articulación en una «cámara» muy estanca. En el interior, el líquido sinovial permite tanto la lubrificación de las superficies como la nutrición del cartílago, aunque esta articulación posee una movilidad muy reducida.

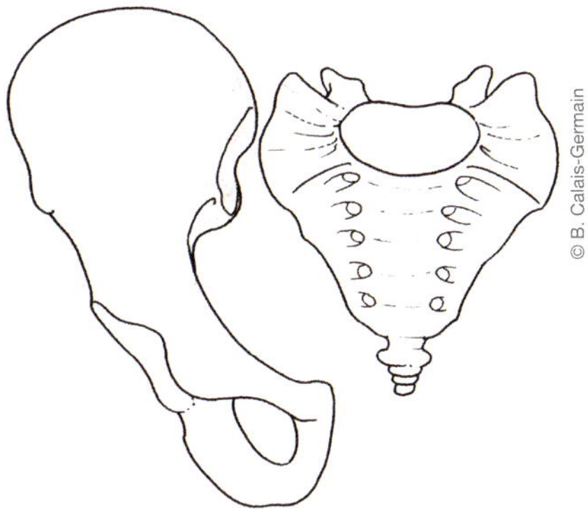

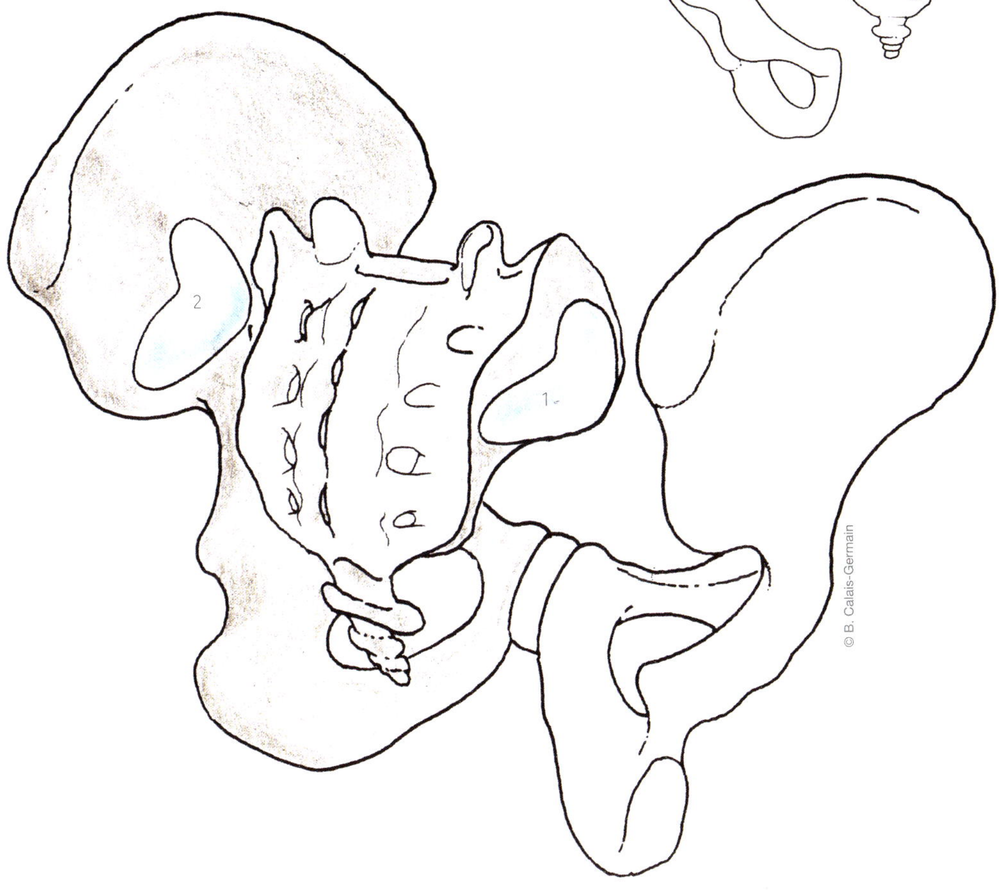

En el entorno de la articulación sacroilíaca existen muchos **ligamentos**

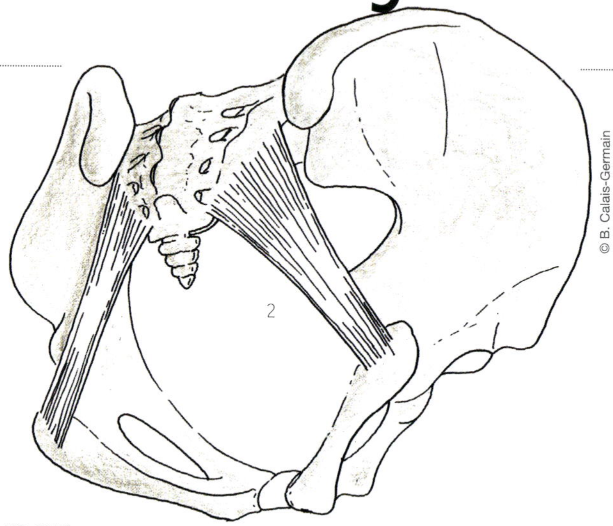

> **!**
> **En esta obra, los ligamentos no se observan en la estática de pie sino únicamente en su rol como tractores de los huesos de la pelvis. Por este motivo, no se describen todos.**

Estos ligamentos son numerosos y potentes, ya que, en la bipedestación estática, la articulación se somete a tensiones muy fuertes.

Parte posterior
Existen cinco ***ligamentos ilioconjugados***(1) que unen los tubérculos posteriores del sacro con la cara interna del hueso ilíaco, por detrás de la superficie articular.
Estos ligamentos tienden a frenar los movimientos de contranutación (véase pág. 60).

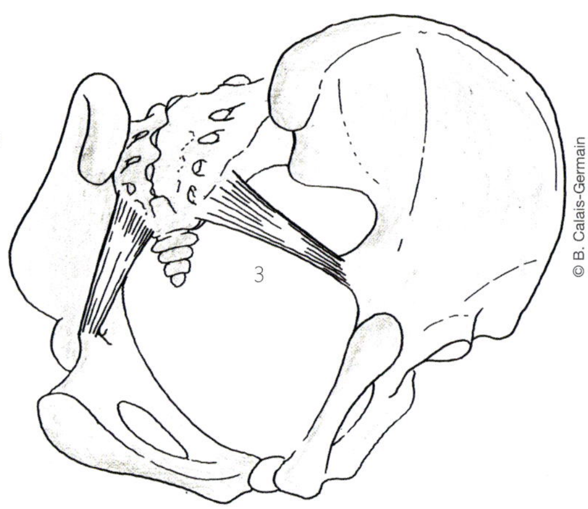

Parte inferior, lejos de la articulación
- ***Ligamento sacrotuberoso (ligamento sacrociático mayor)***(2) que va desde la parte baja del sacro y del coxis hasta el isquion.
- ***Ligamento sacroespinoso (ligamento sacrociático menor)***(3) que va desde la parte baja del sacro hasta la espina ciática.

Estos dos ligamentos tienden a frenar el movimiento de nutación (véase pág. 56).

Todos estos ligamentos son tejidos especialmente sensibles a la tracción, presión y dolor (véase pág. 49).

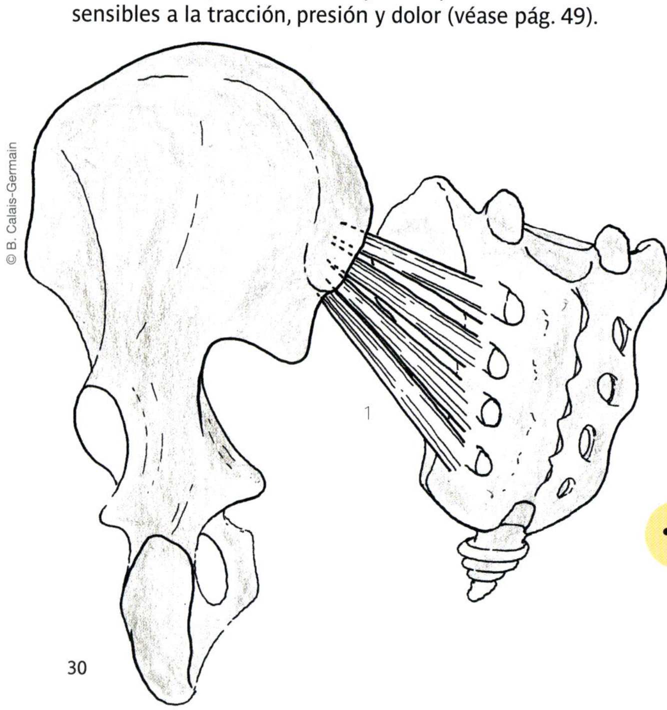

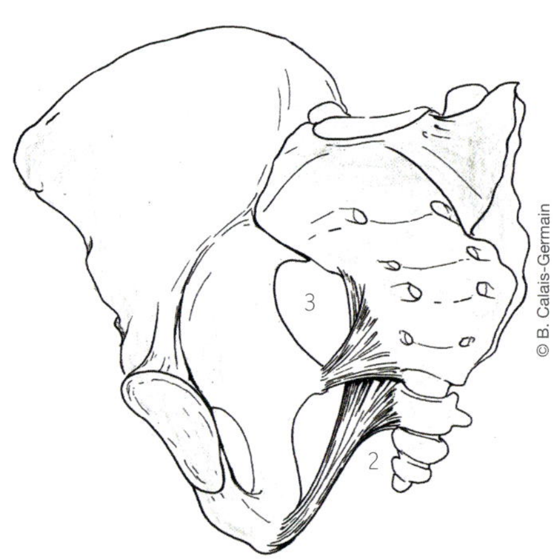

> **+**
> El día del parto se dejarán estirar gracias a la secreción de la Relaxina (véase pág. 49).

Vamos a localizarlo

¿Cómo encontrar la articulación sacroilíaca?
Esta zona resulta complicada de encontrar en uno mismo. En la mujer que pare, es una de las zonas más sensibles y dolorosas, ya que los ligamentos sacroilíacos están sometidos a una enorme tensión por la presión de la cabeza del feto contra el sacro. En ocasiones, precisa presión, calor o simplemente el contacto de una mano externa.

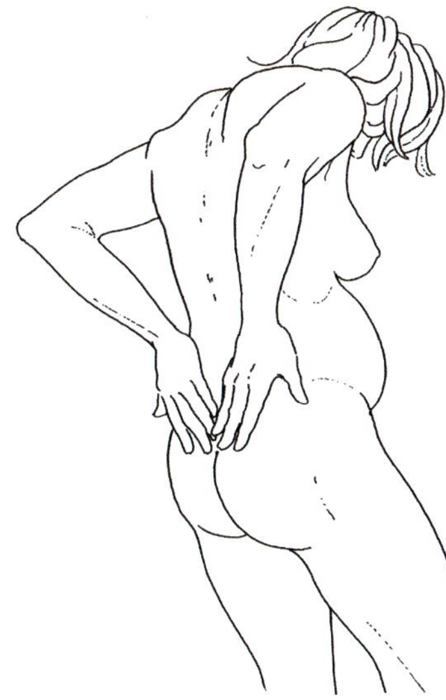

Por lo tanto, es importante conocer bien la zona (quizá probando en otra persona) y también la región circundante. Podemos hacerlo observando el ***rombo de Michaelis*** (término utilizado en obstetricia) en la cara posterior de la pelvis, en el techo del sillón interglúteo.

Está limitado:
- Arriba por la apófisis espinosa de L4,
- A los lados por las dos EIPS, a cada lado del sacro,
- Abajo por parte superior de la línea de las nalgas.

En la parte alta de este rombo, se aprecia un pequeño hueco de la zona sacrolumbar.

Por debajo de este hueco, se encuentra la pequeña cúpula del sacro.

A cada lado de la pequeña cúpula se encuentran las EIPS que sobresalen un poco. A veces son dolorosas.

En la parte interior de las EIPS se encuentran dos ***fosetas*** que nos señalan *el lugar de la articulación sacroilíaca* (son más o menos marcadas en función de la morfología de la mujer y sobre todo cuando el sacro se encuentra en nutación).

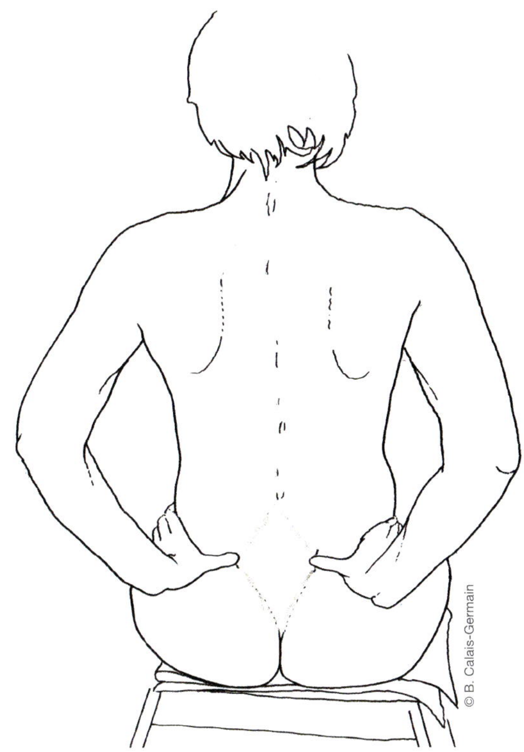

¿Cómo te puedes imaginar...?

La pelvis sin articulación sacroilíaca
La parte posterior de la pelvis parece un bloque de un solo hueso. Esta región parece fija, sacro y hueso ilíaco son incapaces de moverse.

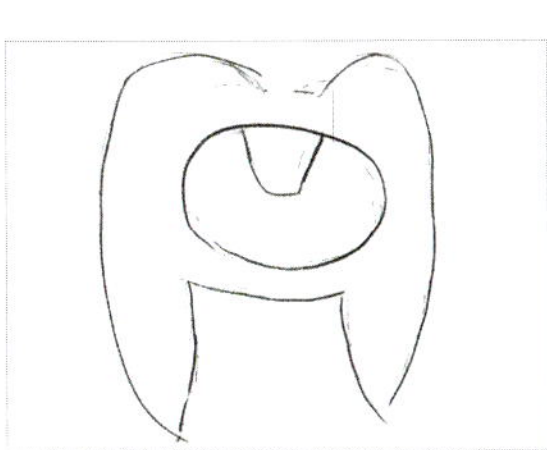

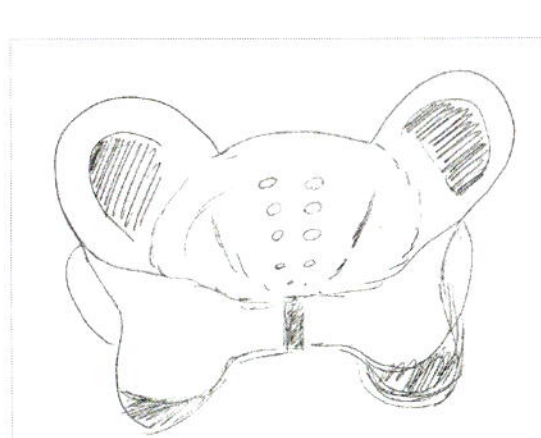

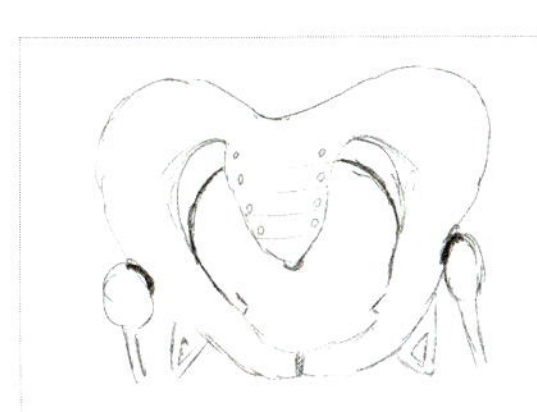

Sínfisis púbica

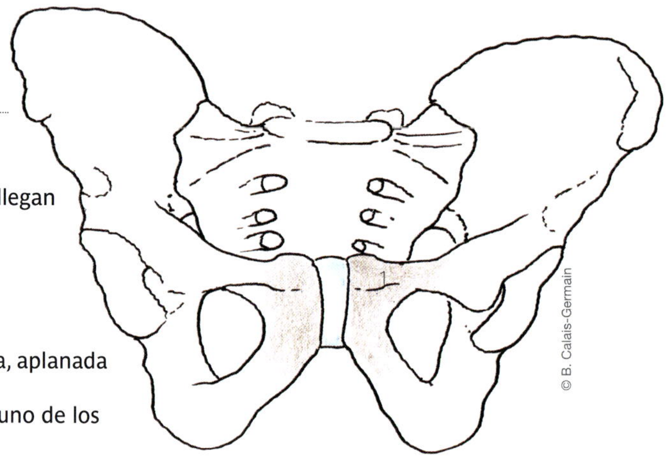

En la parte anterior, los dos huesos ilíacos llegan hasta el pubis, derecho e izquierdo, unidos por un *fibrocartílago*. La articulación se denomina sínfisis púbica.

Fibrocartílago
Tiene una forma cilíndrica un poco ovalada, aplanada de delante hacia atrás[1].
Sus caras se adhieren lateralmente a cada uno de los pubis, derecho e izquierdo.
Es (un poco) deformable.

Ligamentos de la sínfisis púbica
Por delante, detrás, encima y debajo del fibrocartílago, los ligamentos van de un pubis al otro[2]. Mantienen los dos huesos juntos e impiden su separación.

Estos ligamentos son muy importantes para impedir que el día del parto se produzca una distensión excesiva de la sínfisis.

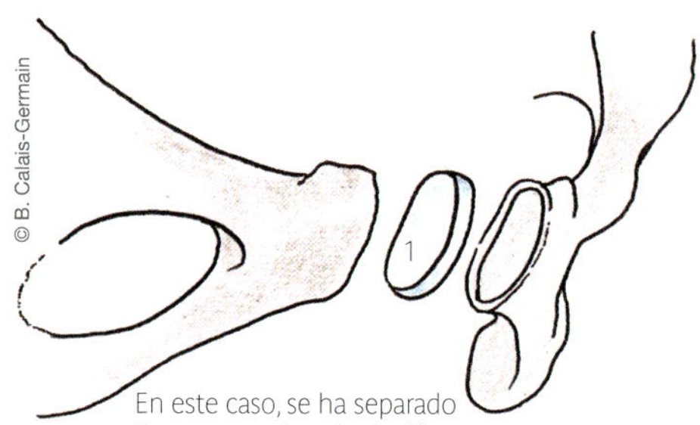

En este caso, se ha separado ligeramente la articulación para poder apreciar los diferentes elementos.

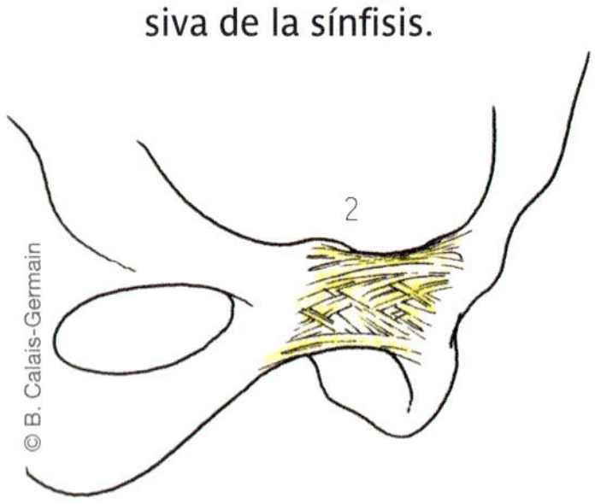

+

Cuando hablamos del pubis, el término tiene varios sentidos. En función del contexto, designa:
- *Una zona embriológica del hueso ilíaco, que comprende el tercio anterior del cótilo y las partes óseas situadas por delante;*
- *La parte más anterior de esta zona ósea;*
- *En su uso más cotidiano, la zona de unión de los dos pubis, que corresponde a la de la articulación y a la zona pilosa en la parte baja y anterior del tronco.*

¿Cómo te puedes imaginar...?

El pubis como un hueso único o sin fibrocartílago
El pubis está dibujado como un bloque óseo sin articulación ni fibrocartílago, por tanto, sin ningún tipo de movilidad aparente.

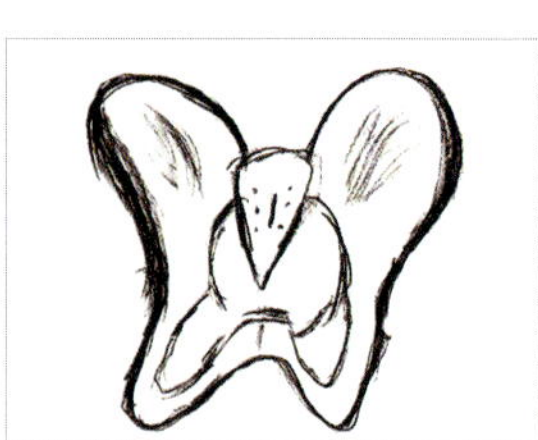
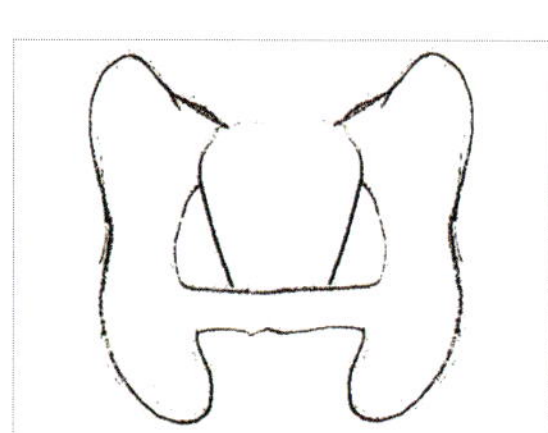
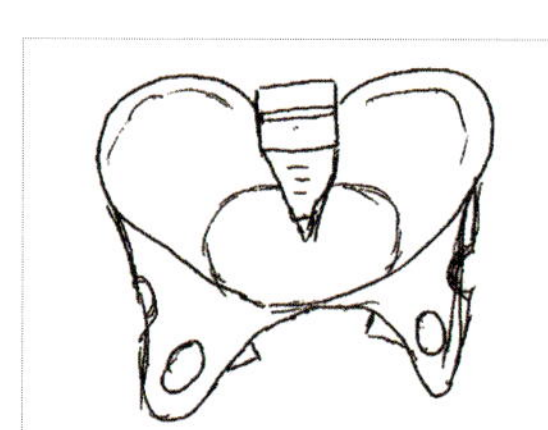

El pubis como dos huesos no unidos
En ocasiones, se dibuja el pubis sin fibrocartílago que una los dos huesos. Así pues, queda abierta la zona.

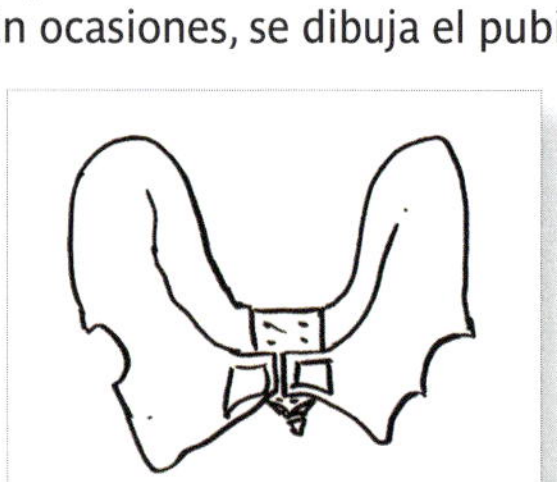
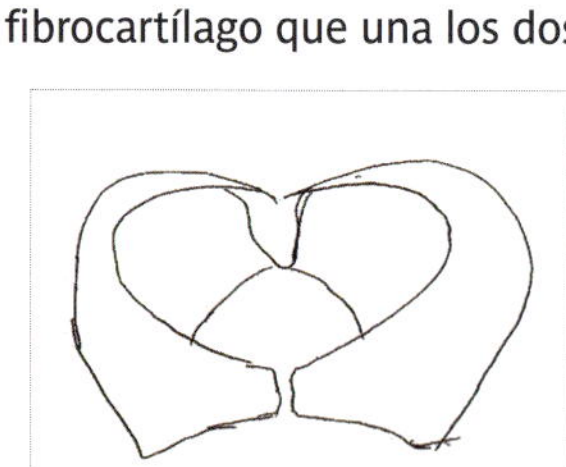
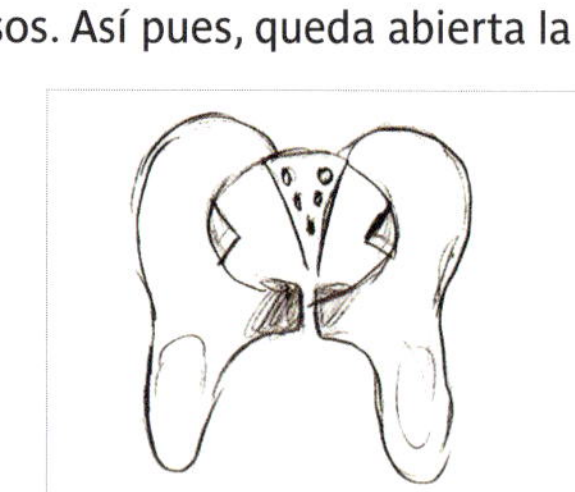

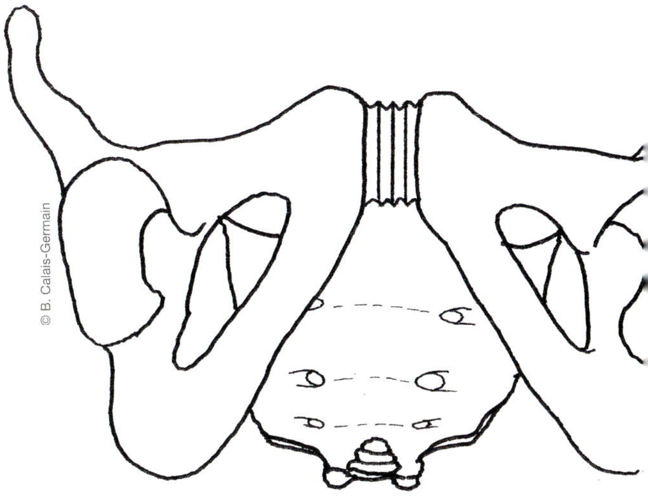

En la movilidad de la pelvis, la sínfisis púbica desempeña **un papel particular**

El fibrocartílago de la sínfisis púbica es deformable y posee una movilidad que se parece, aún siendo menor, a la de un disco intervertebral. Se parecería a un acordeón sostenido entre las dos manos.
Es deformable en todos los sentidos como una «rótula» que, a este nivel, permite los movimientos de los huesos ilíacos en todos los planos, pudiendo transmitir así aquéllos que vienen de las sacroilíacas y las caderas. *No poseen amplitud, pero sí multidireccionalidad.*

En el momento del parto, estas movilidades aumentan de forma excepcional. ¿Cómo puede deformarse la sínfisis durante el paso del feto? Lo más frecuente es la combinación de un alargamiento en una parte con un estrechamiento en la otra; por ejemplo:

- Estrechamiento abajo, ensanchamiento arriba cuando se separan las líneas innominadas, durante la fase de encajamiento (véase pág. 66 y 72)[1].
- Estrechamiento arriba y ensanchamiento abajo cuando se abre la arcada púbica durante la fase final de expulsión (véase pág. 67 y 73)[2].
- Acercamiento o separación,
- En torsión, el fibrocartílago se repliega sobre sí mismo cuando los dos huesos ilíacos giran en el plano sagital en sentido inverso. Este movimiento se produce por ejemplo, durante la marcha[3].

Todos estos movimientos pueden combinarse. En las deformaciones asimétricas de la pelvis (véase pág. 155), el fibrocartílago puede encontrarse a la vez retorcido, estirado y pinzado.

Experimentar

Podemos sentir este movimiento colocando los dedos por encima de la sínfisis, mientras que efectuamos desplazamientos que movilizan la pelvis (por ejemplo, andar a grandes pasos).

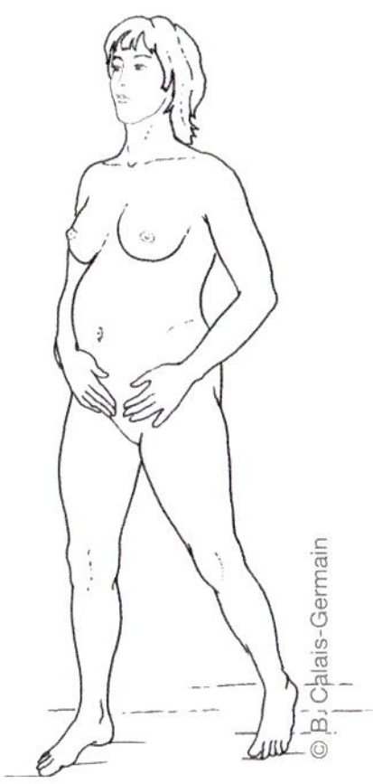

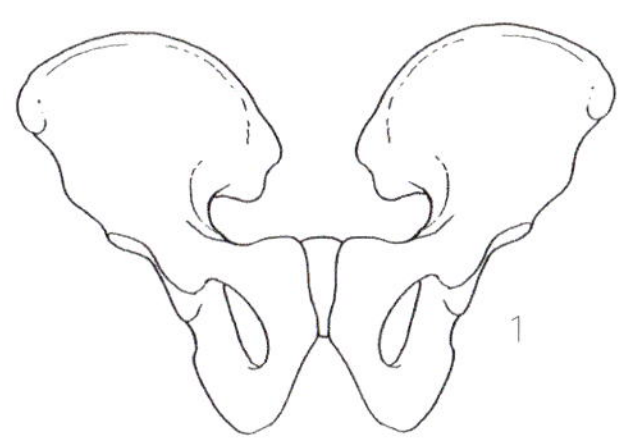

1

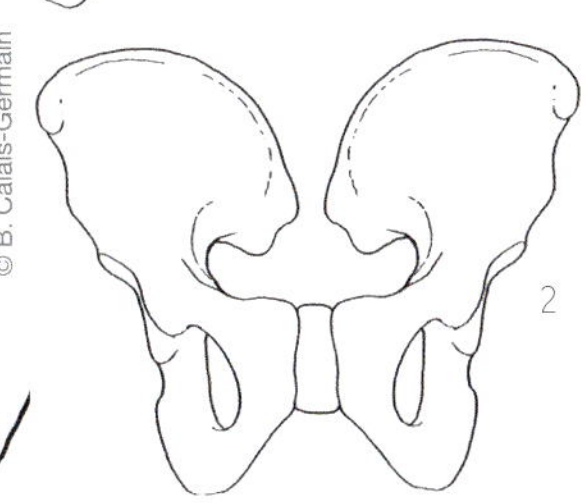

2

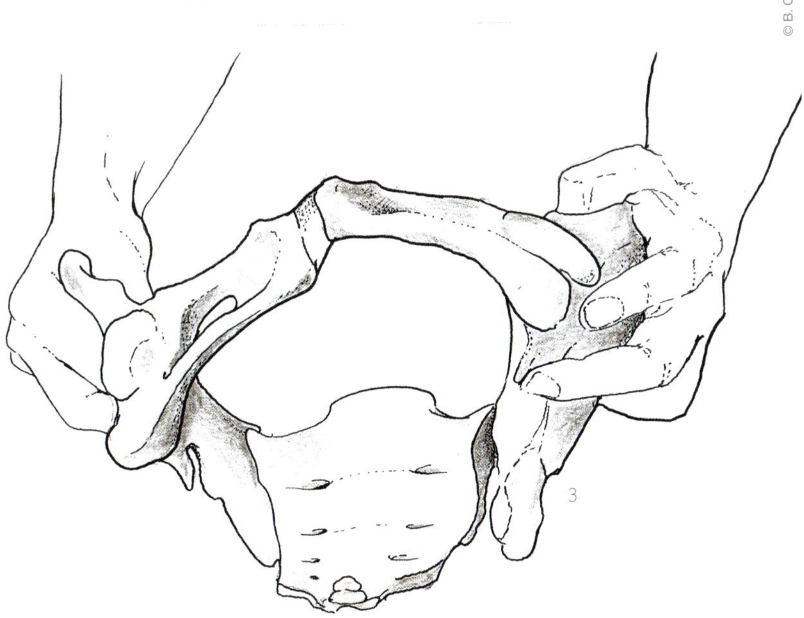

3

Pelvis articular

La pelvis se articula con los **huesos adyacentes**

Las transformaciones de la pelvis se dan con frecuencia a partir de estos huesos adyacentes:
• Cada *hueso ilíaco* está en relación directa con el *fémur* correspondiente,
• El sacro está relacionado con la vértebra más baja de la columna.

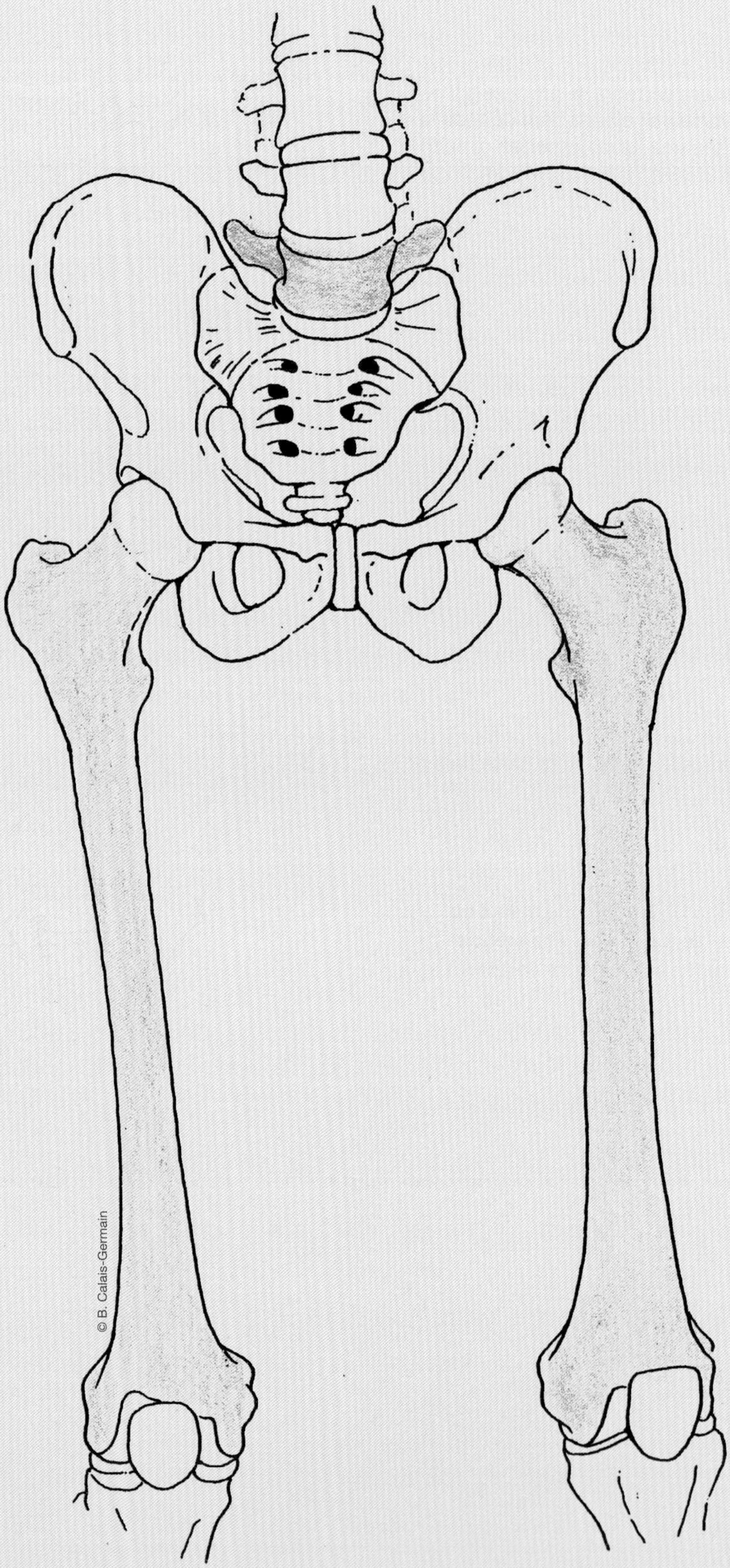

Con la **columna vertebral**: articulación **sacrolumbar**

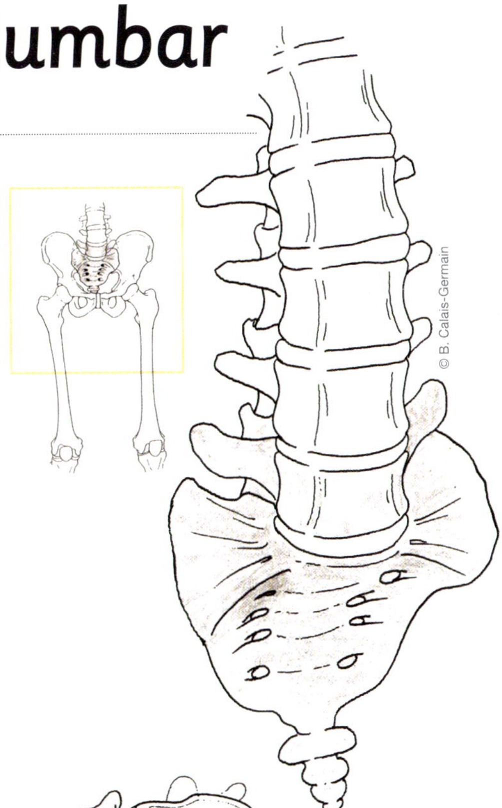

El sacro está unido a la quinta vértebra lumbar (L5), la más baja. Forma la ***articulación sacrolumbar*** o ***lumbosacra*** (habitualmente se utiliza la forma abreviada: L5/S1). De hecho, la unión consiste en tres articulaciones diferentes.

Parte anterior

La plataforma sacra corresponde a la meseta inferior de la vértebra L5.

La unión del sacro con esa vértebra se produce a través de un ***disco intervertebral***, el más bajo de toda la columna vertebral. Posee una forma especial, cuneiforme: más fina en la parte posterior que en la anterior. El cuerpo vertebral de L5 tiene una forma similar.

El disco permite los movimientos de L5 sobre S1 gracias a su deformabilidad.

Parte posterior

En la parte posterior, a derecha e izquierda, se encuentran dos pequeñas ***articulaciones*** denominadas ***interapofisarias***(1). Cada una está formada por: una pequeña superficie articular del sacro circular, dirigida hacia atrás, revestida por cartílago y una superficie correspondiente a la parte inferior de L5 redondeada y dirigida hacia delante. Cada una de estas dos miniarticulaciones se mantiene mediante una cápsula y pequeños ligamentos.

Los ligamentos importantes se encuentran un poco alejados de la articulación: se trata de los ***ligamentos iliolumbares***(2): van desde las apófisis transversas de L4 y L5 hasta la cresta ilíaca.

El ligamento superior frena la contranutación (véase pág. 60), mientras que el ligamento inferior frena la nutación (véase pág. 56). Además, estos ligamentos impiden los movimientos laterales de la parte baja de la columna vertebral.

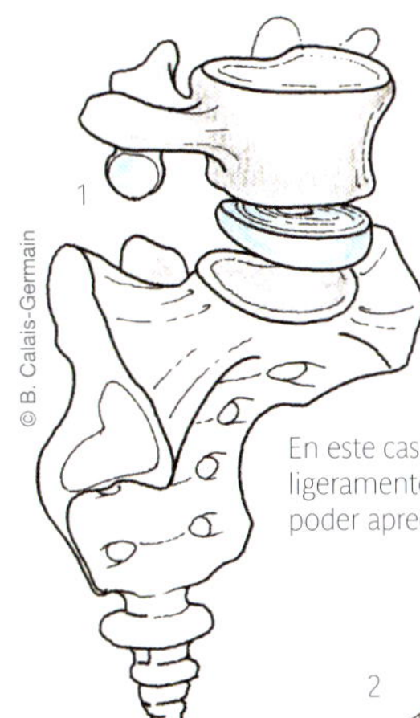

En este caso, se ha separado ligeramente la articulación para poder apreciar los elementos.

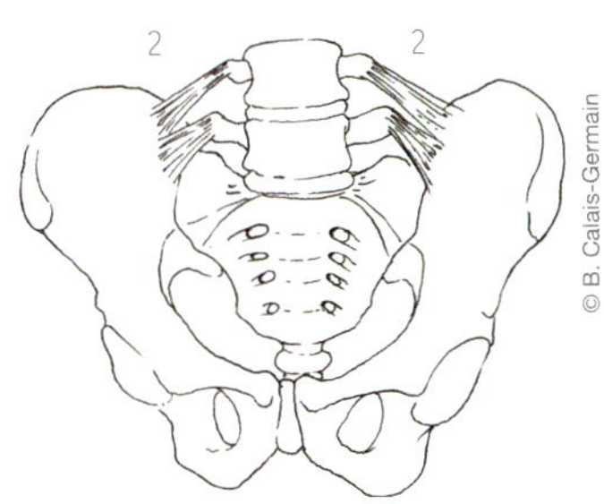

!

Durante el parto, estos ligamentos se hallan en tensión y son origen de los dolores que mencionan muchas mujeres (en lo alto de las fosetas sacroilíacas).

¿Cómo te puedes imaginar...?

La bisagra sacrolumbar de forma confusa

A menudo, nos sorprendemos mucho al marcar, sobre nuestro propio cuerpo, el lugar exacto de esta bisagra, ya que muchas personas la imaginan más arriba.

Veamos tres ejemplos de dibujos en los que no aparece esta zona.

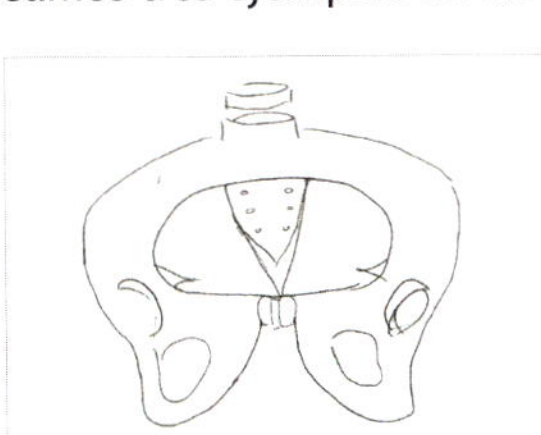

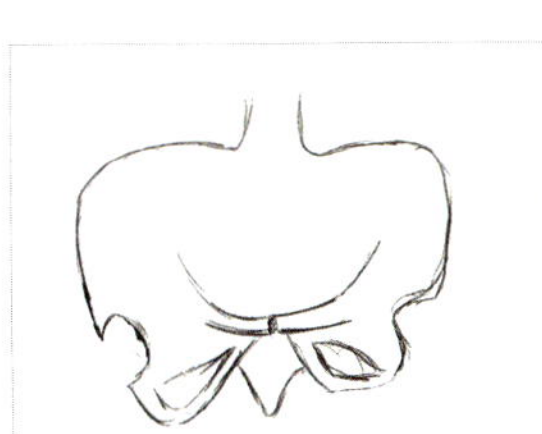

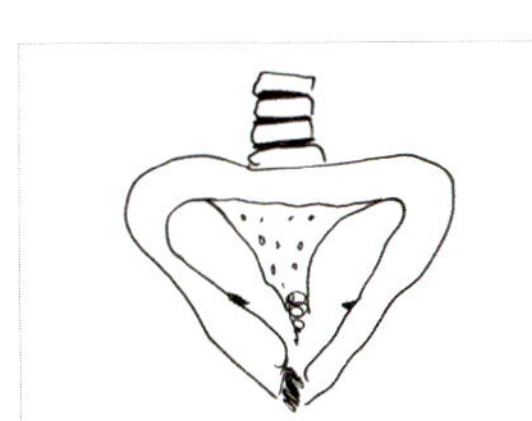

La **cadera**: una articulación clave

La pelvis se une a las extremidades inferiores a través de las dos ***articulaciones coxofemorales***, denominadas habitualmente caderas. En cuanto al tema de este libro, dichas articulaciones poseen una importancia esencial.

Cada cadera une dos superficies articulares:

- En el hueso ilíaco, una zona articular en forma de cuenco hueco, denominado ***cótilo*** o ***acetábulo***[1];
- En el extremo superior del cuello de fémur, se encuentra la ***cabeza femoral***[2], una superficie articular en forma de dos tercios de esfera.

Las superficies están recubiertas por un grueso cartílago. Son como una esfera «llena» que se encaja en una esfera «vacía».

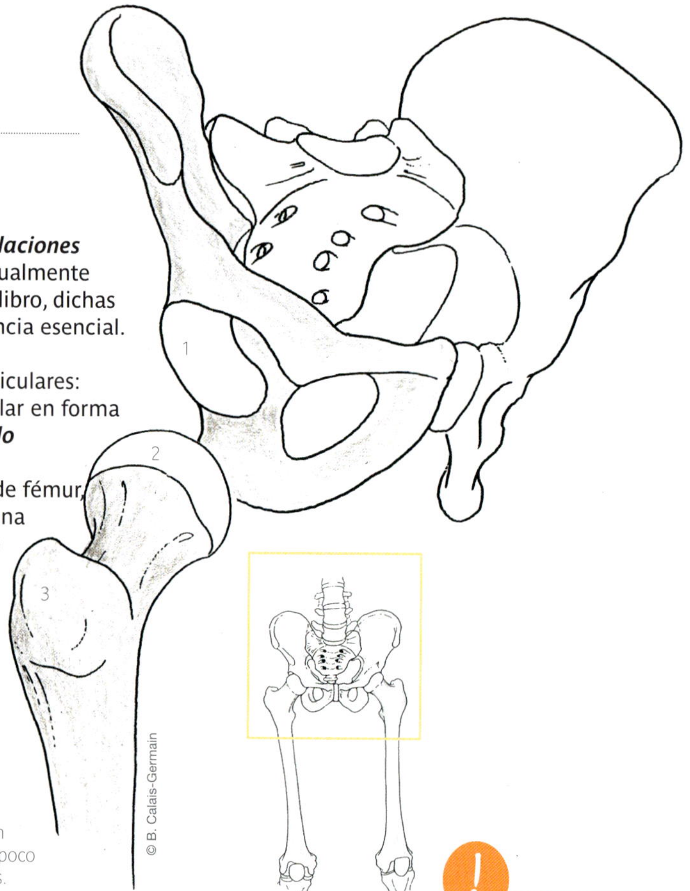

Aquí, la articulación se ha separado un poco para ver los detalles.

Aquí, la descripción también presenta únicamente los aspectos importantes para la movilidad de la pelvis.

La parte superior del fémur presenta un saliente voluminoso: el **trocánter mayor**[3], sobre el que nos apoyamos al acostarnos de lado (véase págs. 105 y 123).

Dónde encontrar las caderas
Es muy importante para el tema de este libro. A menudo, situamos las caderas en el lugar de las crestas ilíacas, por tanto en la cintura.

Vamos a localizarlo

Lo más sencillo es orientarse a partir de la EIAS: se traza una línea oblicua desde la EIAS hasta el pubis. Casi a mitad camino, en la profundidad, encontramos la articulación coxofemoral. No resulta posible palparla, ya que está cubierta por la cápsula, los ligamentos y los músculos, así como por vasos y nervios. A partir de este lugar, podemos movilizar la pelvis en todos los sentidos.

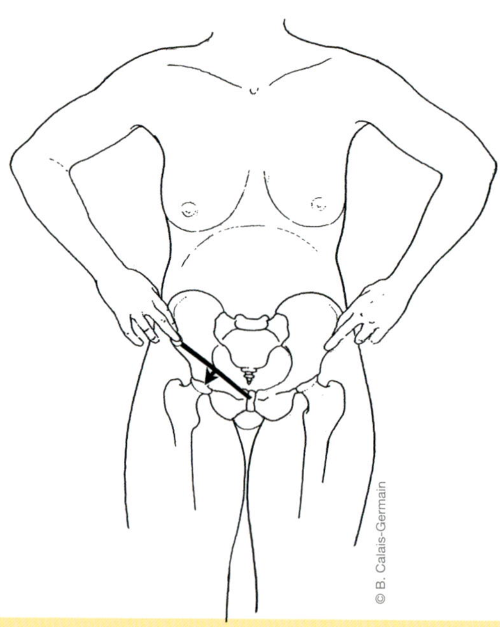

Los ligamentos de la cadera son **potentes**

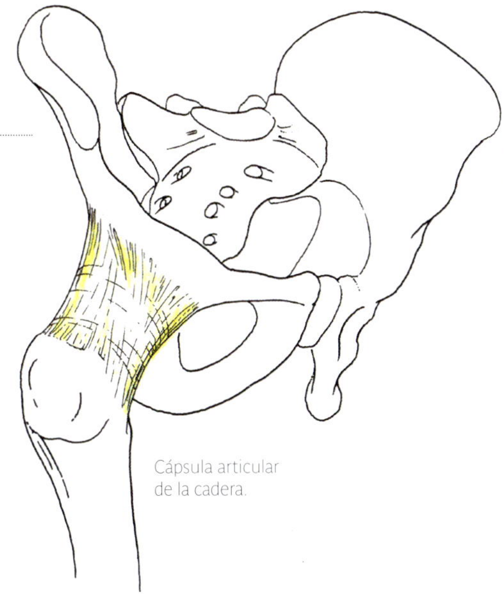

Cápsula articular de la cadera.

La parte profunda de la articulación se encuentra sostenida por un manguito fibroso que rodea el cuello del fémur y que se inserta en el cuello y el perímetro del cotilo: se trata de la ***cápsula articular***.

Dicha cápsula está reforzada, sobre todo por delante, por tres ***ligamentos*** que se disponen en zig-zag, en tres haces:

- Haz ***iliofemoral*** – tracto longitudinal[1],
- Haz ***iliofemoral*** – tracto transversal[2],
- Haz ***pubofemoral***[3].

Los dos primeros haces también se denomina «ligamento de Bertin».
Estos ligamentos son gruesos y potentes. Cuando se someten a tensión, arrastran por su parte al hueso ilíaco y lo movilizan, contribuyendo a menudo a los cambios de la forma de la pelvis. Esto es muy importante para el tema de este libro (véase pág. 101).

La cápsula también está reforzada por un ligamento posterior, cuya tensión puede movilizar el hueso ilíaco (véase pág. 98).

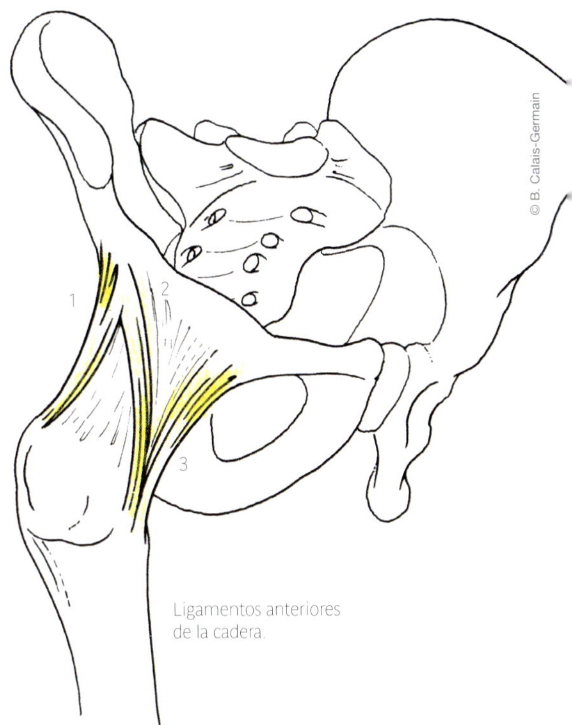

Ligamentos anteriores de la cadera.

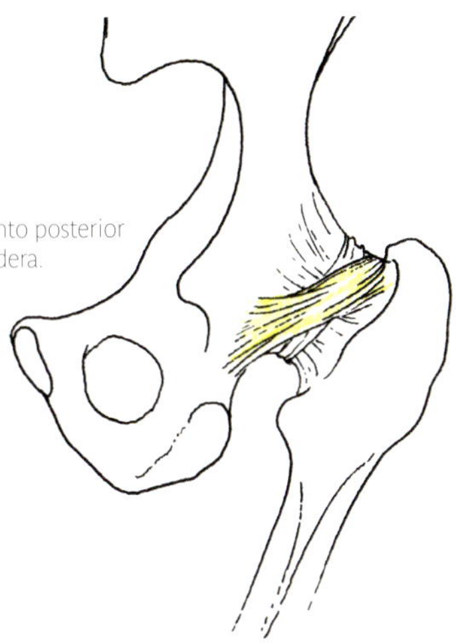

Ligamento posterior de la cadera.

¿Cómo te puedes imaginar…?

La articulación de la cadera: la gran olvidada

A menudo, la gente se da cuenta de que ha olvidado por completo dibujar la zona en donde la pelvis se articula con la extremidad inferior. Asimismo, con frecuencia, cuando intentamos reconocer la cadera en nuestro propio cuerpo, nos la imaginamos en lo alto de la cresta iliaca y nos sorprendemos al comprobar que está delante y abajo. Algunos ejemplos de dibujos en los que falta la forma del cotilo.

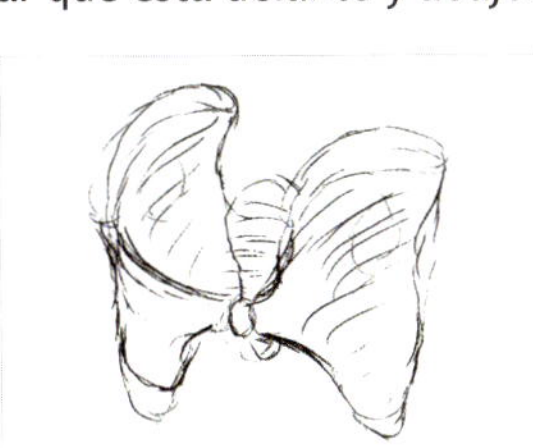

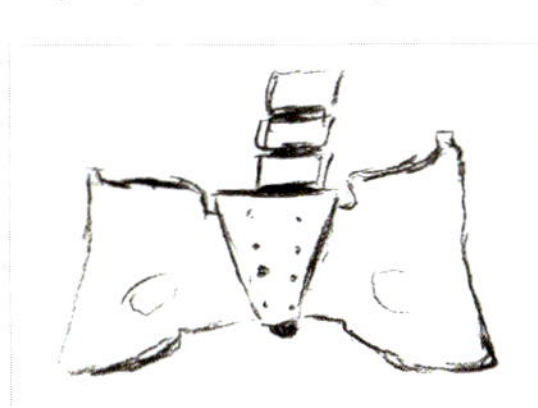

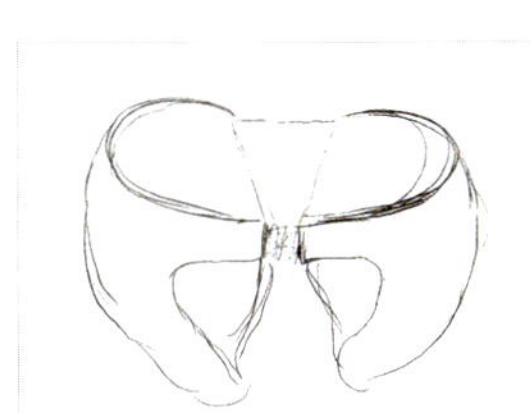

La pelvis se conecta al tronco a través de numerosos **músculos**

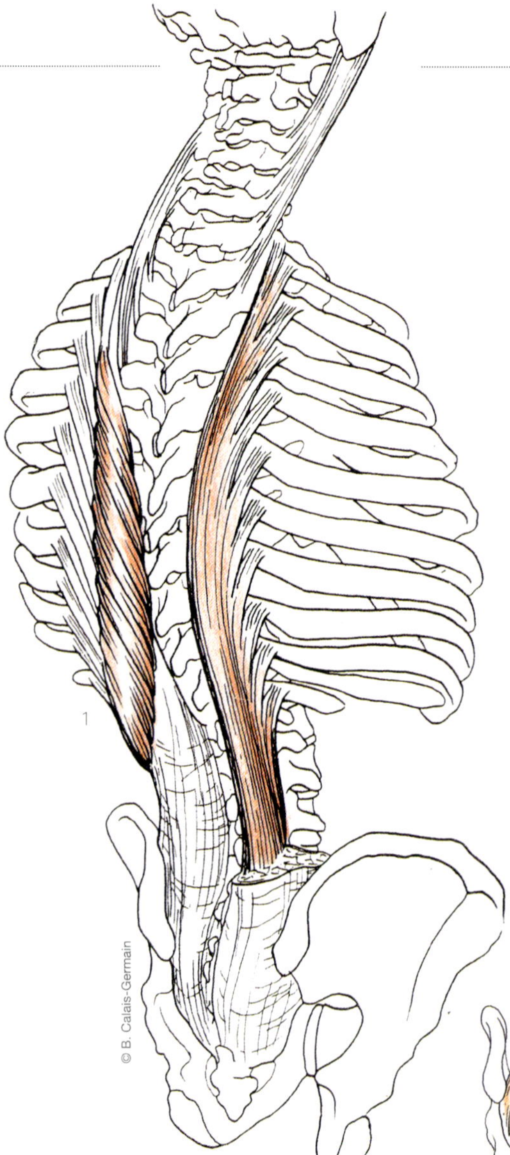

La región de la cintura reagrupa todos los músculos *que unen la pelvis a las regiones altas del tronco** (principalmente, la columna vertebral y la caja torácica). Todos estos músculos pueden traccionar la pelvis por una u otra de sus partes.
Los principales músculos son:

- ***Músculos dorsales***[1], en la parte posterior que pueden arrastrar el sacro en nutación (véase pag. 93) o el hueso ilíaco en anteversión.
- ***Músculos abdominales oblicuos*** [representados aquí por las líneas[2]], que pueden provocar la inclinación lateral del hueso ilíaco.
- ***Recto abdominal o mayor del abdomen***[3] que puede llevar el pubis a realizar una retroversión.

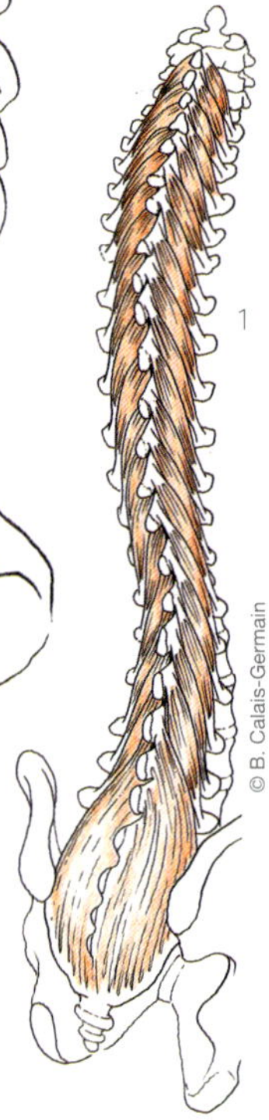

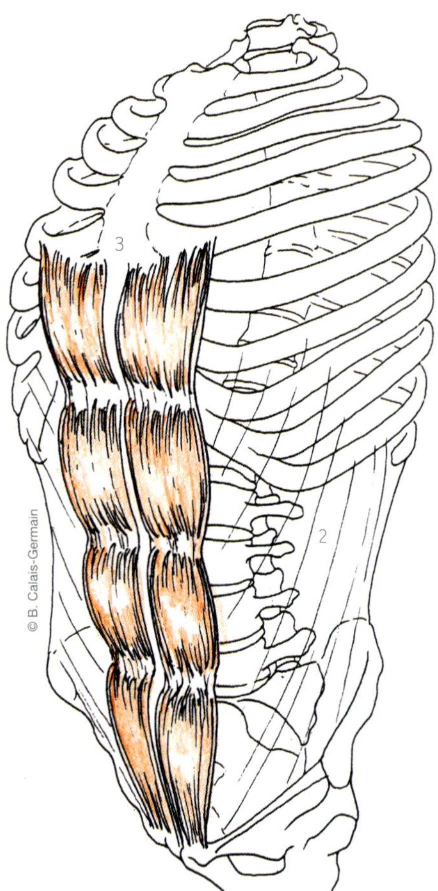

+

Todos estos músculos se mencionan en relación con la acción que ejercen en la pelvis (véase Capítulo 4).

* Para una descripción detallada de estos músculos, véase los libros *Anatomía para el movimiento I – Introducción al análisis de las técnicas corporales* y *Abdominales sin riesgo* de Blandine Calais-Germain, La Liebre de Marzo (véase Bibliografía).

Numerosos **músculos** recubren la **cadera**

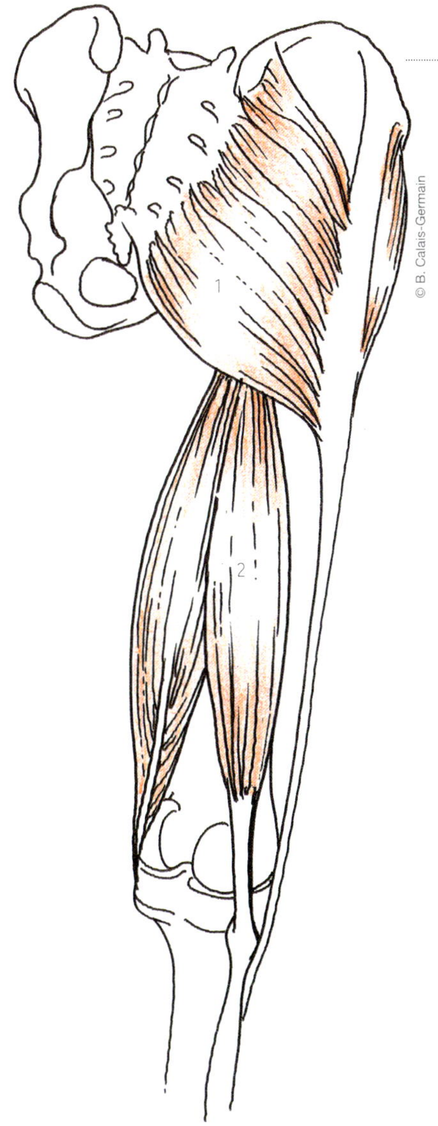

*Estos músculos unen la pelvis y los muslos**, a cuyo alrededor forman una masa espesa. Al igual que los ligamentos, durante los movimientos, se convierten rápidamente en traccionadores pasivos del hueso ilíaco. Asimismo, pueden traccionar activamente este hueso cuando se contraen. Para simplificar el estudio, en este contexto, sólo se mostrarán los aspectos esenciales necesarios para la movilidad de la pelvis.

Músculos flexores o anteversores:
- ***Músculo psoas e ilíaco*** (no se representan), van desde la columna lumbar y la fosa ilíaca interna hasta el trocánter menor **;
- ***Recto anterior del muslo*** (no representado), va desde la espina ilíaca anteroinferior hasta la tibia;
- ***Glúteo menor*** (no representado), va desde la fosa ilíaca externa hasta el trocánter mayor.

Músculos extensores o retroversores:
- ***Glúteo mayor***[(1)], que va desde el sacro y la parte posterior del ala ilíaca hasta la parte posterior del fémur (en una cresta denominada línea áspera);
- ***Isquiotibiales***[(2)], que van desde el isquion hasta la tibia y el peroné,
- Parte posterior del ***glúteo medio***.

Músculos aductores[(3)]**:**
Van desde la rama isquiopúbica hasta el fémur (en la parte posterior, sobre la línea áspera).

Músculos abductores:
Principalmente el ***glúteo medio***[(4)], que va desde la fosa ilíaca externa hasta el trocánter mayor.

Pequeños ***músculos profundos denominados*** **«pelvi-trocantéreos»**[(5)] que provocan la rotación externa del fémur o la rotación interna ilíaca (véase pág. 96).

Todos estos músculos también pueden participar en las ***rotaciones*** del fémur o de la pelvis.

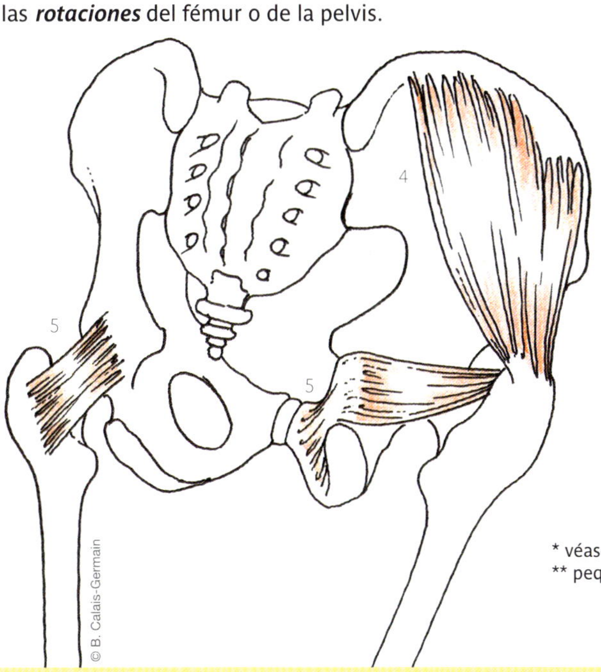

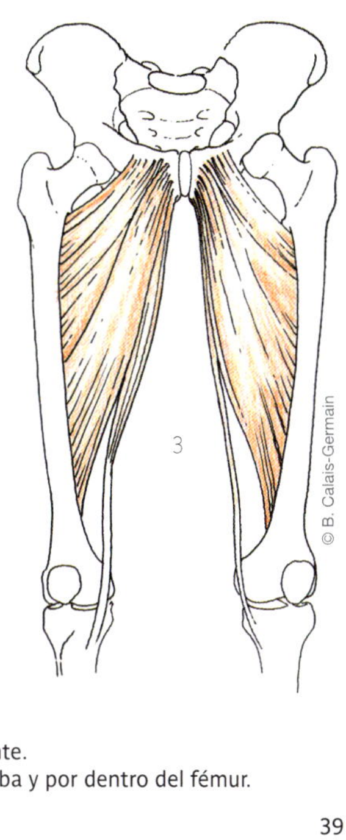

* véase página precedente.
** pequeño saliente arriba y por dentro del fémur.

2 Palabras clave para comprender mejor

Pelvis **menor**, pelvis **mayor**

La pelvis interna presenta dos partes que se encuentran como superpuestas una sobre la otra.
Si observamos la *pelvis mayor,* vemos que está formada sobre todo por las «alas» ilíacas. Es ancha y abierta por delante. Contiene las vísceras bajas del abdomen.

También existe la *pelvis menor*, compuesta por el sacro y la zona inferior de los huesos ilíacos. Es unas dos veces más pequeña que la pelvis mayor. A nivel óseo es más cerrada. Contiene las vísceras de la pelvis menor.

En el momento del parto, el feto franquea la pelvis menor.

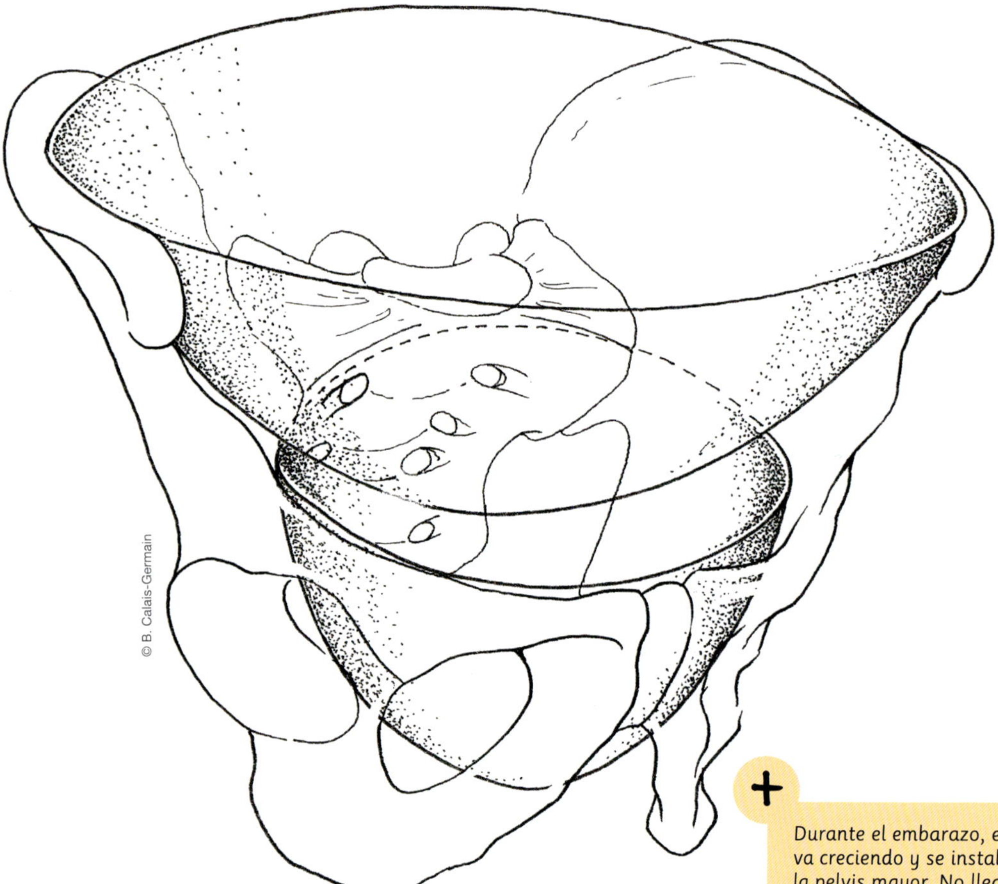

Durante el embarazo, el feto va creciendo y se instala en la pelvis mayor. No llega a la pelvis menor.

Estrechos
En la pelvis menor, podemos ver tres niveles bien diferenciados. Estos se asemejan a unos círculos irregulares que podríamos dibujar en el interior. Dichos «círculos» se denominan estrechos, nosotras preferimos llamarlos «espacios o círculos» cuando nos dirigimos a la mujer embarazada. Durante el desarrollo del parto, constituyen las «zonas clave» para el paso del feto. (Véase páginas siguientes).

En francés se habla de ***detroit*** *y en castellano de* ***estrecho****. En los dos casos, significa que el paso óseo se estrecha.*

Estrecho superior

Se trata del límite entre la pelvis mayor y la menor. Está formado por el borde anterior de la plataforma sacra, ***el promontorio***, y por el borde anterior ***de los alerones sacros*** que se prolonga por delante con las ***dos líneas innominadas*** y que acaban también por delante, en la ***parte alta del pubis***. En general, toma la forma de círculo o de corazón. Las dimensiones de este estrecho son muy importantes para el paso del feto a través de él.

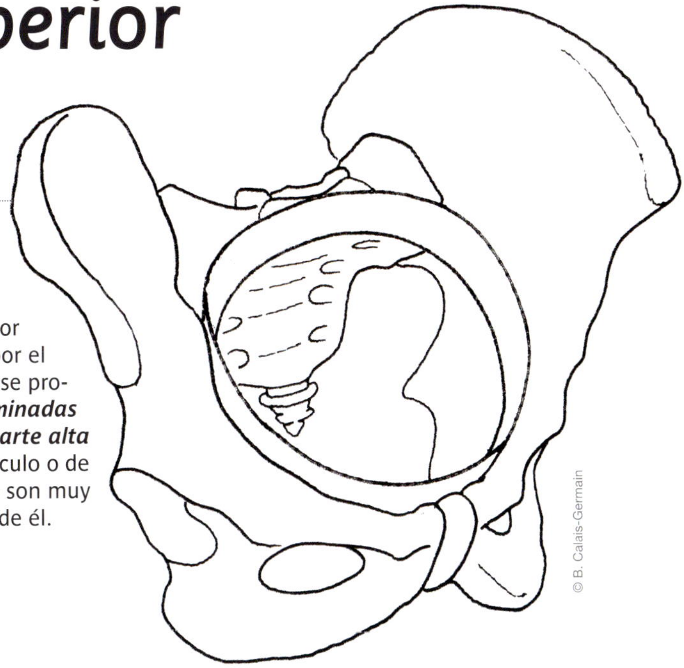

Se mide en una mujer embarazada examinándola manualmente, lo que permite evaluar las dimensiones de la pelvis. En ocasiones, se completa con un examen por imágenes denominado «pelvimetría». Se observa, en particular, el diámetro anteroposterior[1], así como los dos diámetros transversos:
–diámetro transverso medio[2]
–y, un poco hacia atrás, un «diámetro» algo mayor, más favorable, denominado, el diámetro útil[3].

En los capítulos 3 y 5 de este libro, veremos como los movimientos de la pelvis pueden modificar el diámetro anteroposterior y, en menor medida, los diámetros transversales.

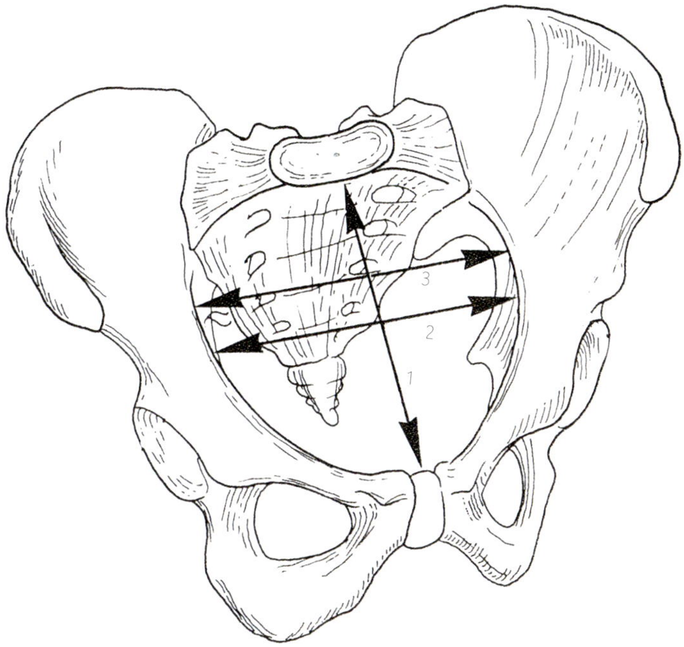

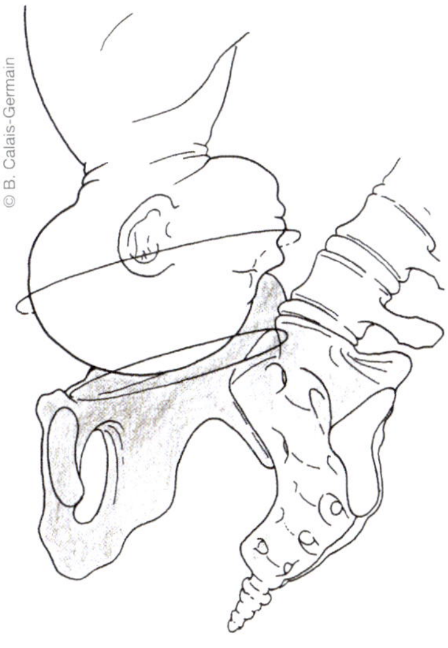

Estrecho medio

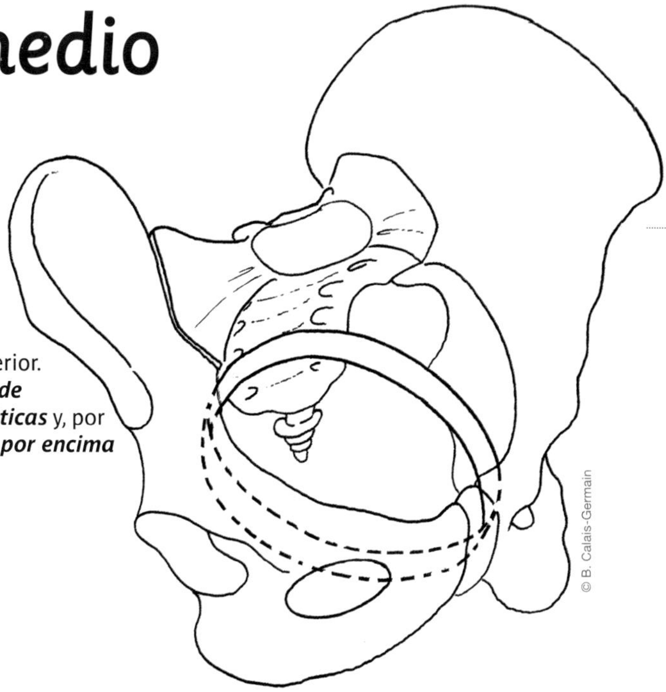

Se sitúa por debajo del estrecho superior. Está formado por ***la parte posterior de la sínfisis púbica***, por las ***espinas ciáticas*** y, por ***la parte anterior del sacro, un poco por encima del nivel del coxis.***

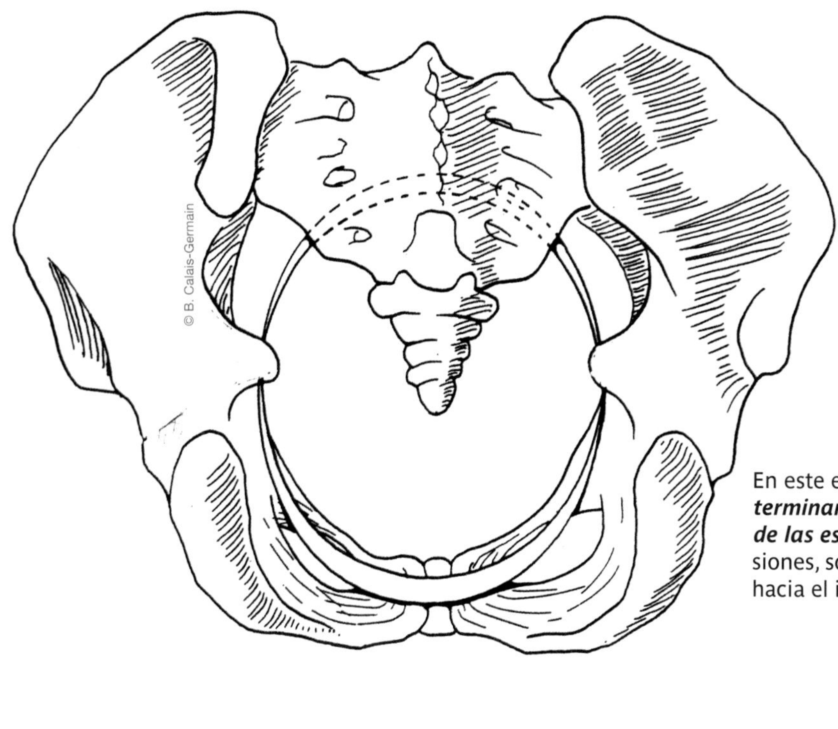

En este estrecho, ***un elemento determinante es la talla y la dirección de las espinas ciáticas*** que, en ocasiones, sobresalen exageradamente hacia el interior (véase pág. 19).

¿Cómo te puedes imaginar?

Los estrechos como un agujero enorme en el interior de la pelvis

En la página 15, el dibujo muestra la pelvis «mariposa», plana y sin volumen.
Aquí, las pelvis se representan tridimensionalmente, con una cierta consciencia de volumen, pero el interior no queda claro: se aprecia un solo espacio, sin línea innominada que señale la entrada de la pelvis menor.

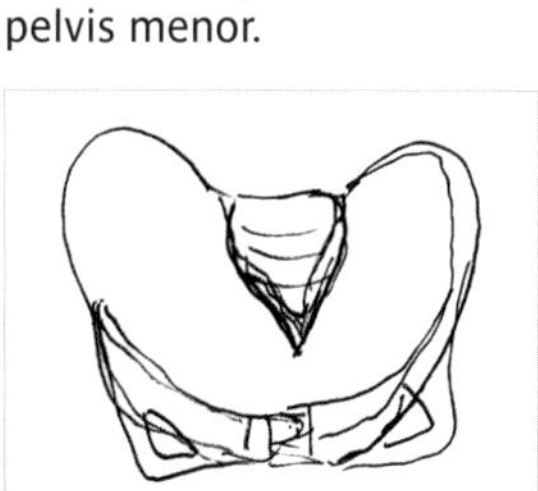
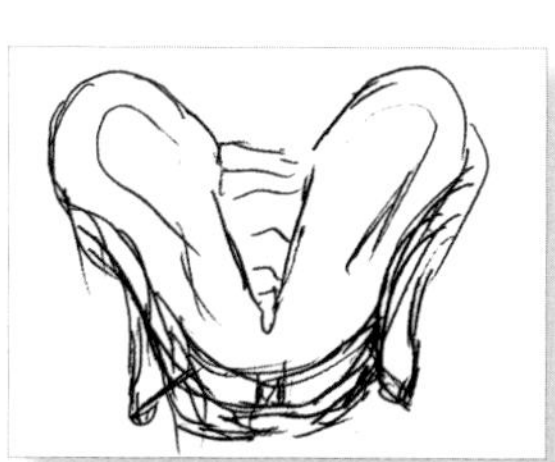
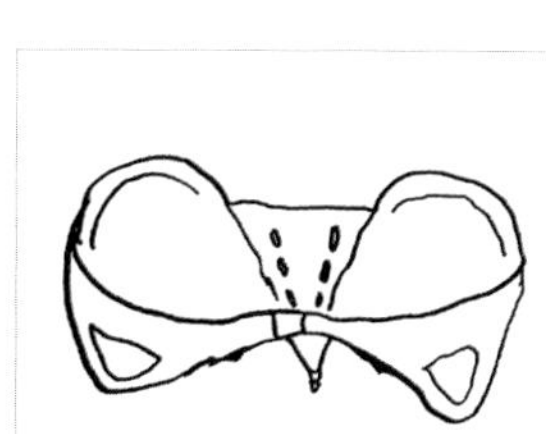

Estrecho inferior

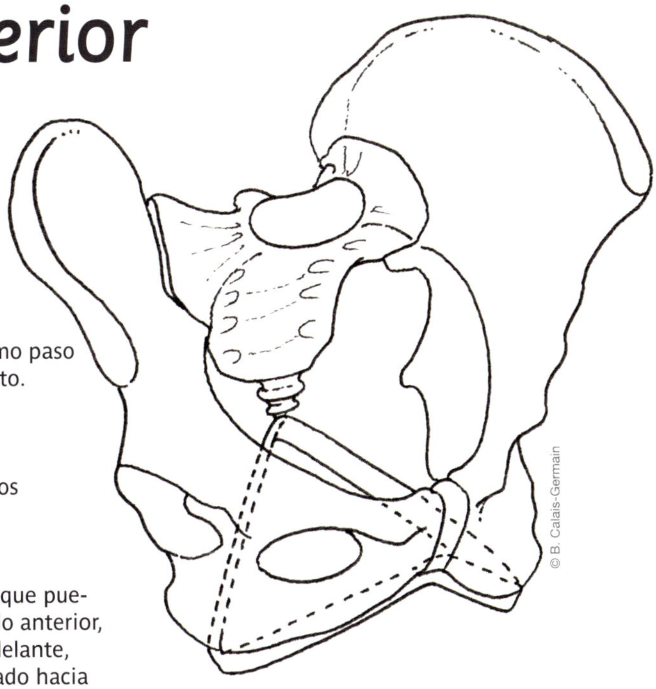

Es el más bajo de los tres. Se trata del último paso óseo que debe franquearse en el nacimiento.
Está formado por:

- La parte inferior de la sínfisis púbica,
- Las ramas isquiopúbicas,
- Los dos grandes ligamentos sacrotuberosos y sacroespinosos,
- El coxis.

En general, tiene la forma de *rombo*, en el que pueden delimitarse dos triángulos: un triángulo anterior, urogenital, orientado hacia abajo y hacia delante, y un triángulo posterior, anorrectal, orientado hacia abajo y atrás.

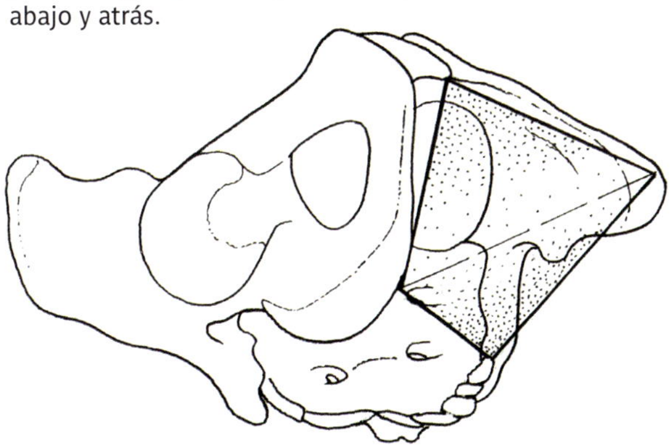

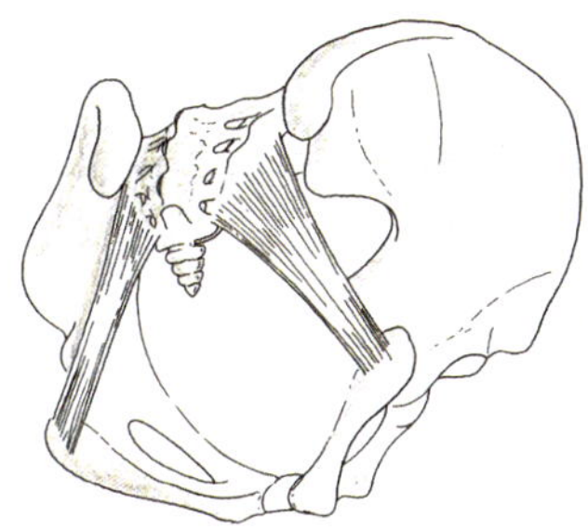

+

Los movimientos de la pelvis pueden modificar la forma de los **tres estrechos**.
El que permite mayor modificación es el estrecho inferior. El estrecho medio también puede modificarse. El estrecho superior es el menos modificable, ya que se encuentra situado en el mismo emplazamiento que el eje de los movimientos sacroilíacos. A pesar de esto, también es transformable, de forma asimétrica.

¿Cómo te puedes imaginar?

Un solo estrecho confuso

En estos dibujos, se ven algunas pelvis bien proporcionadas con un espacio interno, pelvis en volumen. Pero se plantea una cuestión cuando se observan los estrechos. En ocasiones, sólo hay uno, impreciso o vemos cuatro espinas ciáticas en lugar de dos o bien el estrecho aparece más bajo que el coxis.

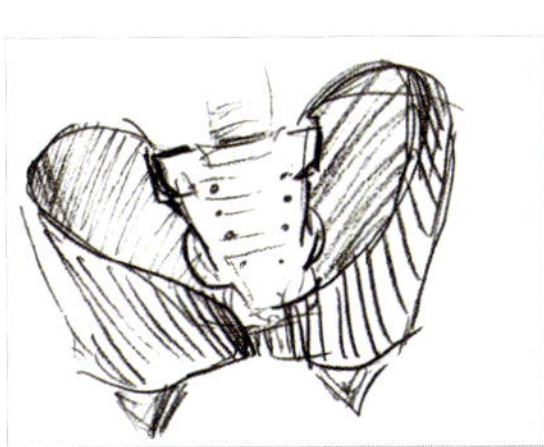

Uno solo estrecho impreciso.

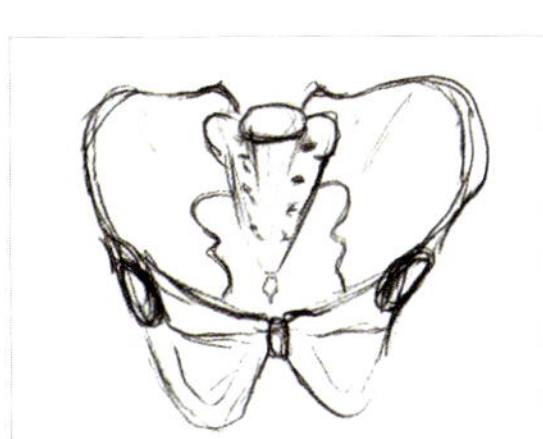

4 espinas ciáticas en lugar de 2.

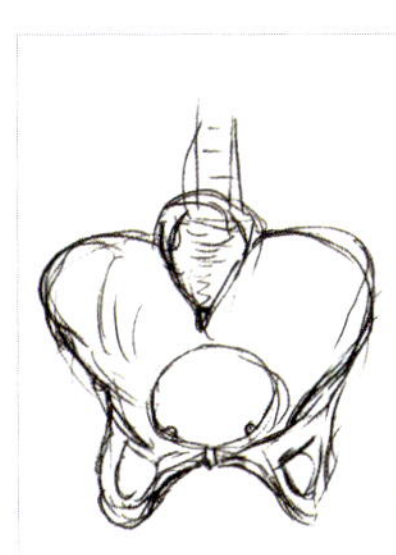

El estrecho más bajo que el coxis.

Los **tres estrechos**

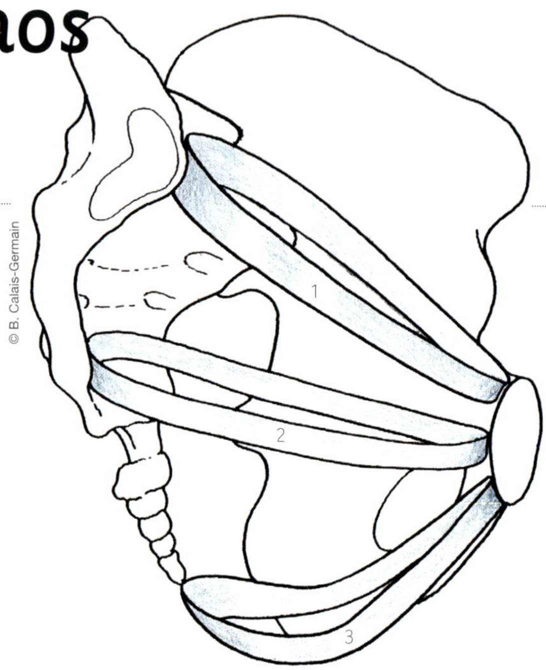

En la pelvis vertical, los tres estrechos no se encuentran superpuestos, sino dispuestos de forma oblicua entre sí: ***estrecho superior***(1), ***estrecho medio***(2) y ***estrecho inferior***(3).

«Cuando, después de haber realizado el curso de "Pelvis y parto", vuelves al trabajo en la sala de partos, miras a la mujer de otra forma y ves la pelvis claramente en tres dimensiones. Puedes imaginarte los movimientos del feto dentro de ella. Ya no hay vuelta atrás, ya nada es como antes.»

Carmen Sánchez
Matrona, Lorca, Murcia (España)

«Después de su segundo parto, una mujer me dijo que lo que le ayudó mucho fue conocer la dirección de la vagina entre las ramas isquiopúbicas para acompañar la salida de su bebé.»

Teresa Martínez
Matrona, Centro de Salud de Alicante, Valencia (España)

Imaginándo nuestra anatomía

Vamos a probarlo sentándonos en una silla, con los pies algo separados y apoyados en el suelo y los isquiones en estrecho contacto con la silla. Colocamos los dedos de una mano en la sínfisis púbica.
La otra mano, con la palma redondeada, se adapta a la forma abombada del sacro. De hecho, el espacio percibido por las manos corresponde a la totalidad de la excavación (ver la definición de este término en la página siguiente).
Imaginemos en el interior de este espacio, un círculo horizontal a media altura del pubis y del sacro. Materializamos este círculo en nuestro cuerpo recurriendo al calor de la mano para situar los límites. Este círculo se inscribe en el **estrecho medio** y se encuentra a medio camino. En posición sentada es horizontal. Sin perder la sensación de este espacio, imaginemos otro círculo, un poco más arriba y más o menos de la misma dimensión. En esta ocasión es oblicuo: se encuentra más alto y hacia atrás, a la altura del talón de la mano (nivel sacrolumbar). Delante se une al pubis, un poco más arriba que el círculo anterior. A este nivel se encuentra el **estrecho superior**, el lugar en el que se va a encajar el feto y empezar su viaje hacia el exterior.
Para terminar, manteniendo el contacto de las manos, imaginemos un espacio que va desde la parte inferior del pubis hacia los isquiones (apoyados sobre la silla) y llega hasta el coxis (indicado por el dedo corazón de la mano que rodea el sacro). Este espacio tiene forma de rombo. Se trata del **estrecho inferior**.

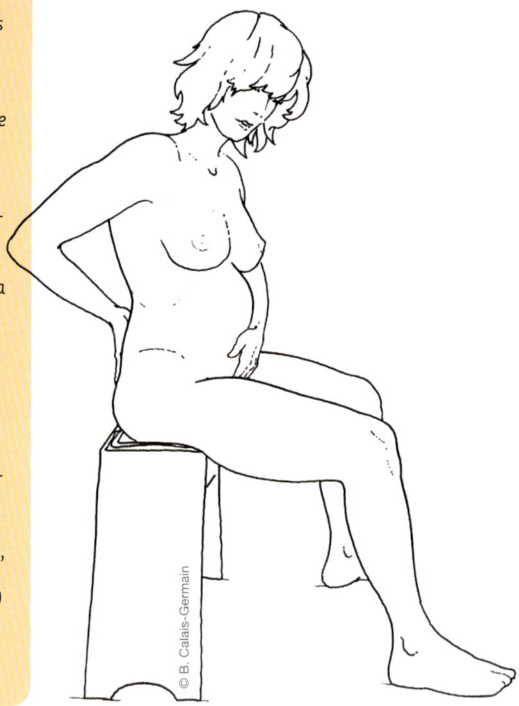

Excavación pélvica

En la pelvis menor, el feto va a franquear la forma del pasaje óseo. Esta excavación tiene la forma de un ***cilindro*** pasando por los estrechos.
Como estos estrechos no son paralelos, este cilindro forma una ***curva.***

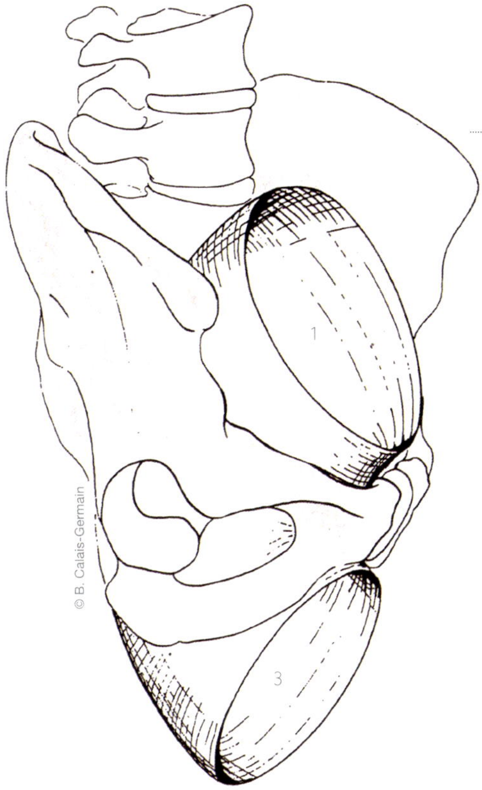

Imaginándo nuestra anatomía

La excavación pélvica como un tubo curvado
En este caso, vamos a utilizar dos imágenes:
–un tubo curvado instalado verticalmente,
–un juego en forma de resorte.

En estas dos imágenes, observemos la que es una entrada para el trayecto del feto. Corresponde al primer círculo: el estrecho superior (n° 1). El que es la salida, correspondiente al tercer círculo, es el estrecho inferior (n° 3). En la mitad del trayecto, queda otro círculo que corresponde al estrecho medio (n° 2). (Ver también página anterior).

Mediante estas imágenes podemos darnos cuenta que los tres círculos poseen orientaciones diferentes entre sí y, que para pasar, el feto no sigue un camino recto sino **curvo**.
A continuación, intentemos emplazar y orientar estos círculos en nuestra propia pelvis.

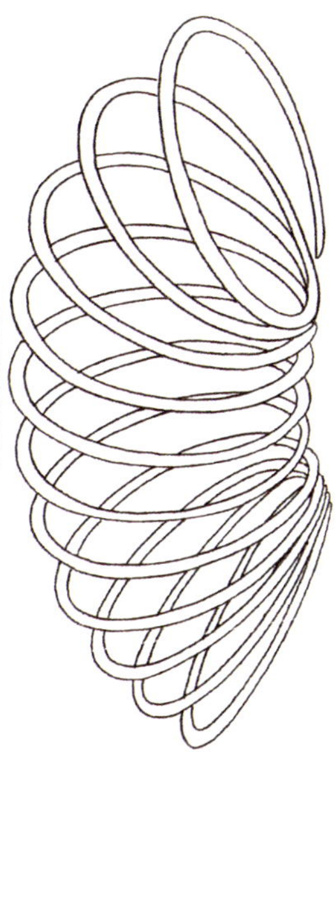

¿Cómo te puedes imaginar?

La excavación como un camino todo recto
A menudo, este canal se describe e imagina como un tubo rectilíneo en el interior de la pelvis, incluso en los textos de obstetricia. Aquí se muestran algunos dibujos en los que se representa la excavación.

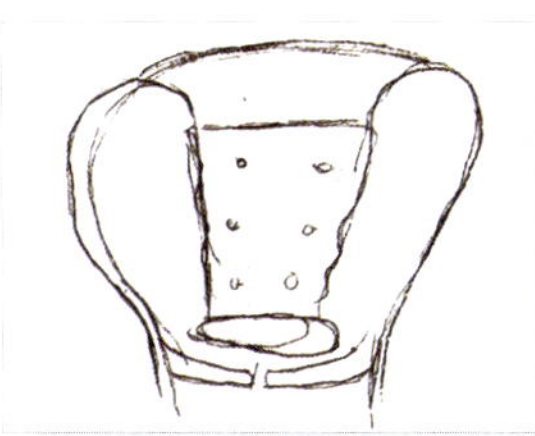

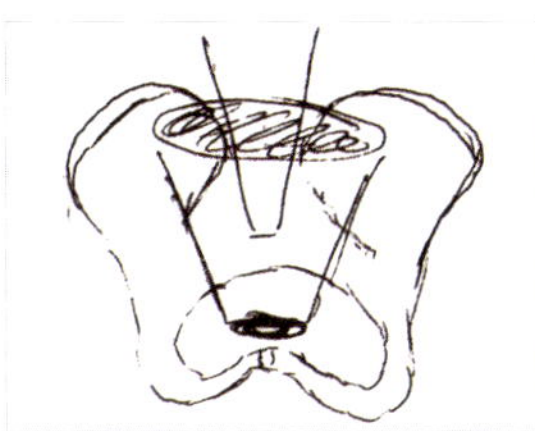

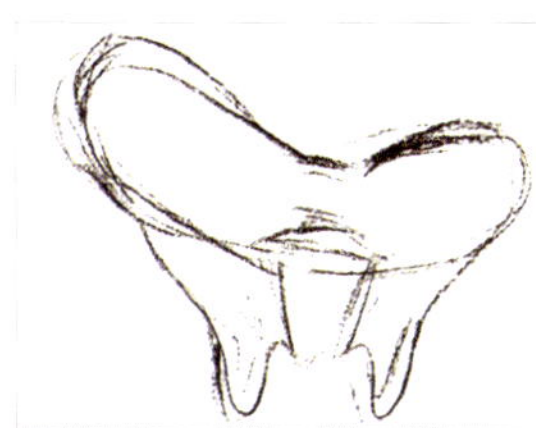

La cabeza del feto **«gira»** en la pelvis menor

a) Gira en torno al pubis.
El camino a realizar por el feto no es rectilíneo, sino que describe aproximadamente un cuarto de círculo.
- La entrada se efectúa a través del estrecho superior, es oblicua hacia arriba y hacia delante.
- La salida se efectúa por el estrecho inferior, es oblicua hacia abajo y hacia delante.
- Entre los dos, el feto gira alrededor del pubis, por delante, y bordea la curvatura cóncava del sacro por detrás.

b) Al mismo tiempo, gira transversalmente
¿Por qué? Porque el cilindro de la excavación *no es una cintura regular*: los diámetros más grandes de cada estrecho no están orientados en el mismo plano.
La cabeza del feto no es esférica, sino que tiene forma ovoide. Para rebasar la excavación, debe «enfilarse», es decir, en cada etapa debe orientar su diámetro más pequeño al diámetro más grande de cada estrecho, por eso la cabeza del feto *gira sobre sí misma*.
En el caso más favorable:
- Para franquear el estrecho superior, más ancho que largo, la cabeza gira de lado, la cara hacia la derecha (lo más frecuente) o hacia la izquierda. Se dice que está «en transversa».
- Para franquear el estrecho medio. Más largo que grande, la cabeza gira hacia atrás con la cara vuelta hacia el sacro.

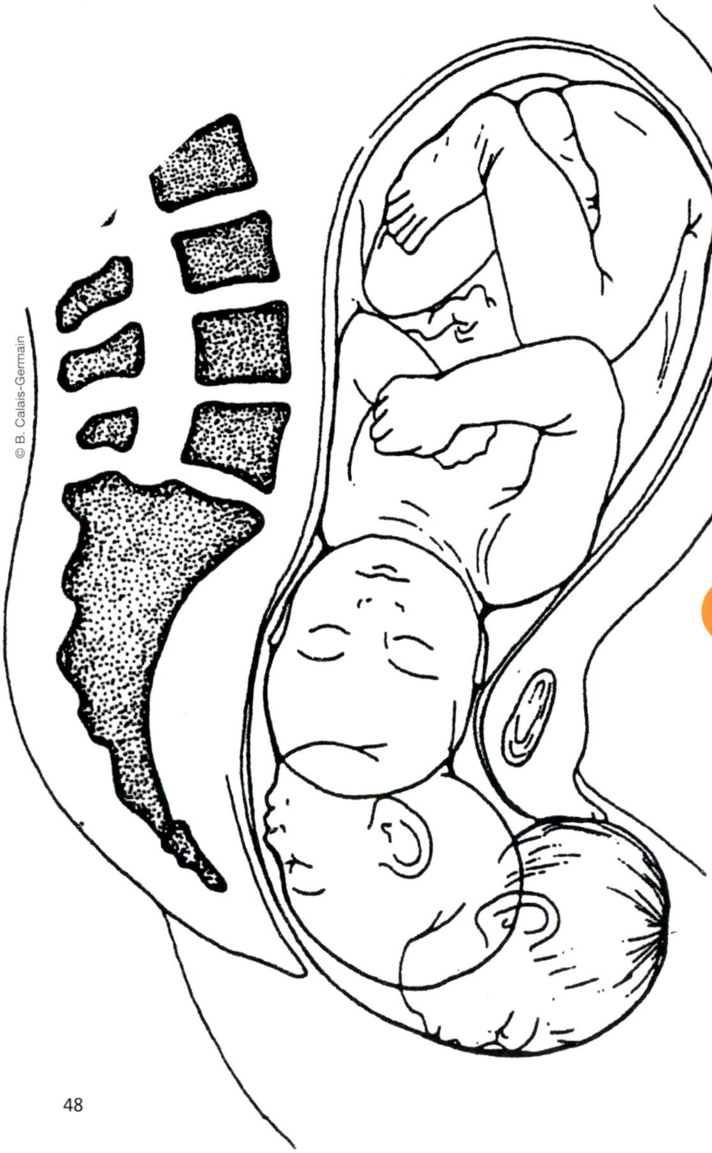

La pelvis materna puede acompañar todas estas rotaciones de la cabeza del feto, facilitarlas o, como mínimo, no obstaculizarlas.

Algunas definiciones

Para la correcta comprensión del libro, nos ha parecido necesario incluir algunas definiciones de palabras de uso no habitual.

Ligamento
Es un tejido fibroso que une dos huesos en el emplazamiento de una articulación. En la mayoría de los casos, se trata de un espesamiento de la cápsula. El ligamento es rico en fibras colágenas, resistentes a la tracción. También contienen muchas terminaciones nerviosas sensitivas y sensibles a la tracción, presión y dolor. Durante el parto, los ligamentos son traccionados debido a la separación articular de las sacroilíacas y de la sínfisis púbica. Esta tensión ligamentosa y la compresión de las zonas implicadas desencadenan el dolor.

Distocia, eutocia
El término *distocia* designa los problemas y dificultades que pueden producirse a lo largo de la progresión fetal. Por tanto, es opuesto al término eutocia que designa un parto espontáneo que desemboca en una expulsión espontánea y sin alteración del feto.

Asinclitismo
Durante el encajamiento en el estrecho superior, este término designa la situación en la que la sutura sagital de la cabeza del feto (momentáneamente colocada en el plano frontal por rotación de la cabeza), no se encuentra a la misma distancia de pubis y sacro, sino más cerca de uno de los puntos de referencia.

Encajamiento
Este término se refiere a la fase en la que la cabeza del feto franquea el estrecho superior.

Última fase del expulsivo o coronación
Este término se refiere a la fase en la que la cabeza del feto franquea el estrecho inferior.

Pronación o supinación de los huesos ilíacos
En este libro, estos términos designan a los movimientos de los huesos ilíacos en el plano frontotransversal (véase págs. 70-73), con referencia a los movimientos que las manos efectúan alrededor del eje del antebrazo.

«Pelvis libre»
En este contexto, se habla de la pelvis que se mueve sobre las cabezas de fémur, es decir, a nivel de las articulaciones de la *cadera*.
La pelvis libre hace referencia a toda la pelvis con los tres huesos *unidos de forma estable*. Se considera que la pelvis se moviliza como si fuera *un solo bloque*. La pelvis movilizada de este modo puede moverse en los 3 planos ortogonales (frontal, sagital, transversal) y en todos los planos intermedios (véase págs. 52, 149). Al mismo tiempo, los dos huesos ilíacos, siendo libres, pueden cambiar de posición cuando les empuja la cabeza del feto.

«Enfilarse»
En este libro, este término se refiere al desplazamiento del feto que busca el paso entre los huesos de la vía pélvica. Estos últimos también favorecerán el paso mediante sus movimientos alternados (véase págs. 150-151).
Damos algunas imágenes como ejemplo: ponerse un anillo ajustado o buscar la entrada de la cerradura con una llave.

Relaxina
Hormona segregada de forma natural por la placenta y los ovarios a lo largo del embarazo y, especialmente, el día del parto. Su función principal es relajar el útero y los ligamentos de la pelvis.

3

¿Cómo se mueve la pelvis?

Movimientos intrínsecos

Elementos de **metodología** para describir los movimientos de la pelvis

1) Los tres planos «ortogonales»* de descripción de los movimientos
Para describir los desplazamientos de la pelvis y del resto del cuerpo nos basaremos en los tres puntos de vista que permiten observar los movimientos realizables en ***tres planos***.

Plano sagital: se refiere a los movimientos visibles *de perfil*, que se efectúan hacia delante o atrás. Por ejemplo, la flexión de la cadera o de la columna.
Plano frontal: se refiere a los movimientos visibles *de cara*, que se efectúan hacia el exterior o hacia la línea media del cuerpo.
Por ejemplo, la abducción (separación) o la aducción (acercamiento) de las caderas (muslos).
Plano transversal: se refiere a los movimientos visibles *desde arriba o desde abajo* en un persona que se encuentra de pie o acostada. Por ejemplo, las rotaciones internas/externas de las caderas.

2) Posición de referencia
Para iniciar los movimientos que se van a describir en las siguientes 30 páginas, damos por supuesto que el cuerpo se encuentra *vertical*, los dos pies *juntos* y dirigidos hacia la *parte anterior* del cuerpo.

3) Los movimientos más frecuentemente descritos son simétricos
Sin embargo, durante el parto, la *pelvis se deforma asimétricamente* por diferentes motivos:
• A menudo, una articulación sacro-ilíaca o una cadera tiene mayor movilidad que la otra;
• Las fuerzas que provocan estos movimientos (véase Capítulo 5) siempre son asimétricas (por ejemplo, simplemente porque se es diestro o zurdo):
• *La cabeza del feto* «pasa» *en asimetría*.

A pesar de ello, para comprender estos movimientos, *es necesario comenzar por una etapa de descripción, en la que resulta más sencillo considerarlos como simétricos*.
De este modo, nos podemos imaginar los más frecuentes:
• El *sacro móvil* y los *ilíacos fijos* o,
• Los *ilíacos móviles*, con una *movilidad idéntica a derecha e izquierda*, y el *sacro fijo*.
En la práctica, esto nunca suele ser así.
Las explicaciones que se encuentran en las siguientes páginas se presentan para esclarecer la descripción de los movimientos, aunque, en su mayoría, se trata de movimientos combinados.

4) Los 4 planos de Hodge
En este libro, a menudo, se hará referencia a las etapas del paso de la cabeza del feto por la pelvis. Estas etapas se corresponden con los 4 planos mencionados por Hodge, que se utilizan en obstetricia.

* Los planos ortogonales forman entre sí un ángulo recto.

!

Estos planos son prácticos para el estudio, pero no se corresponden con los movimientos que se producen habitualmente y, en particular, durante el parto. Lo más frecuente es que se combinen.

+

No se trata de una posición natural, sino **convencional**, a partir de la cual se describen los movimientos en anatomía.

Movimientos **intrínsecos** y **extrínsecos**

Cuando la pelvis se mueve sobre sí misma, entre sus propios huesos, se habla de ***movimientos intrínsecos***.

Cuando la pelvis se mueve en relación con las regiones adyacentes, se habla de ***movimientos extrínsecos***.

Únicamente los movimientos intrínsecos modifican *directamente* la forma de la excavación. Cuando los movimientos extrínsecos alcanzan una cierta amplitud, *desencadenan movimientos intrínsecos*.
De esa manera, pueden provocar las transformaciones de la pelvis, aunque no directamente.

En la vida cotidiana, los movimientos *intrínsecos* de la pelvis son muy reducidos. Lo más frecuente es que se produzcan al mismo tiempo que los que inducen el movimiento de la pelvis sobre las caderas o sobre la columna lumbar, ya que anatómicamente los niveles son poco disociables. Esto da lugar a que, a menudo, se *confunden con los movimientos extrínsecos*.

Por el contrario, en el marco concreto de este estudio de la pelvis, se *diferenciarán* claramente y se *detallarán por separado en este capítulo*.

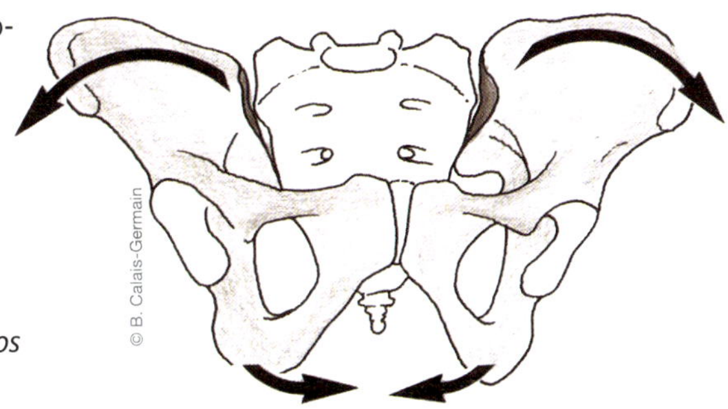

Ejemplo de movimiento intrínseco: abducción del ilíaco (véase pág. 66).

+

Los movimientos de las articulaciones extrínsecas pueden provocar movimientos intrínsecos. Sin embargo, esto se estudiará en un segundo momento para evitar confusiones.

En este capítulo, sólo se observará el *desarrollo* de los movimientos de la cadera, sin plantear las *causas* que los pueden provocar, lo cual se abordará en el Capítulo 5. En este contexto, únicamente se mencionarán determinadas circunstancias que, durante el parto, pueden *obstaculizar* los movimientos descritos.

!

En este libro, estas movilidades no se observan en el contexto postural (pelvis del equilibrio en bipedestación) u osteopática (pelvis de minimovilidad), sino dentro del contexto particular del parto, en el que existe una flexibilidad excepcional entre los huesos pudiéndonos encontrar con las movilidades completamente inhabituales.

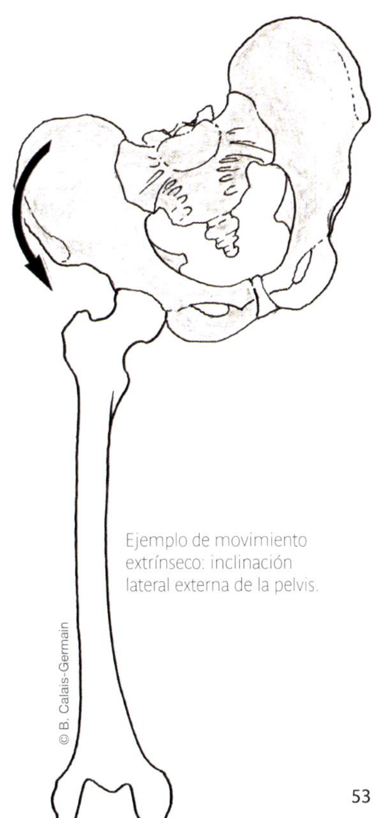

Ejemplo de movimiento extrínseco: inclinación lateral externa de la pelvis.

¿Cómo se mueve una pelvis?

Movimientos **intrínsecos sagitales** entre los huesos de la pelvis

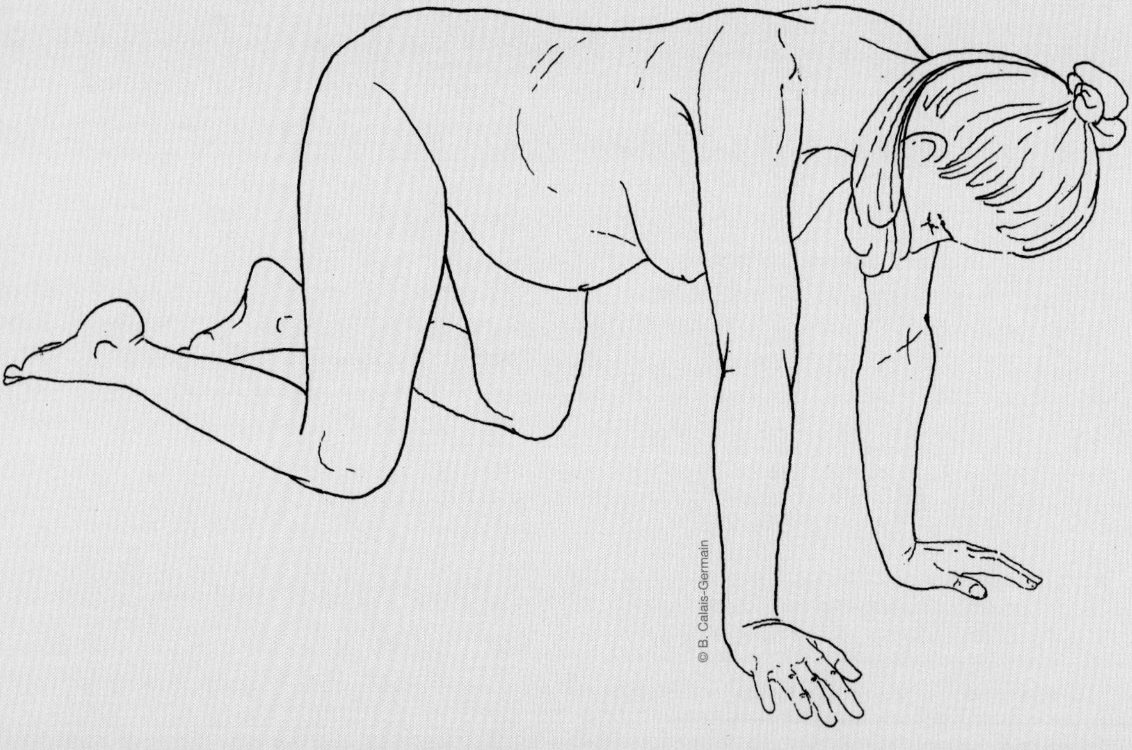

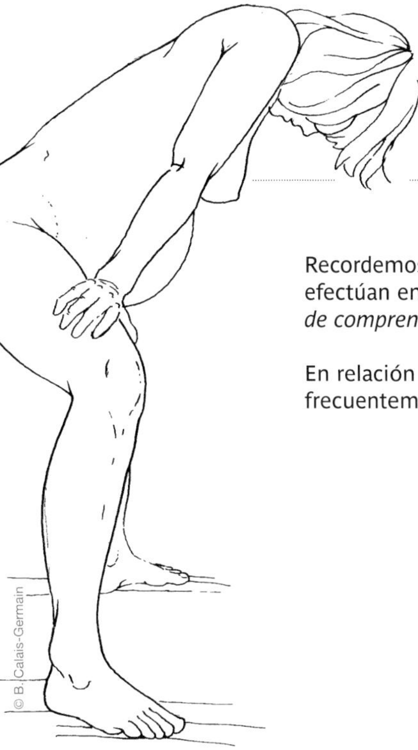

Recordemos que los movimientos sagitales son los que se efectúan en un plano visible de *perfil*. Son los más *sencillos de comprender*.

En relación con el sacro, son los más conocidos y los más frecuentemente descritos a nivel pélvico.

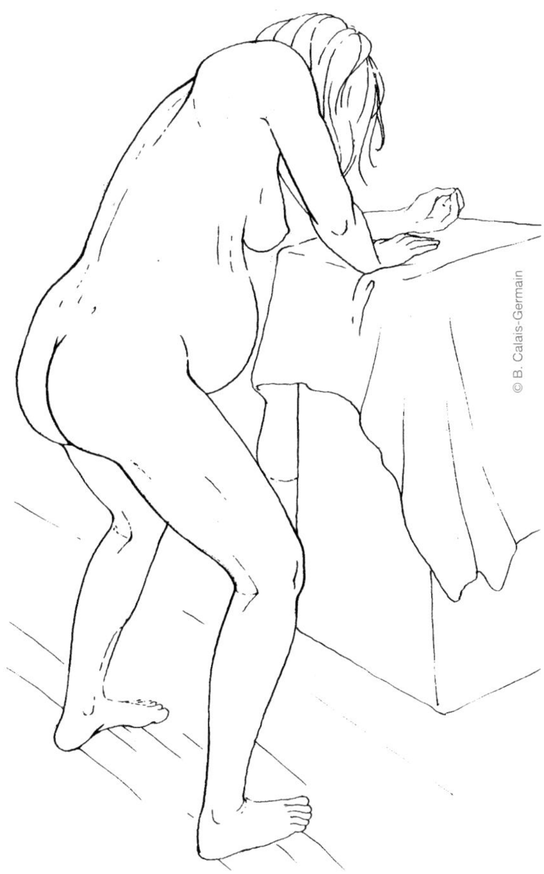

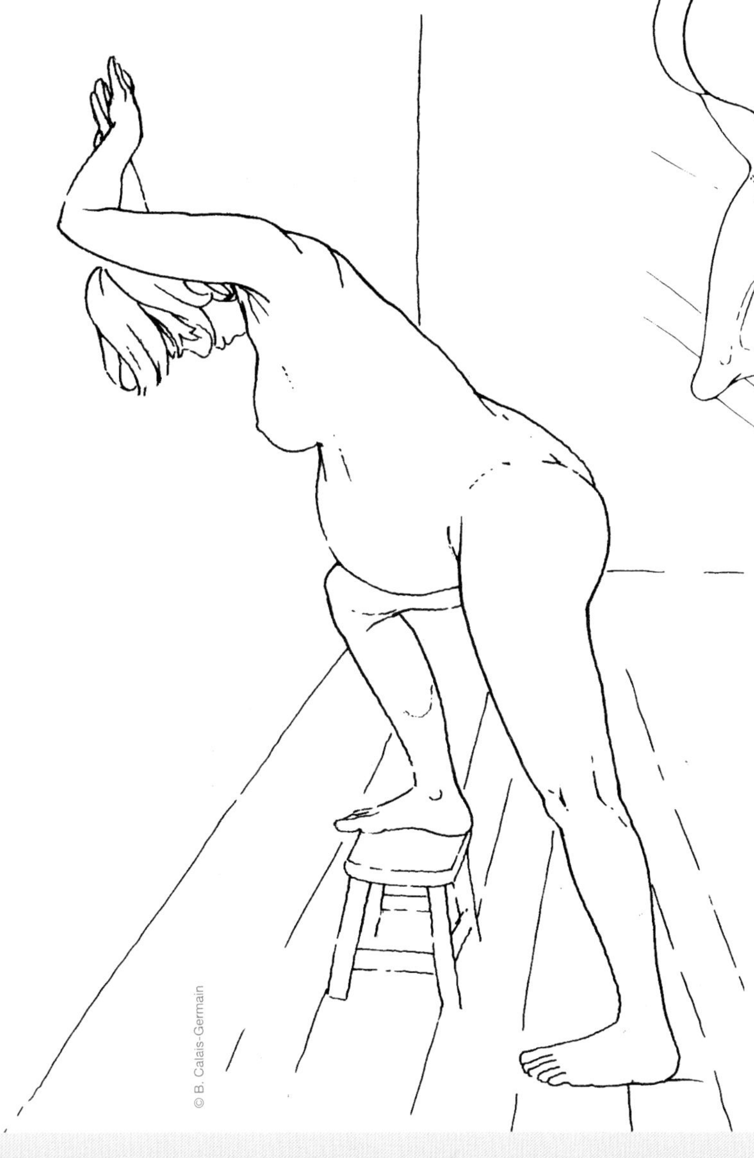

Nutación del sacro o **nutación sacra**

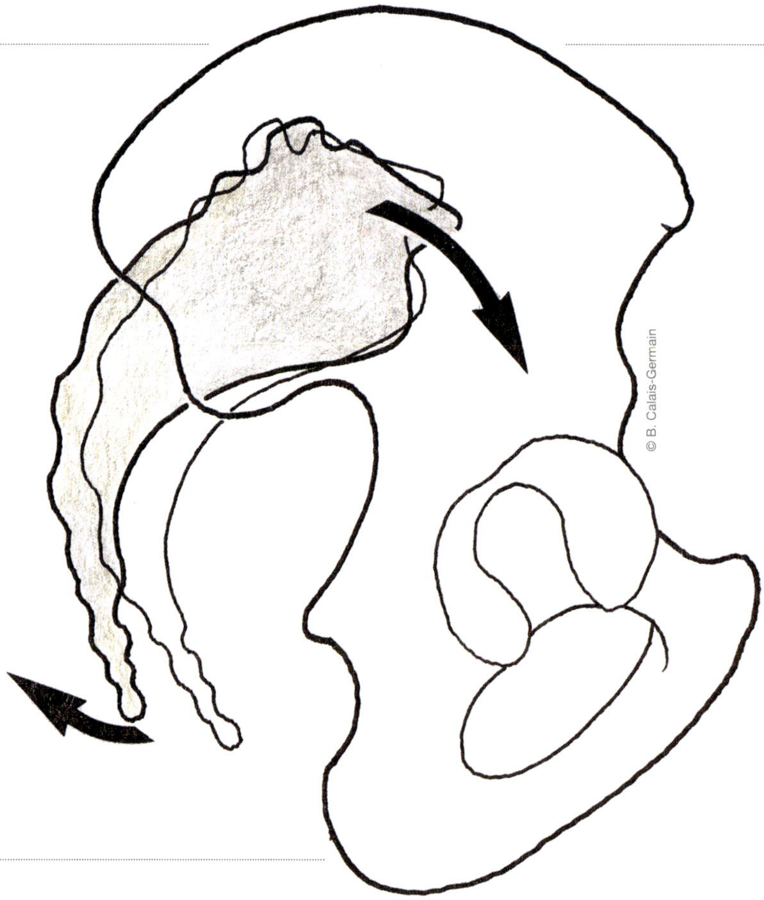

Este movimiento se describe en los libros de obstetricia y hace referencia al desplazamiento del sacro, en particular, en el contexto del parto.

Con este movimiento, la parte alta del sacro bascula *hacia delante*. El promontorio sacro se *acerca* al pubis y *desciende* ligeramente.
A la inversa, el coxis se *aleja* del pubis y *sube* ligeramente. El movimiento se efectúa principalmente en las sacroilíacas.
Aumenta la distancia entre coxis y pubis.

La nutación sacra es un movimiento importante en la última fase del *expulsivo* (*paso por tercer y cuarto plano*), ya que *amplia el estrecho inferior*.

Un apoyo de la pelvis materna sobre la parte baja del sacro puede impedir este movimiento. Por lo tanto, es importante que, en la última fase del expulsivo, se evite cualquier apoyo sobre el coxis y la mitad inferior del sacro, ya sea en posición acostada (es necesario liberar el extremo de la mesa de partos), ya sea en posición sentada (no debemos sentarnos en un apoyo dorsal en la parte inferior del sacro)*.

El término **nutación** designa el movimiento descrito en este contexto, o bien la posición habitual del sacro entre los ilíacos, un poco basculado hacia delante.

* Es especialmente importante si el final del parto se realiza en la posición sentada sobre una silla de partos.

«Nutación sacra»

La amplitud de los movimientos se ha exagerado para una mejor comprensión.

Vista de perfil (pelvis vertical)
El sacro bascula, promontorio hacia delante y coxis hacia atrás.

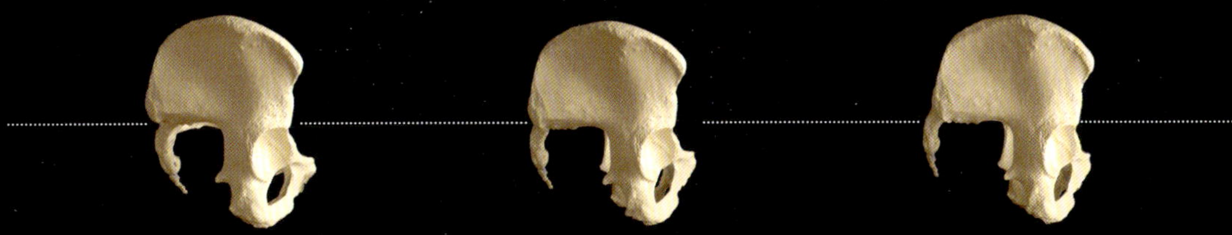

Vista de perfil sin el ilíaco derecho
El sacro bascula, promontorio hacia delante y coxis hacia atrás.

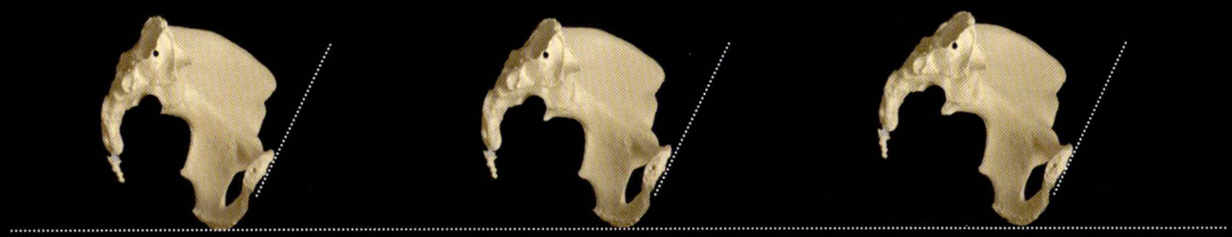

Vista inferior (como en una mujer que pare acostada sobre la espalda)
El coxis se aleja del pubis.

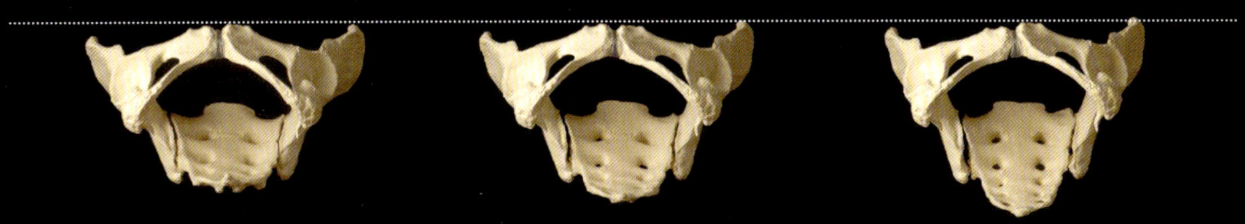

Vista inferior (como en una mujer que pare a cuatro patas)
El estrecho inferior se amplia sagitalmente.

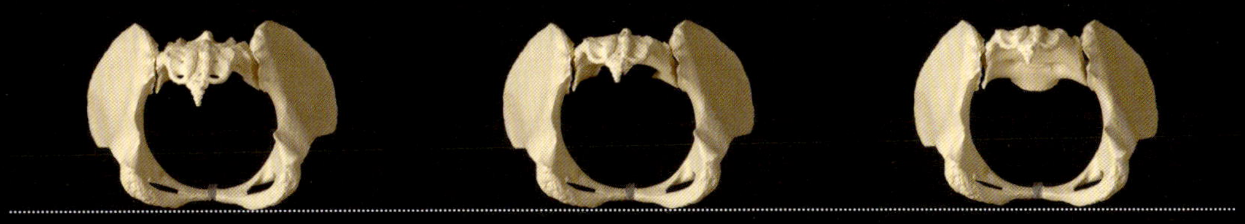

Vista superior (desde arriba)
El promontorio se acerca al pubis.
El estrecho superior se estrecha sagitalmente.

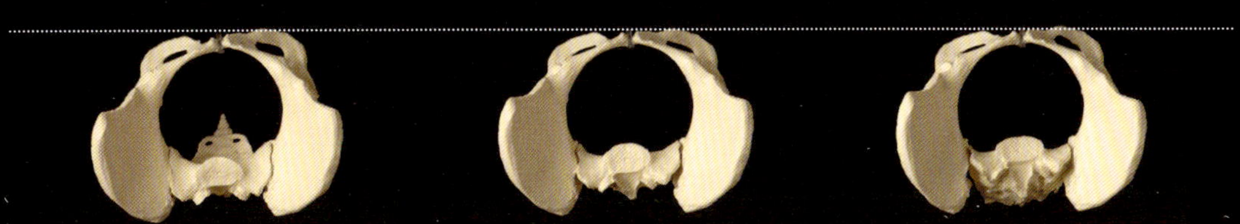

Nutación del ilíaco o nutación ilíaca

La nutación ilíaca puede originar con sus movimientos modificaciones parecidas a la nutación sacra. Así pues, hemos escogido el término «nutación ilíaca» por su función similar.

+

Para simplificar, deberemos imaginar primero que los dos ilíacos se mueven simétricamente y que el sacro no se mueve.

Con este movimiento, los ilíacos pivotan alrededor del sacro. La EIAS bascula hacia *atrás* y el isquion bascula hacia *delante*. Al igual que en la nutación sacra, el pubis se acerca a la plataforma sacra y, a la inversa, el pubis se aleja del coxis.

Asimismo, este movimiento se efectúa principalmente en las sacroilíacas. En este caso, también se observa que aumenta la distancia entre coxis y pubis.
Así podemos afirmar que la nutación de los ilíacos es también un movimiento importante *en la última fase del expulsivo*, ya que *amplía el estrecho inferior*.
Este movimiento también es importante para el *paso por el estrecho medio* (*segundo y tercer plano*). Si las espinas ciáticas obstaculizan el paso de la cabeza fetal, esta nutación del ilíaco puede separarlas de un lado o de los dos lados.

Veamos las páginas 100, 121, 141 y 143. En ellas observamos como podemos favorecer o incluso provocar este movimiento, principalmente a través de *tracciones* originadas desde los *fémures*.

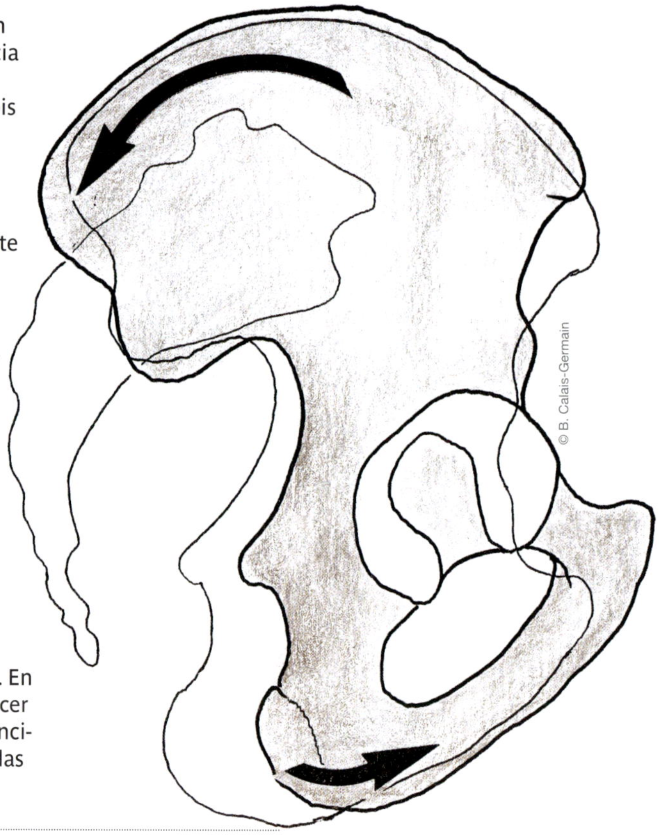

!

No debemos confundir el movimiento de nutación de los ilíacos, que se producen en las sacroilíacas, entre los huesos de la pelvis, con el movimiento de retroversión de la pelvis, que va en el mismo sentido, pero sólo se produce en las articulaciones de la cadera. La retroversión de la pelvis no produce ningún cambio directo de la forma de la pelvis ni de su excavación.

«Nutación ilíaca»

+

La amplitud de los movimientos se ha exagerado para una mejor comprensión.

Vista de perfil (pelvis vertical)
Los ilíacos basculan, isquiones hacia delante, EIAS hacia atrás.

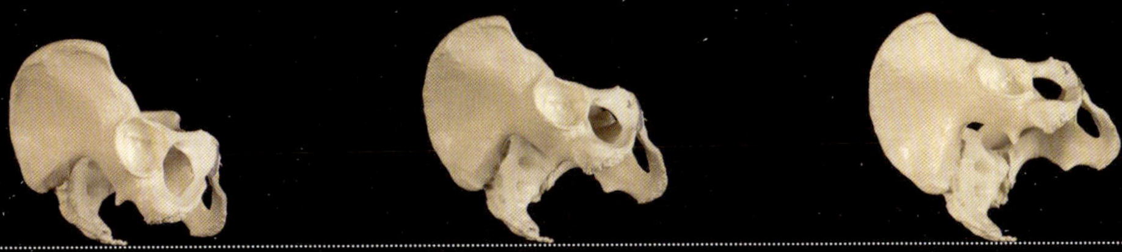

Vista de perfil sin el ilíaco derecho
El ilíaco izquierdo bascula, isquion hacia delante, EIAS hacia atrás.

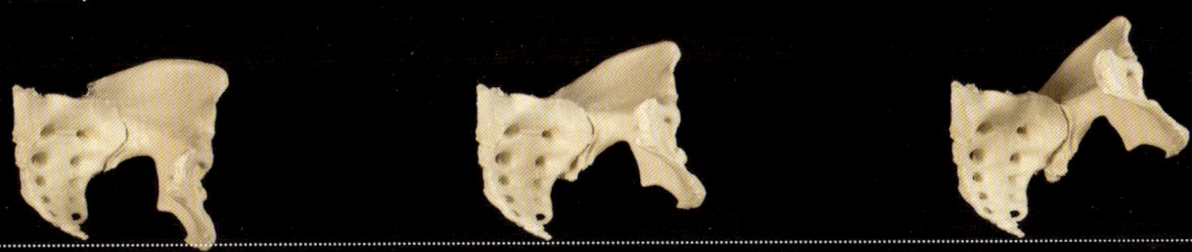

Vista inferior (como en una mujer que pare acostada sobre la espalda)
Se ve como el pubis se aleja del coxis.

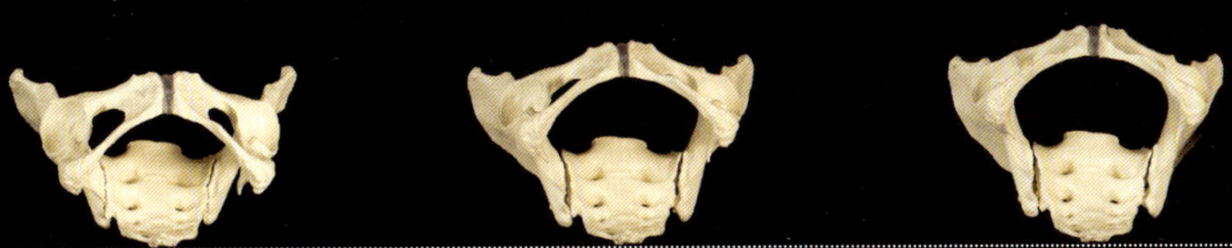

Vista inferior (como en una mujer que pare a cuatro patas)
El estrecho inferior se amplia sagitalmente.

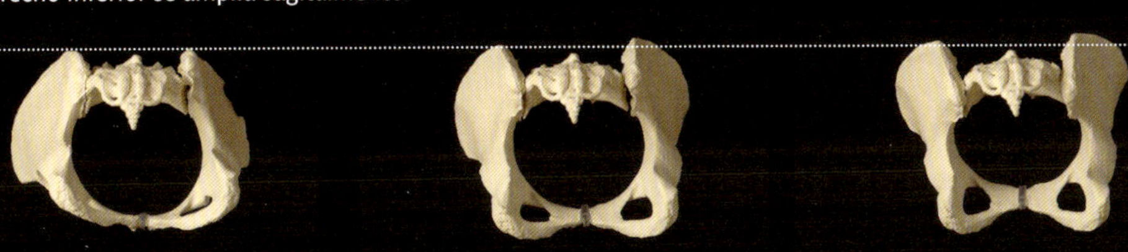

Vista superior (desde arriba)
Se ve que el pubis se acerca al promontorio. El estrecho superior se estrecha sagitalmente (poco visible aquí, ya que el ilíaco se ve de una manera oblícua).

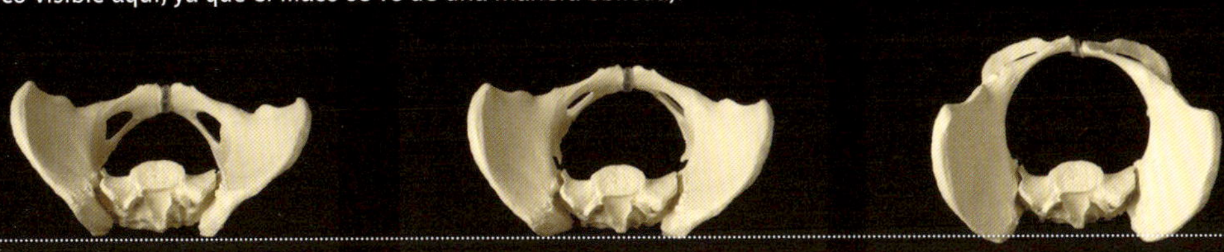

Contranutación del sacro o **contranutación sacra**

Con este movimiento, el sacro bascula hacia atrás. La plataforma sacra y el promontorio se alejan del pubis y suben ligeramente. A la inversa, el coxis se acerca al pubis y desciende ligeramente.

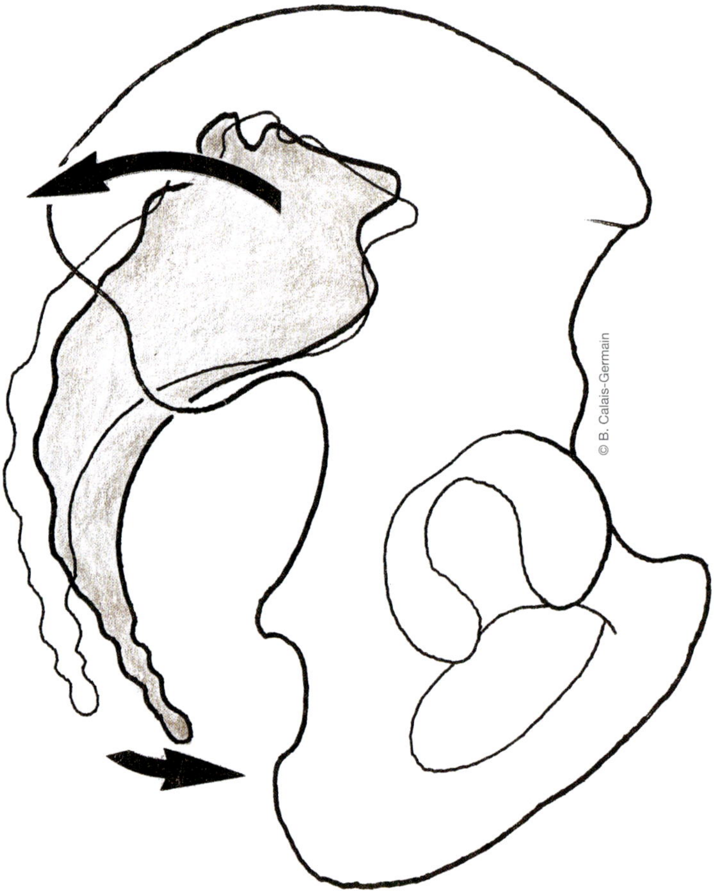

© B. Calais-Germain

+

Este movimiento se describe en los libros de obstetricia y hace referencia al desplazamiento del sacro, en particular, en el contexto del parto.

El movimiento se efectúa principalmente en las *sacroilíacas*, aumentando la distancia entre promontorio y pubis.

La contranutación sacra es un movimiento importante al inicio de la *dilatación*, en la fase de *encajamiento* (*primer plano*), ya que *amplía sagitalmente el estrecho superior*, y permite que la cabeza fetal se «enfile» para encontrar el camino.

Veamos principalmente en las páginas 93, 103 y 109, cómo podemos favorecer o incluso provocar esta contranutación.

«Contranutación sacra»

+ La amplitud de los movimientos se ha exagerado para una mejor comprensión.

Vista de perfil
El sacro bascula, promontorio hacia atrás, coxis hacia delante.

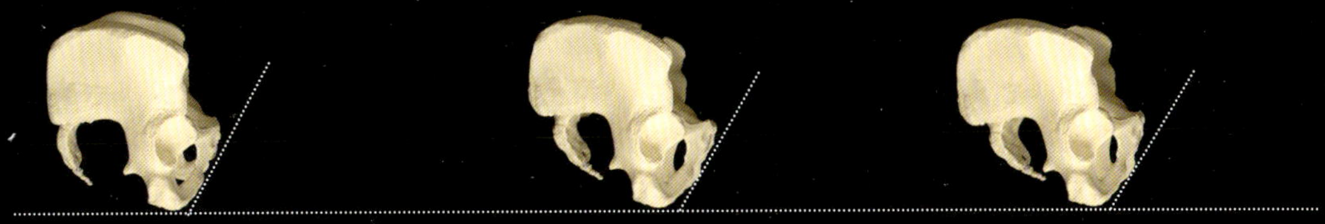

Vista de perfil sin el ilíaco derecho
El sacro bascula, promontorio hacia atrás, coxis hacia delante.

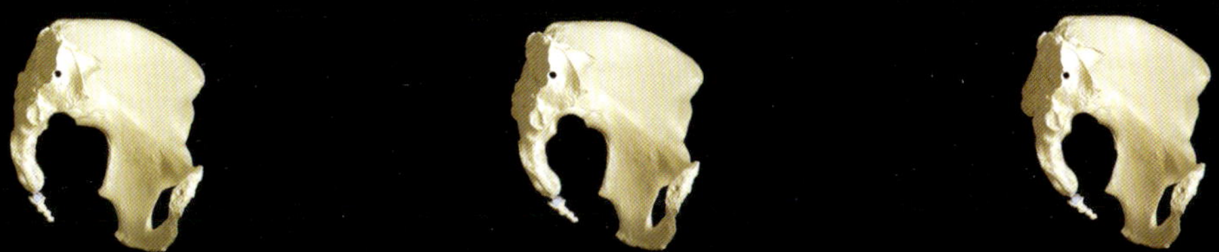

Vista inferior (como en una mujer que pare acostada sobre la espalda)
El coxis se acera al pubis.

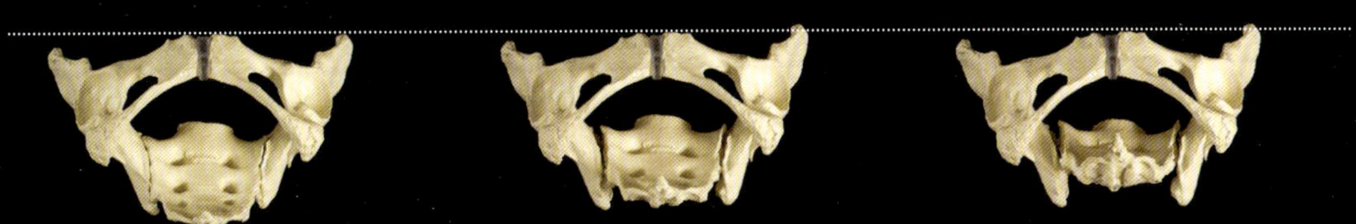

Vista inferior (como en una mujer que pare a cuatro patas)
El estrecho inferior se estrecha sagitalmente.

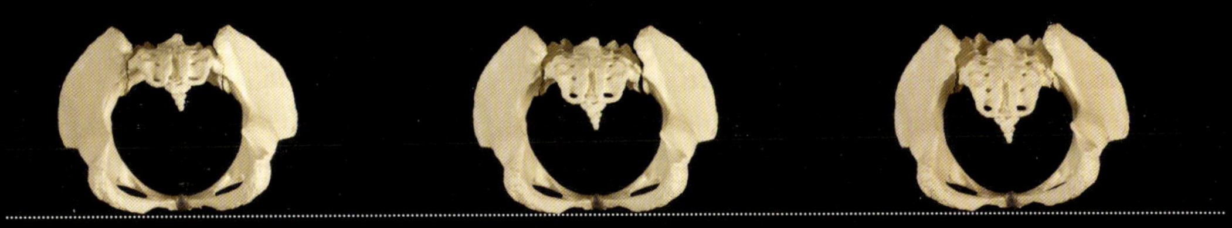

Vista superior (desde arriba)
Se observa como el promontorio se aleja de pubis.
El estrecho superior se amplía sagitalmente.

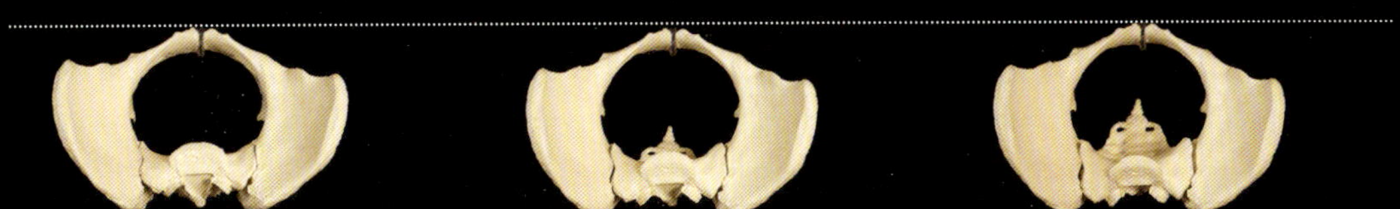

Contranutación del ilíaco o **contranutación ilíaca**

La contranutación ilíca puede originar con sus movimientos modificaciones parecidas a la contranutación sacra. Así pues, hemos escogido el término «contranutación ilíaca» por su función similar.

+

Para simplificar, deberemos imaginar primero que los dos ilíacos se mueven simétricamente y que el sacro no se mueve.

Con este movimiento, los ilíacos pivotan alrededor del sacro. La EIAS bascula hacia *delante* y el isquion bascula hacia *atrás*.

Al igual que en la contranutación sacra, el pubis se aleja de la plataforma sacra y el promontorio, y se acerca al coxis.

Asimismo, este movimiento se efectúa principalmente en las sacroilíacas. En este caso, también se observa que aumenta la distancia entre promontorio y pubis, es decir, que amplía el diámetro sagital del estrecho superior.

La contranutación de los ilíacos es un movimiento importante *al inicio de la fase de dilatación, en el momento del encajamiento (primer plano), ya que amplía el estrecho superior de delante atrás*, permitiendo que la cabeza del feto se posicione en la entrada de la excavación.

Veamos principalmente en la página 101, cómo podemos favorecer o incluso provocar esta contranutación.

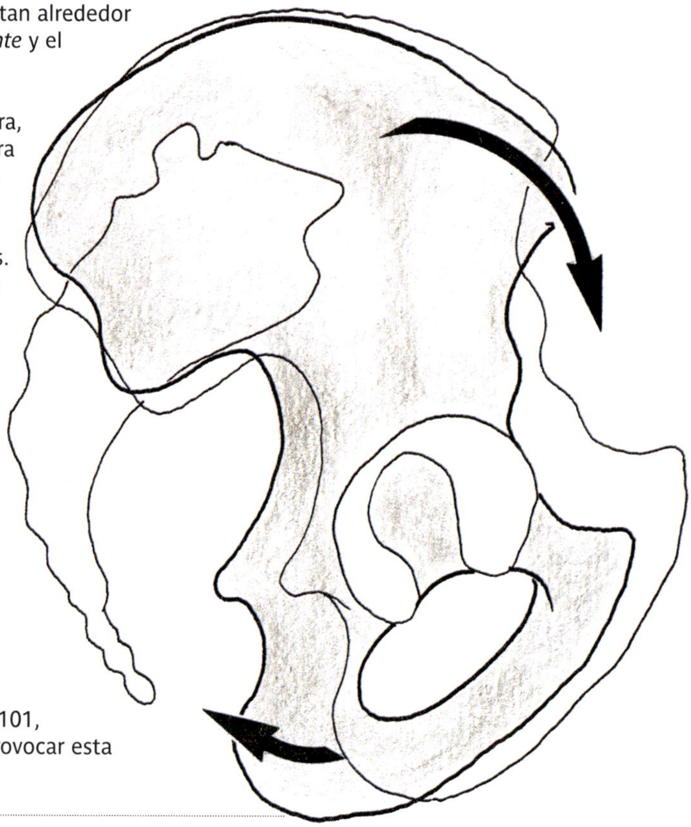

!

No debemos confundir el movimiento de contranutación de los ilíacos, que se producen en las sacroilíacas, entre los huesos de la pelvis, con el movimiento de anteversión de la pelvis, que toma la misma dirección, pero sólo se produce en las articulaciones de la cadera. La anteversión de la pelvis no produce ningún cambio directo de la forma de la pelvis ni de su excavación.

«Contranutación ilíaca»

+ La amplitud de los movimientos se ha exagerado para una mejor comprensión.

Vista de perfil
El ilíaco bascula, isquion hacia atrás, EIAS hacia delante.

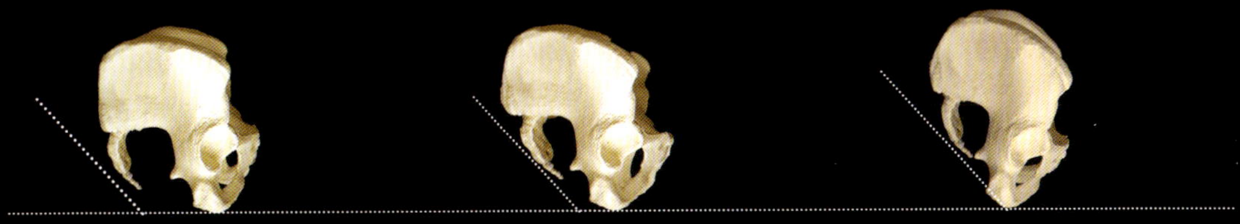

Vista de perfil sin el ilíaco derecho
El ilíaco bascula, isquion hacia atrás, EIAS hacia delante.

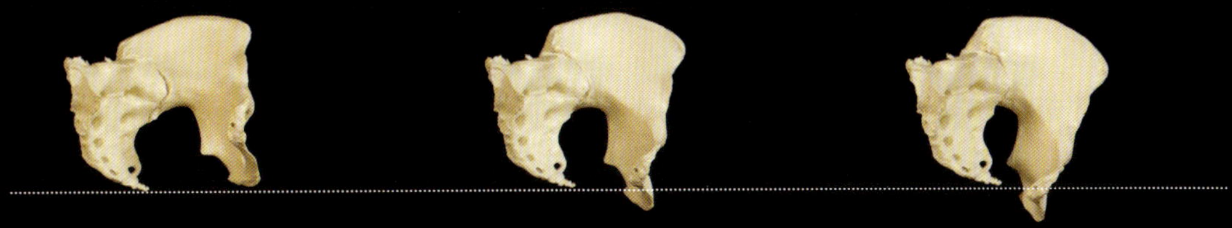

Vista inferior (como en una mujer que pare acostada sobre la espalda)
Se ve como el coxis se acera al pubis.

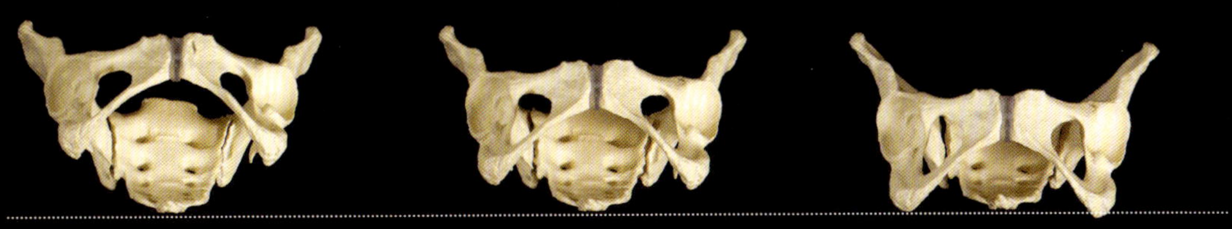

Vista inferior (como en una mujer que pare a cuatro patas)
El estrecho inferior se estrecha sagitalmente.

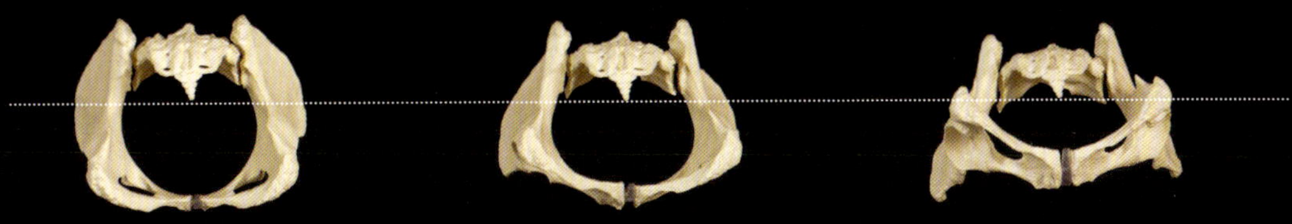

Vista superior (desde arriba)
Se observa como el pubis se aleja del promontorio.
El estrecho superior se amplía sagitalmente.

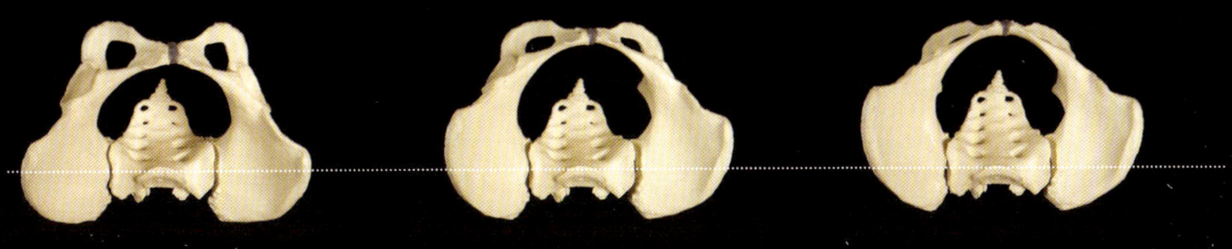

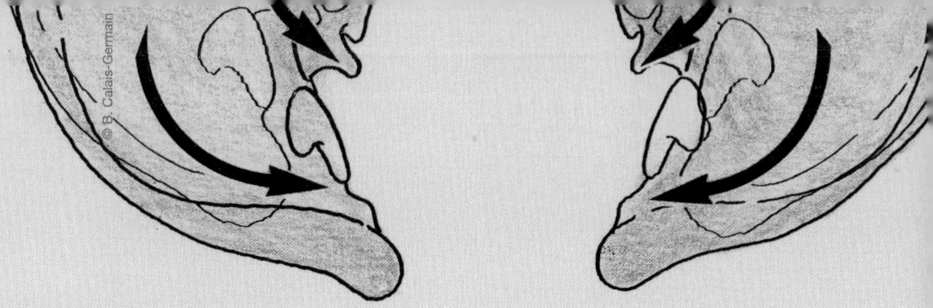

¿Cómo se mueve la pelvis?

Movimientos **intrínsecos** de la pelvis en los planos **frontales** y **transversales**

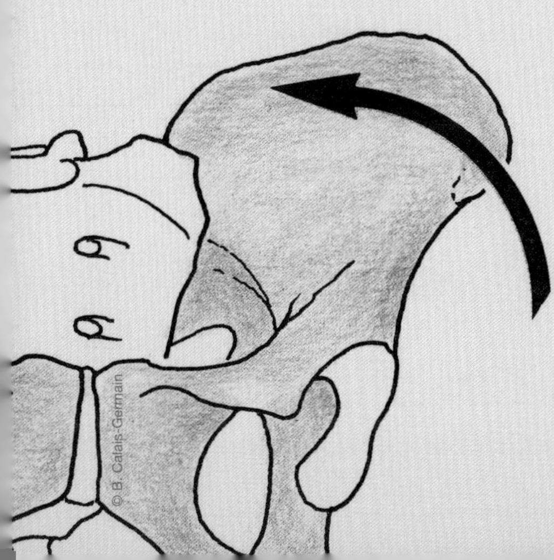

Introducción

Las cuatro páginas siguientes ofrecen detalles precisos para comprender así los movimientos frontales y transversales. Quien no desee una presentación tan detallada puede pasar directamente a la página 70: «movimientos combinados».

En las páginas que siguen, presentaremos los movimientos efectuados por los *huesos ilíacos* que son *mucho menos conocidos*.
Estos movimientos también son importantes en el parto, pues transforman la excavación de una forma muy distinta a los movimientos precedentes.

Estos movimientos se parecen bastante. Por lo que, es necesario aprender a distinguirlos correctamente, ya que no tienen el mismo efecto. En ocasiones, incluso por un pequeño detalle, producen un resultado contrario.

Para simplificar, en cada ocasión, vamos a imaginarnos primero que **los dos ilíacos se mueven simétricamente** y que el **sacro no se mueve**.

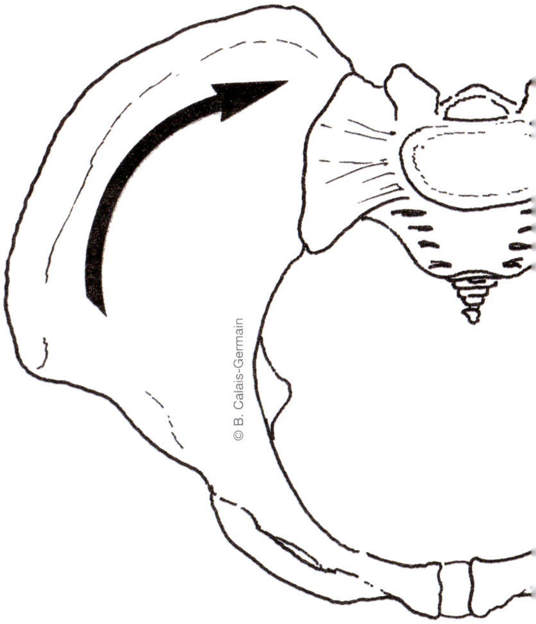

Movimientos en el plano frontal:

abducción ilíaca

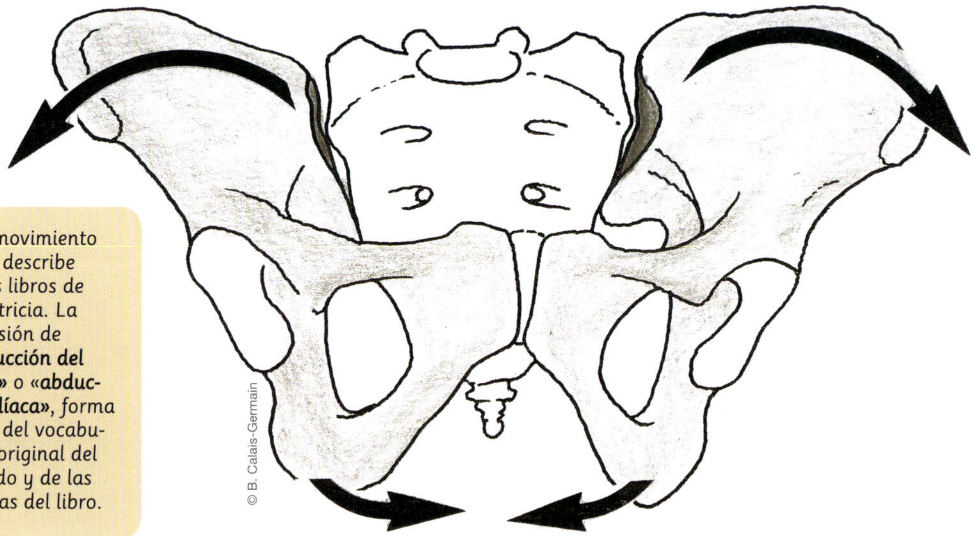

+

Este movimiento no se describe en los libros de obstetricia. La expresión de **«abducción del ilíaco»** o **«abducción ilíaca»**, *forma* parte del vocabulario original del método y de las autoras del libro.

Con este movimiento, los ilíacos pivotan alrededor del sacro. La EIAS bascula hacia *fuera*, mientras que el isquion bascula hacia *dentro*.

El movimiento se efectúa a la par:
- En las sacroilíacas, que se separan arriba y se acercan abajo.
- En la sínfisis púbica (el fibrocartílago se separa arriba y se acerca abajo).

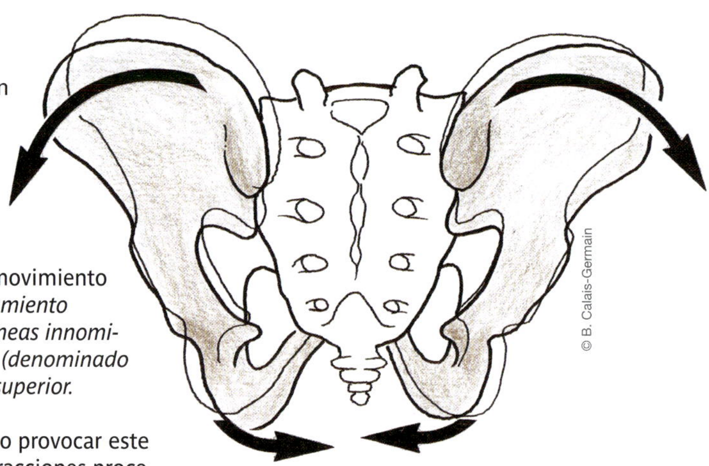

La abducción de los ilíacos es un movimiento importante *al comienzo del encajamiento (primer plano), ya que separa las líneas innominadas y amplía el diámetro frontal (denominado diámetro transversal) del estrecho superior.*

Veamos cómo podemos favorecer o provocar este movimiento, principalmente por tracciones procedentes de los fémures (pág. 95) o bien por empujes provocados por los apoyos (pág. 104).

+

Estas dos páginas están dirigidas a personas que quieren comprender los movimientos intrínsecos transversales de la pelvis. Quien no desee una presentación tan detallada puede pasar directamente a la página 70: «movimientos combinados».

Movimientos en el plano frontal:

aducción ilíaca

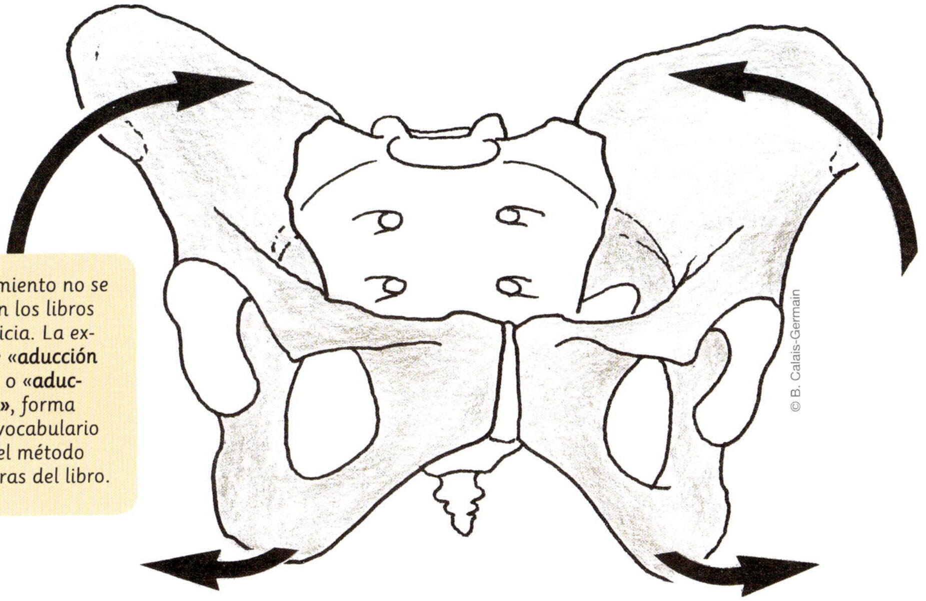

+

Este movimiento no se describe en los libros de obstetricia. La expresión de **«aducción del ilíaco»** o **«aducción ilíaca»**, forma parte del vocabulario original del método y las autoras del libro.

Con este movimiento, los ilíacos pivotan alrededor del sacro. La EIAS bascula hacia *dentro* (centro del tronco), mientras que el isquion bascula hacia fuera.

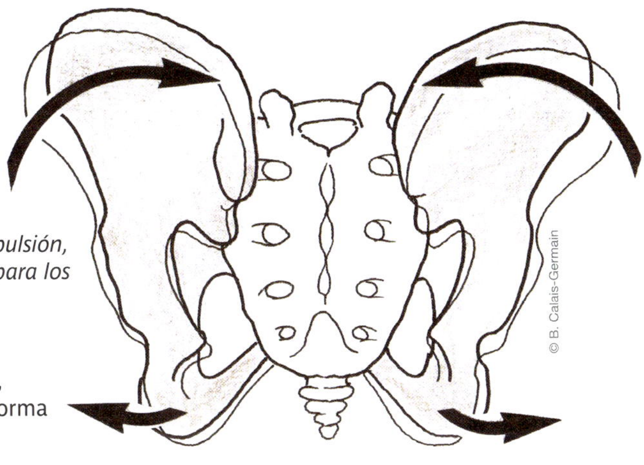

El movimiento se efectúa a la par:
- En las sacroilíacas, que se acercan arriba y se separan abajo,
- En la sínfisis púbica (el fibrocartílago se acerca arriba y se separa abajo).

La aducción de los ilíacos es un movimiento importante *al final de la expulsión, en la última fase del expulsivo*, ya que *separa los isquiones y amplía la arcada púbica*.

En menor medida, es un movimiento importante *para el paso del tercer plano*, pues provoca la *separación*, aunque de forma mínima, de las *espinas ciáticas*.

Veamos cómo podemos favorecer o provocar este movimiento, principalmente por *tracciones* procedentes de los *fémures* (pág. 94) y también por empujes desde el exterior en las crestas ilíacas (pág. 110).

Movimientos en el plano transversal:

rotación interna ilíaca

\+

Estas dos páginas están dirigidas a personas que quieren comprender los movimientos intrínsecos transversales de la pelvis. Quien no desee una presentación tan detallada puede pasar directamente a la página 70: «movimientos combinados».

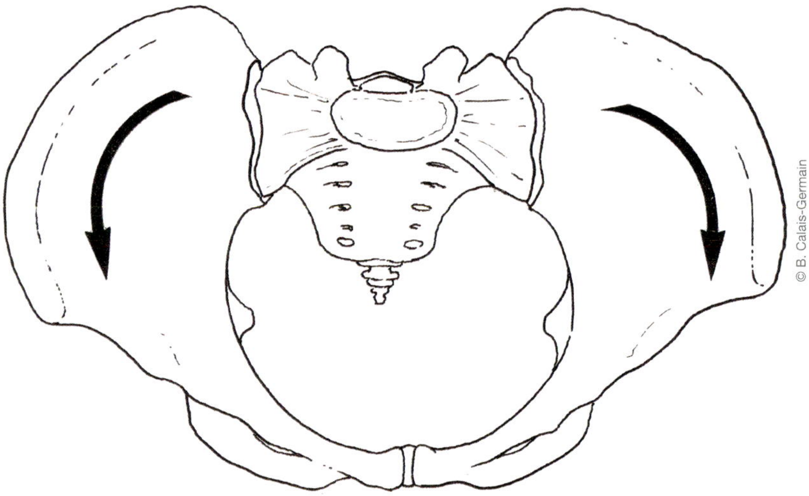

Con este movimiento, los ilíacos pivotan alrededor de un eje vertical pasando por el pubis. La EIAS se desplaza hacia *dentro*, mientras que la EIPS se desplaza hacia *fuera*.

El movimiento se efectúa a la par:
- En las sacroilíacas, que se separan, sobre todo detrás,
- En la sínfisis púbica el fibrocartílago se comprime.

La rotación interna de los ilíacos es un movimiento importante para el paso por el estrecho medio y el estrecho inferior (segundo, tercer y cuarto plano), ya que separa las espinas ciáticas haciéndolas girar hacia el exterior.

También resulta importante, por otros motivos, para el encajamiento del feto (primer plano), ya que deja más espacio por detrás entre los ilíacos, lo cual favorece el retroceso del sacro en la contranutación.

Véase en particular, la página 96, como puede favorecerse o provocarse este movimiento, en su mayoría por tracciones procedentes de los *fémures* (de los muslos).

\+

Este movimiento no se describe en los libros de obstetricia. La expresión de **«rotación interna ilíaca»**, forma parte del vocabulario original del método y de las autoras del libro.

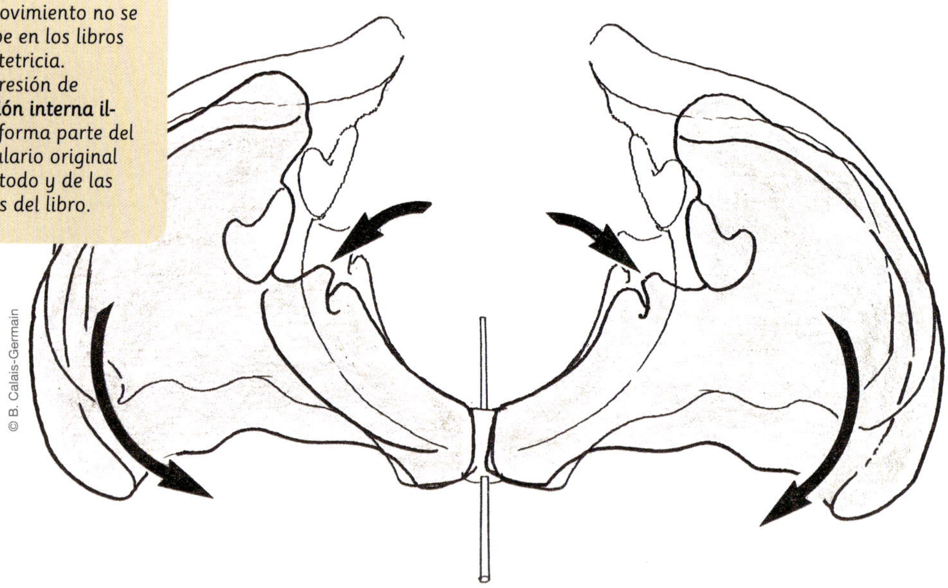

Movimientos en el plano transversal:

rotación externa ilíaca

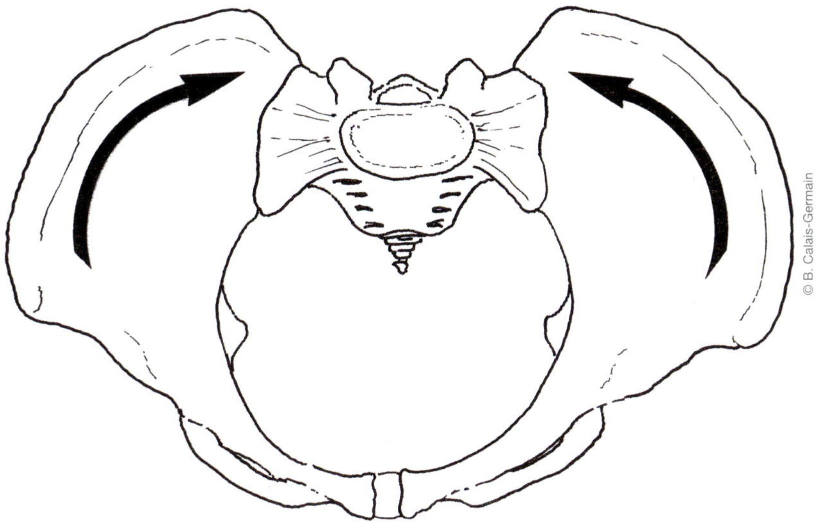

Con este movimiento, los ilíacos pivotan alrededor de un eje vertical pasando por el pubis. La EIAS se desplaza hacia *fuera*, mientras que la EIPS se desplaza hacia *dentro*.

El movimiento se efectúa a la par:
- En las sacroilíacas, que se acercan,
- En la sínfisis púbica (el fibrocartílago se separa).

La rotación externa de los ilíacos es un movimiento que, en ocasiones, puede ser importante para el *paso por el estrecho medio (segundo y tercer plano)*, si se efectúa *en alternancia con la rotación interna* (si bien esta última acerca las espinas ciáticas haciéndolas girar hacia el interior). El hecho de *movilizar las espinas en un sentido u otro*, sobre todo *de forma asimétrica*, puede ayudar a que la cabeza del feto encuentre su vía de pasaje y resolver posibles asinclitismos.

Véase en particular, la página 97, cómo puede favorecerse o provocarse este movimiento, esencialmente por *tracciones* procedentes de los *fémures* (de los muslos).

+

Este movimiento no se describe en los libros de obstetricia. La expresión de «**rotación externa ilíaca**», forma parte del vocabulario original del método y las autoras del libro.

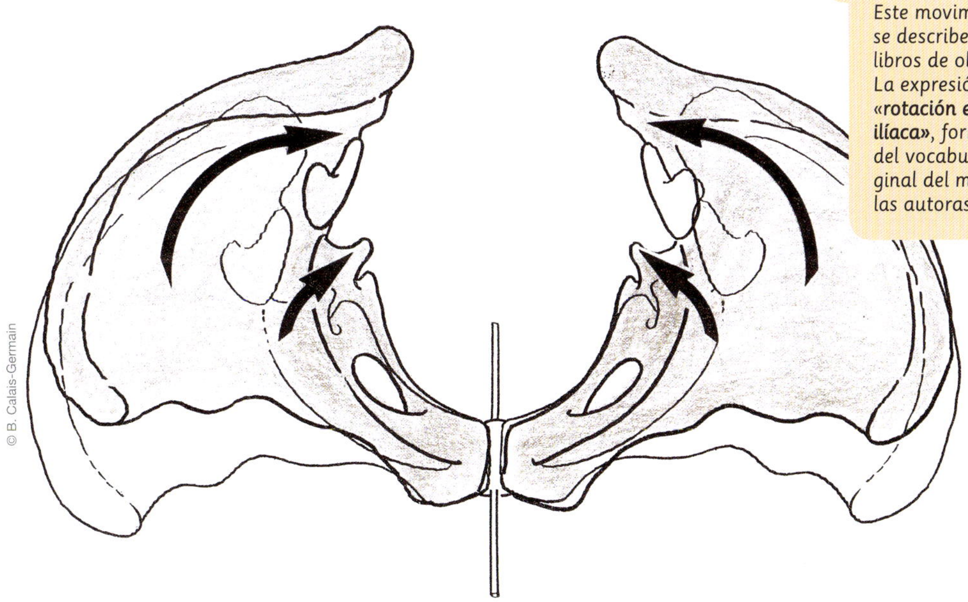

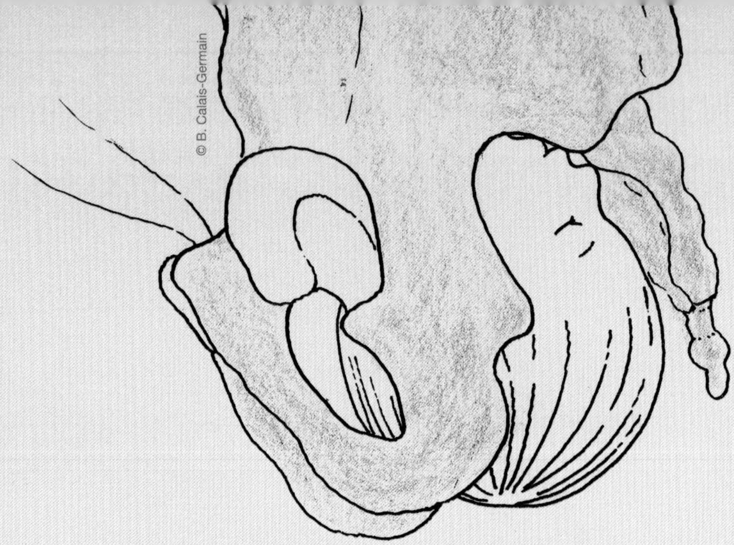

¿Cómo se mueve la pelvis?

Movimientos **intrínsecos** de la pelvis en el **plano combinado frontotransversal**

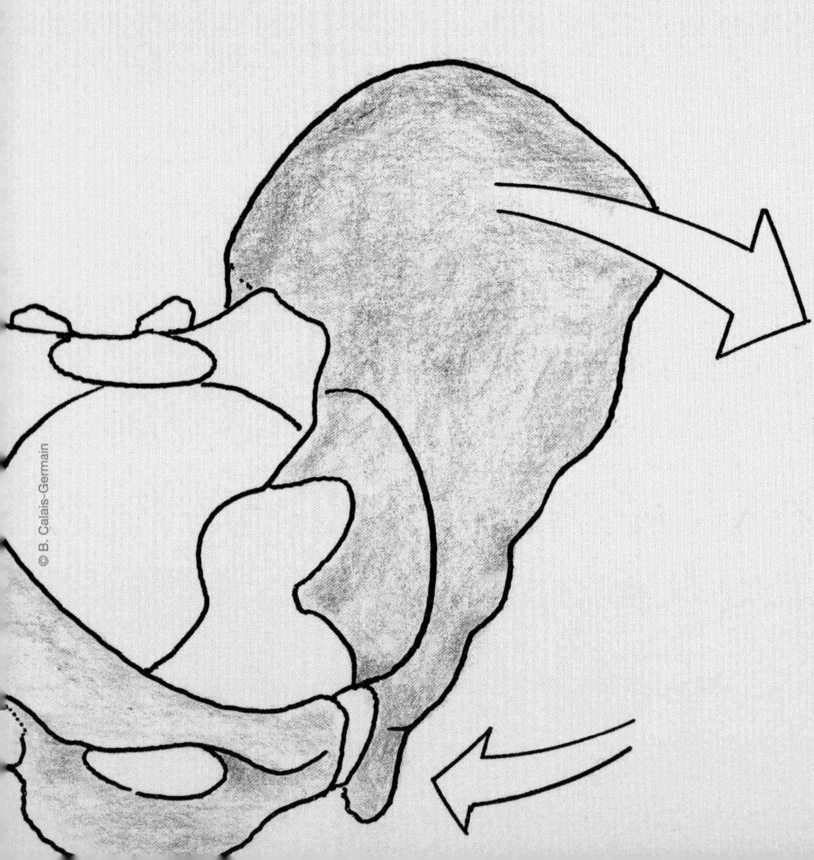

Introducción

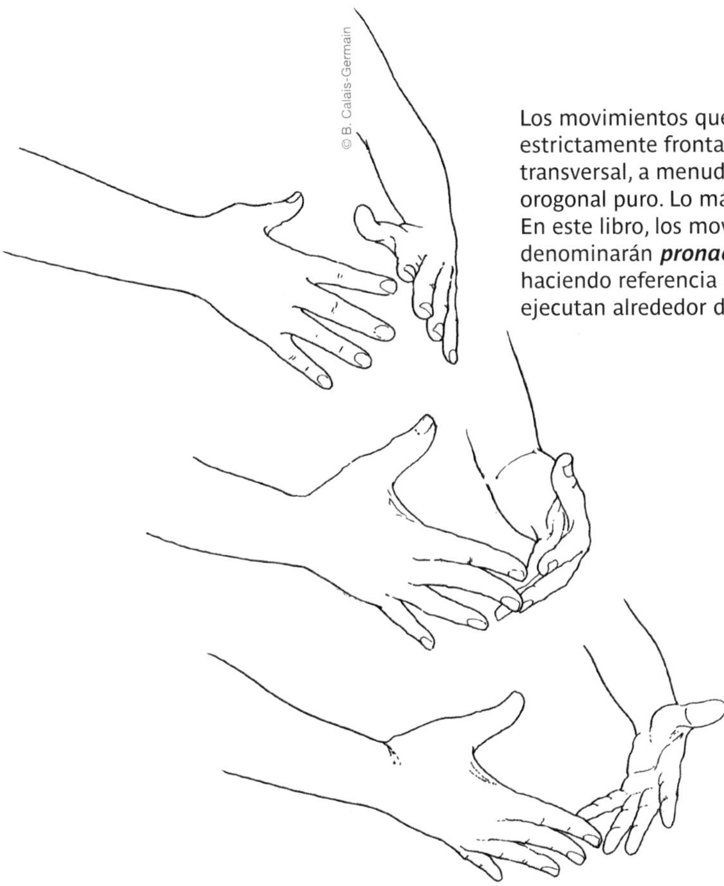

Los movimientos que acabamos de ver en un plano estrictamente frontal y en un plano estrictamente transversal, a menudo, no se producen en un plano orogonal puro. Lo más frecuente, es que se combinen. En este libro, los movimientos así combinados, se denominarán ***pronación*** y ***supinación*** de los ilíacos, haciendo referencia a los movimientos que las manos ejecutan alrededor del eje del antebrazo.

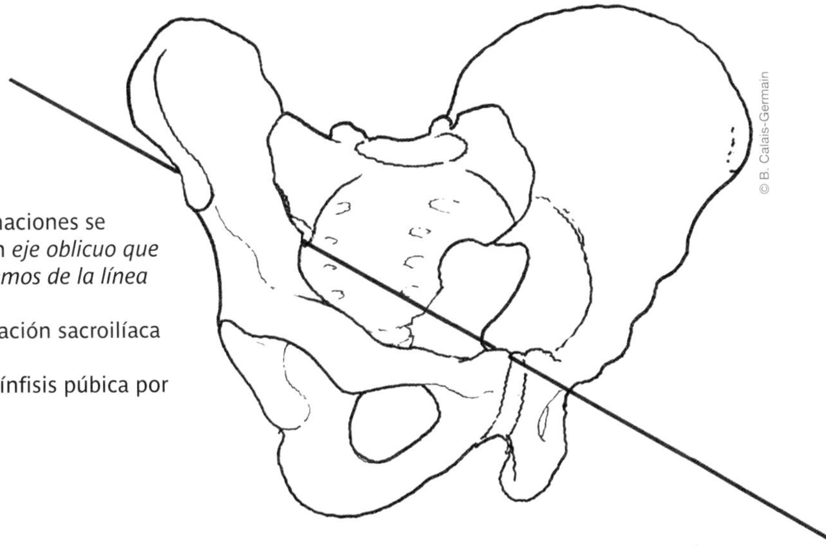

Estas pronaciones/supinaciones se realizan alrededor de un *eje oblicuo que pasaría por los dos extremos de la línea innominada*:

• Parte alta de la articulación sacroilíaca en la parte posterior,

• En la parte alta de la sínfisis púbica por delante.

Movimientos combinados en el plano frontotransversal:

supinación ilíaca

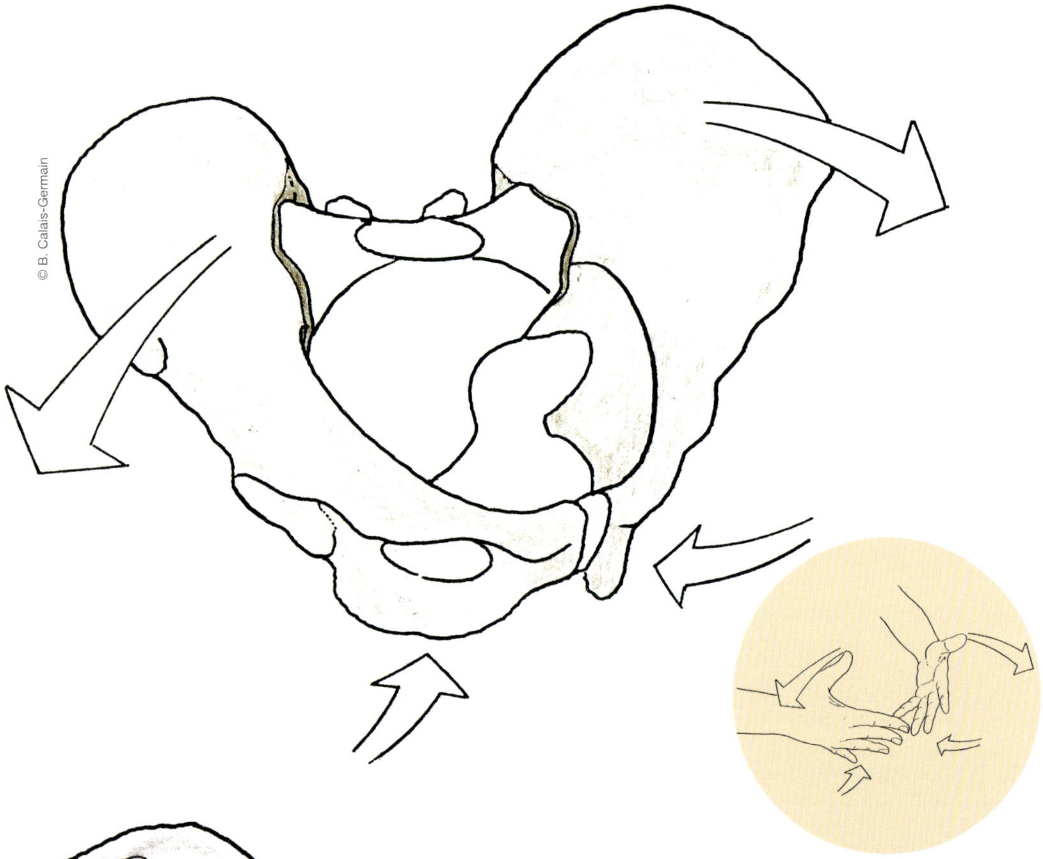

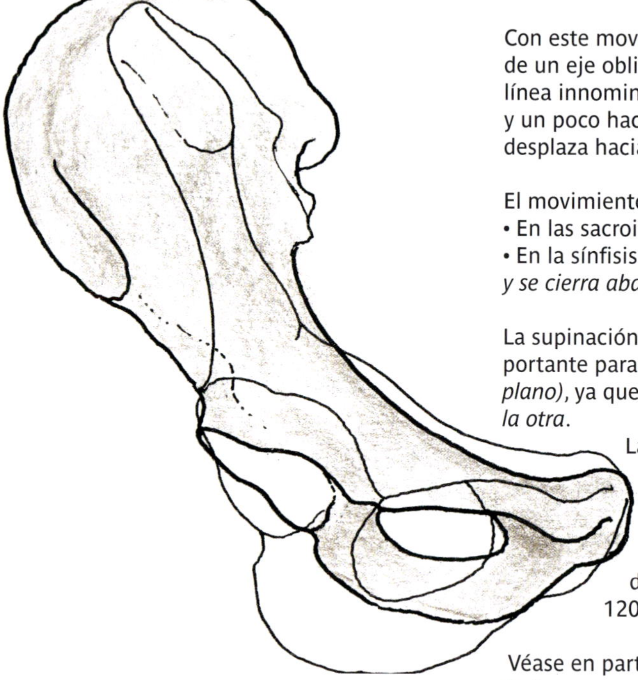

Con este movimiento, los ilíacos pivotan alrededor de un eje oblicuo pasando por los extremos de la línea innominada. La EIAS se desplaza hacia *fuera* y un poco hacia *delante*, mientras que el isquion se desplaza hacia *dentro* y un poco hacia *atrás*.

El movimiento se efectúa a la par:

- En las sacroilíacas, que se *separan*, sobre todo arriba,
- En la sínfisis púbica (el fibrocartílago se *abre arriba y se cierra abajo*).

La supinación de los ilíacos es un movimiento importante para el *paso por el estrecho superior (primer plano)*, ya que *separa las líneas innominadas una de la otra*.

La combinación y alternancia con la pronación es interesante para facilitar el descenso del feto en el estrecho medio y el estrecho inferior, sobre todo en los casos de analgesia epidural, permitiendo que el feto se «enfile» (véase págs. 120, 125, 127 y 134) correctamente.

Véase en particular en las págs. 99 y 142 cómo puede favorecerse o provocarse este movimiento, esencialmente por *tracciones* procedentes de flexiones y *rotaciones externas de los fémures* (de los muslos).

Movimientos combinados en el plano frontotransversal:

pronación ilíaca

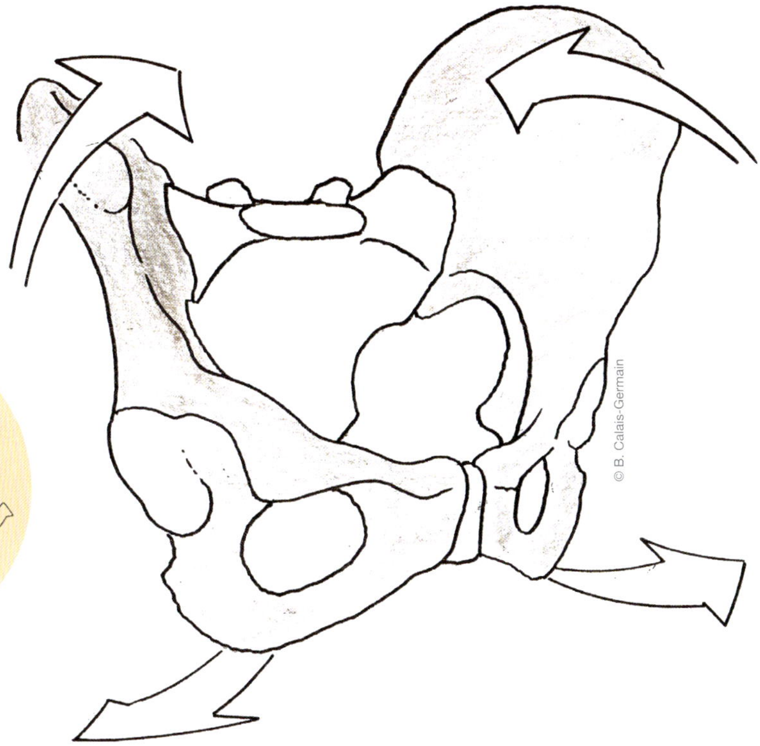

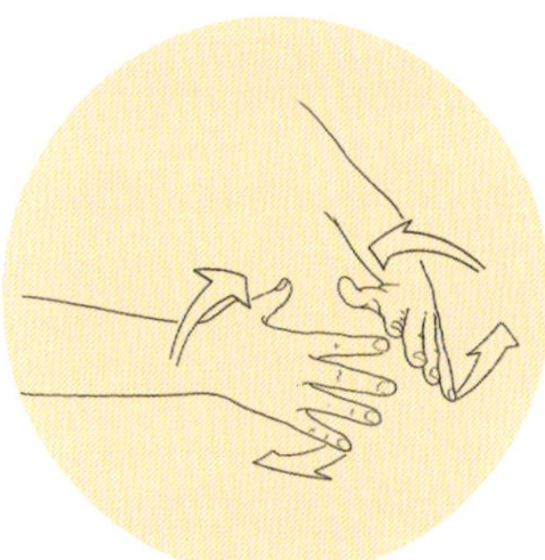

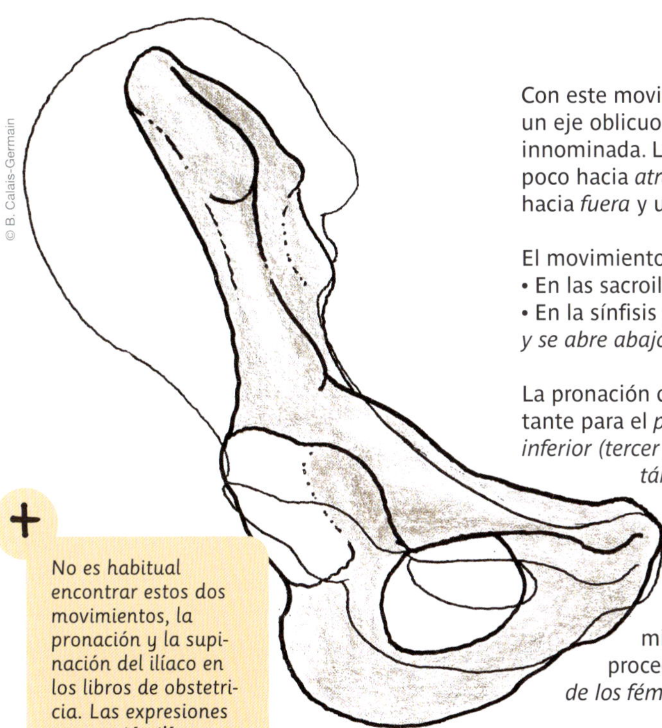

Con este movimiento, los ilíacos pivotan alrededor de un eje oblicuo pasando por los extremos de la línea innominada. La EIAS se desplaza hacia *dentro* y un poco hacia *atrás*, mientras que el isquion se desplaza hacia *fuera* y un poco hacia *delante*.

El movimiento se efectúa a la par:

- En las sacroilíacas, que se *separan*, sobre todo *abajo*,
- En la sínfisis púbica, el fibrocartílago *se cierra arriba y se abre abajo*.

La pronación de los ilíacos es un movimiento importante para el *paso por el estrecho medio y el estrecho inferior (tercer y cuarto plano)*, ya que *separa simultáneamente las espinas ciáticas y los isquiones frontal y transversalmente*.

Véase en particular, las páginas 98, 121, 126, 134, 138 y 143 cómo puede favorecerse o provocarse este movimiento, esencialmente por *tracciones* procedentes de *flexiones y rotaciones internas de los fémures* (de los muslos).

+

No es habitual encontrar estos dos movimientos, la pronación y la supinación del ilíaco en los libros de obstetricia. Las expresiones **«pronación ilíaca»** o **«supinación ilíaca»**, forman parte del vocabulario original del método y de las autoras del libro.

Las **4 etapas del parto** y los **movimientos de la pelvis**

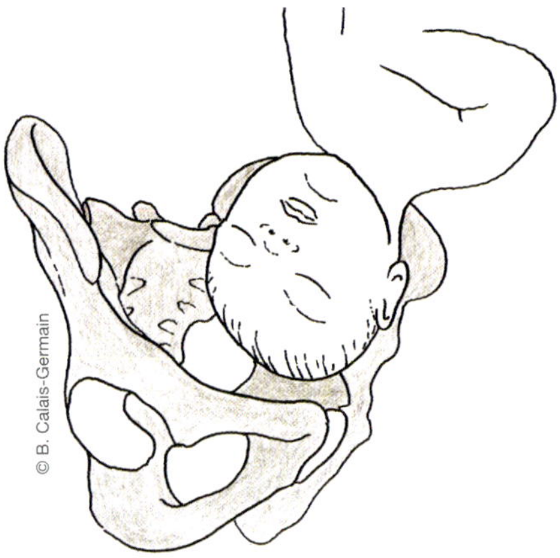

Antes de la primera etapa: la cabeza está libre, el feto todavía se encuentra por encima del estrecho superior.
¿Qué debe hacer la pelvis?
La pelvis se prepara y se abre «arriba».
En concreto, si la mujer descansa...
Puede posibilitarse la contranutación mediante:
- Relajación de los músculos de la espalda;
- Evitando cualquier apoyo en la parte alta del sacro.

Lo mejor es adoptar una posición en la que la gravedad ayude (vertical).
En concreto, si la mujer se mueve...
Puede elegir los movimientos con la pelvis libre a partir de las «posiciones estrella» (véase Capítulo 8) y pequeñas basculaciones y traslaciones (véase Capítulo 7).

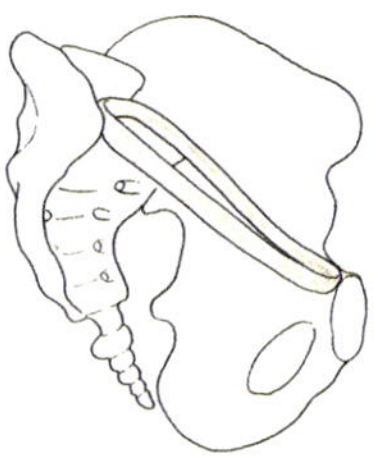

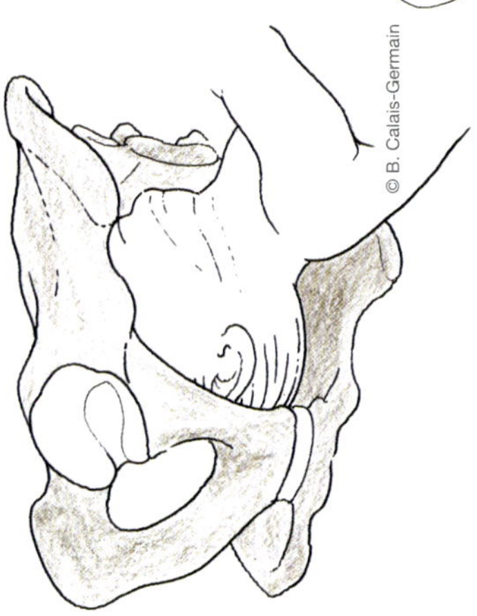

Primera etapa: el feto rebasa el estrecho superior.
¿Qué debe hacer la pelvis?
Es necesario que el estrecho superior se amplíe considerablemente:
- Contranutación sacra o ilíaca;
- Las líneas innominadas deben separarse para ampliar lateralmente el estrecho superior (abducción ilíaca y/o una supinación ilíaca).

En concreto, si la mujer descansa...
Puede posibilitarse la contranutación mediante:
- Relajación de los músculos de la espalda;
- Ausencia de apoyo en la parte alta del sacro;
- Calor en sacro y alrededores.

Lo mejor es ir a cambiando de posición según las necesidades de cada mujer.
En concreto, si la mujer se mueve...
Puede elegir los movimientos con la pelvis libre a partir de las «posiciones estrella» (véase Capítulo 8) y las pequeñas basculaciones y traslaciones (véase Capítulo 7).

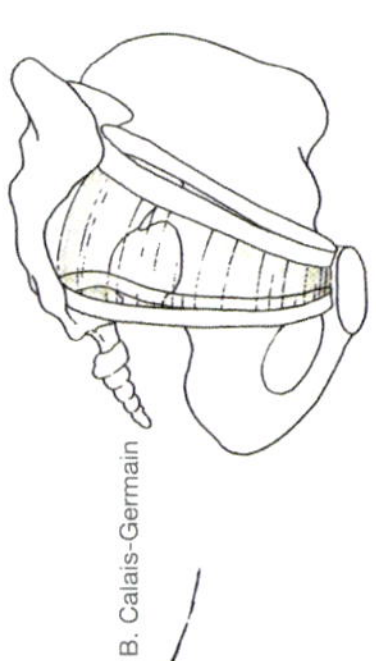

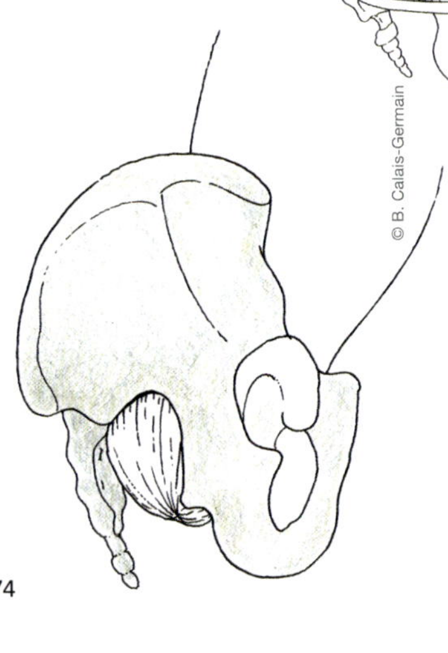

Segunda etapa: el feto rebasa la zona entre el estrecho superior y las espinas ciáticas.
¿Qué debe hacer la pelvis?
Es necesario que el estrecho medio se agrande por detrás y lateralmente, siendo imprescindible que las espinas ciáticas se separen y giren hacia fuera (nutación, a la par que rotación interna o pronación ilíacas).
En concreto, si la mujer descansa...
Es necesario evitar la posición sobre la espalda y dar preferencia a:
- Posición tumbada sobre el lado y sus variantes;
- Posición apoyada sobre cuatro patas y sus variantes.

Pasando de la rotación externa a la rotación interna del fémur y alternando las asimetrías, las básculas y las traslaciones (véase Capítulo 7) para mover las espinas ciáticas.
En concreto, si la mujer se mueve...
Puede elegir los movimientos con la pelvis libre a partir de las 3 «posiciones estrella» (véase Capítulo 8), pasando de la rotación externa a la rotación interna del fémur y alternando las asimetrías para movilizar las espinas ciáticas.

En este libro, frecuentemente se hará referencia a las etapas del paso de la cabeza del feto a través de la pelvis. Estas etapas corresponden a los 4 planos citados por Hodge, que se utilizan en obstetricia.

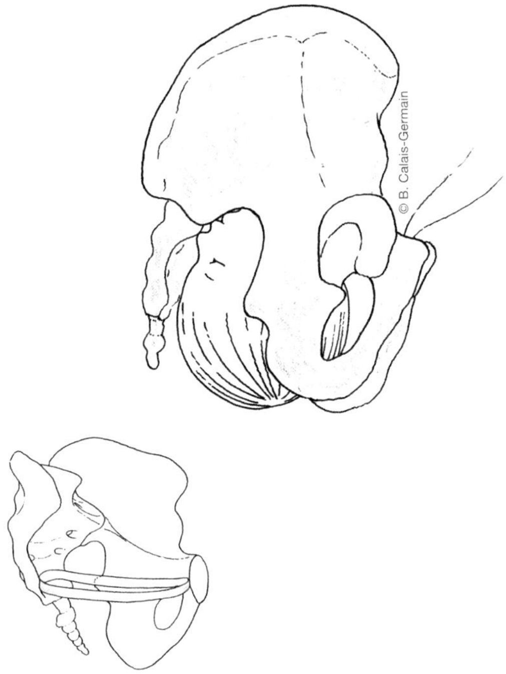

Tercera etapa: el feto rebasa las espinas ciáticas.
¿Qué debe hacer la pelvis?
El estrecho medio se amplía de delante atrás y se agranda considerablemente.
En concreto, si la mujer descansa...
Puede favorecerse la abertura baja de la pelvis mediante:

- Posición tumbada sobre el lado, variando la posición de las piernas y de lado,
- Posición apoyada a cuatro patas y todas sus variantes.

Pudiéndose ayudar también de grandes flexiones y rotaciones internas del fémur.
En concreto, si la mujer se mueve...
Puede elegir los movimientos con la pelvis libre a partir de las 3 «posiciones estrella» (véase Capítulo 8), insistiendo en las rotaciones internas del fémur y alternando las asimetrías para separar las espinas ciáticas y las tuberosidades isquiáticas.

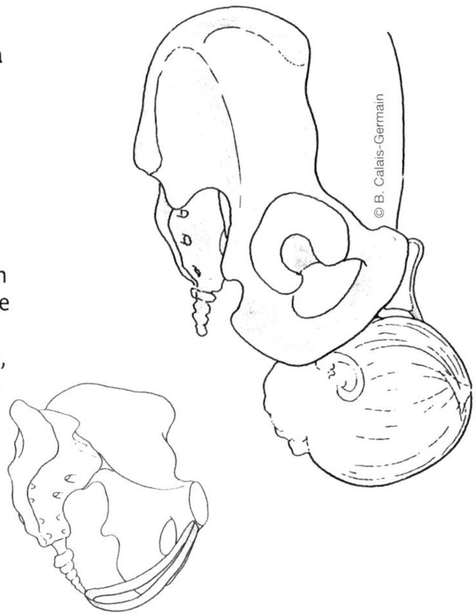

Cuarta etapa: el feto rebasa la arcada púbica, es la última etapa del paso a través de la pelvis.
¿Qué debe hacer la pelvis?
El estrecho inferior debe agrandarse considerablemente entre los isquiones, conservando la abertura sagital.
En concreto...
Es necesario eliminar cualquier apoyo del sacro en su parte baja. La mujer podrá adoptar posiciones con una gran flexión de uno o ambos fémures, a lo que se añaden abducción y rotación interna y asimetrías, o bien una posición verticalizada con o sin suspensión, en la que la «pelvis libre» puede transformarse en su interior.

¿Cómo se mueve el entorno de la pelvis?

Movimientos extrínsecos

Este capítulo contempla las movilidades de la pelvis con las regiones circundantes:

• La columna lumbar, por encima,

• Los fémures por debajo.

La pelvis se mueve con la **columna lumbar**

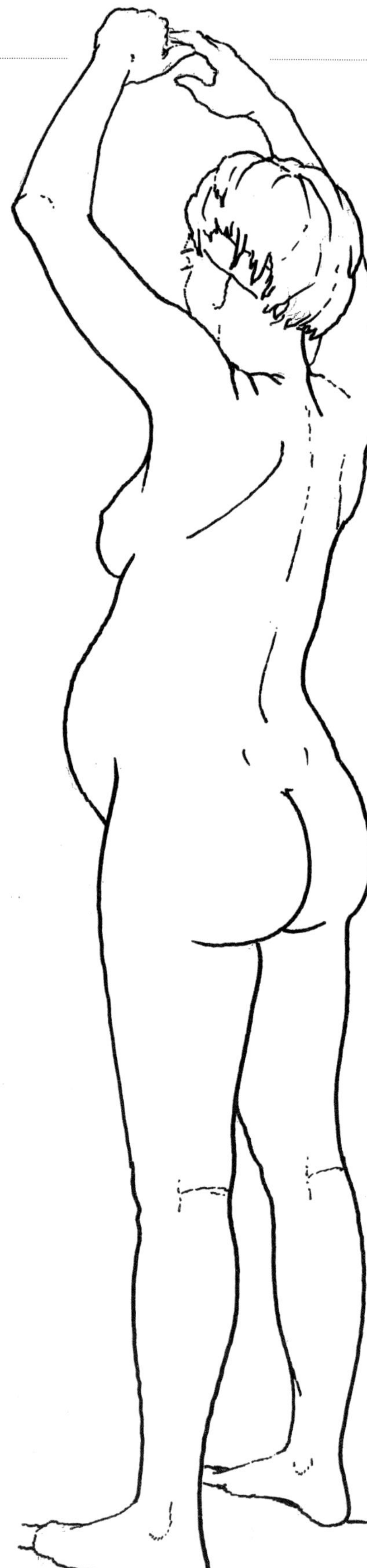

Entre el sacro y la vértebra lumbar L5, los movimientos principales se realizan hacia *atrás*; la vértebra L5 puede moverse en *extensión* encima de la plataforma sacra, o el sacro puede bascular llevando el coxis hacia atrás (lo cual *recuerda a una nutación*).

El movimiento inverso (báscula de L5 hacia delante o báscula de sacro/coxis hacia delante) es mucho más limitado, ya que la forma del disco al ser cuneiforme (más alto por delante que por detrás), no lo favorece.

Apenas se dan movimientos *laterales*, ya que los ligamentos iliolumbares los impiden; apenas se dan *rotaciones*, ya que el tope óseo de las articulaciónes no las permite.

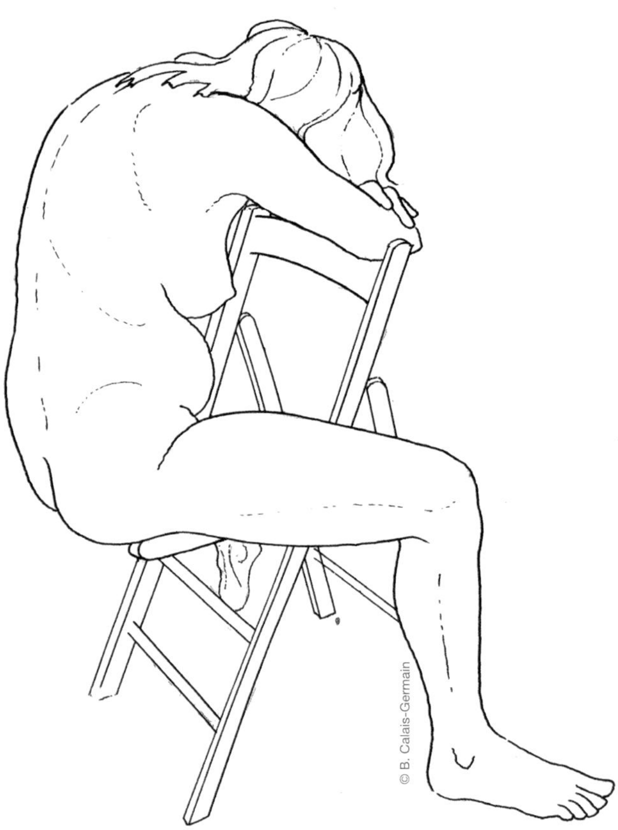

A partir de la **cadera...**

1) El fémur puede moverse en todos los sentidos*
Las superficies de la cadera son como esferas llenas que encajan en esferas huecas. Esta forma posibilita que el fémur se mueva en todas las direcciones.
En el momento del parto, a menudo, se precisan movimiento inhabituales del fémur, movimientos que se efectúan raras veces o que son más amplios de lo habitual...

2) Los huesos ilíacos pueden orientarse en todos los sentidos*
Lo más interesante para el tema que ocupa a este libro, es que todos estos movimientos que puede realizar el fémur, también pueden ser efectuados por el hueso ilíaco (o por la pelvis, si los dos ilíacos se mueven de forma simultánea). Así, los ilíacos se pueden mover en todas las direcciones sobre la cabeza del fémur. Este hecho posee una importancia primordial para los cambios de forma de la excavación. Por ello, en las siguientes páginas, en cada caso, se describirán primero los movimientos de la cadera «realizados por la pelvis».

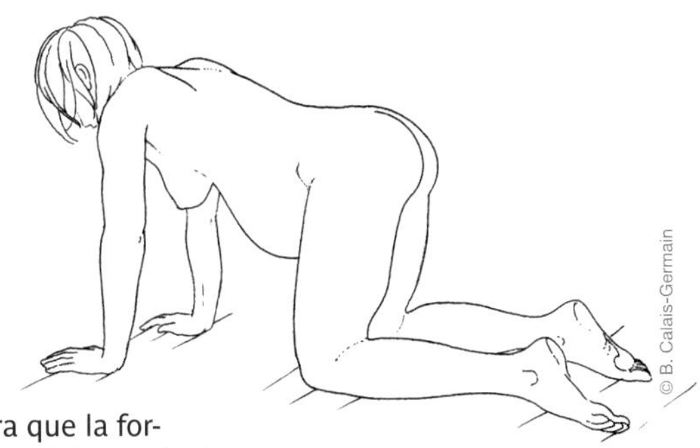

Para que la forma de la pelvis se adapte al feto durante el parto, las posiciones más importantes son las que permiten esta movilidad del hueso ilíaco. Se denominan posiciones de *pelvis libre* (véase pág. 49):

- Acostada sobre el lado con una flexión máxima de 90º, (véase págs. 122-127),
- De rodillas y todas sus variantes (véase pág. 132).
- De pie con las piernas semiflexionadas (véase pág. 136).
- Sentada sobre un balón de su talla (véase pág. 131).

Observaremos todas estas posiciones en las páginas dedicadas a las posiciones estrella (véase Capítulo 8).

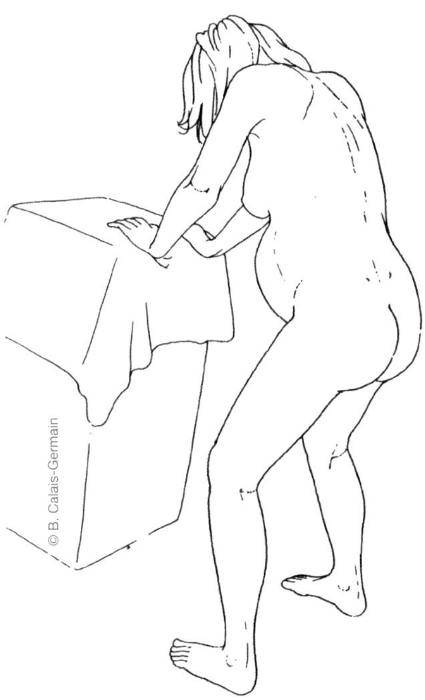

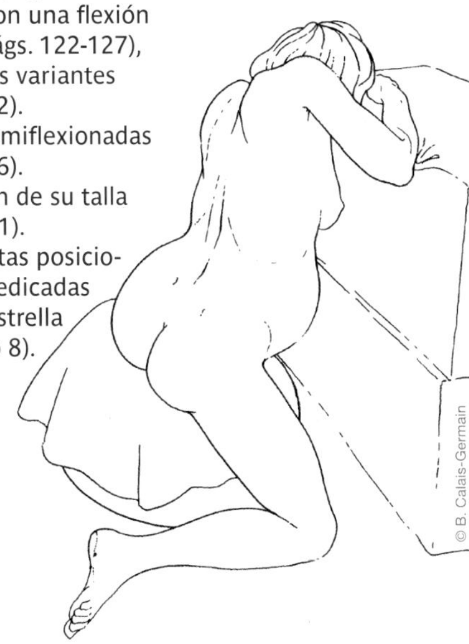

* Siempre que la articulación no se encuentre en tensión ligamentosa o muscular.

Los movimientos de la pelvis hacia delante o hacia atrás:

anteversión, retroversión

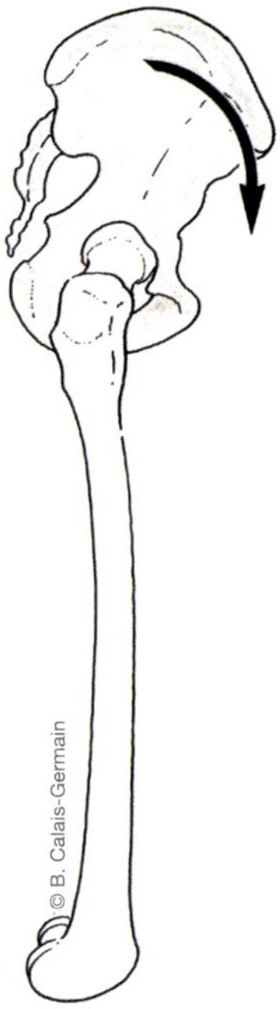

La anteversión es un movimiento que mueve toda la pelvis sobre las caderas.
La referencia es el desplazamiento de la EIAS, la cual se mueve hacia *abajo* y hacia *delante*, mientras que, al mismo tiempo, el isquion se desplaza hacia *atrás*.

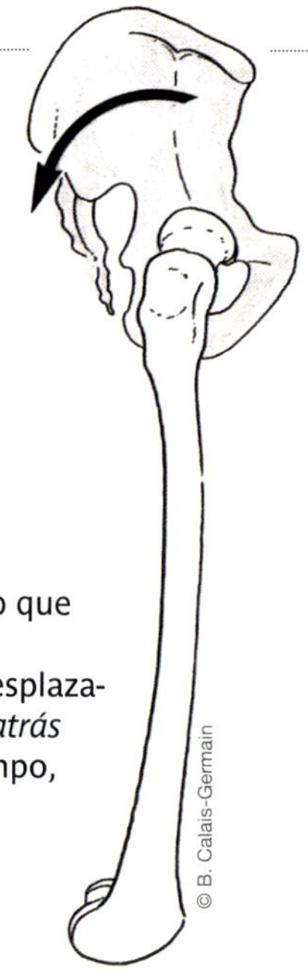

La retroversión también es un movimiento que mueve toda la pelvis sobre las caderas.
En este caso, la referencia también es el desplazamiento de la EIAS, la cual se mueve hacia *atrás* y hacia *arriba*, mientras que, al mismo tiempo, el isquion se desplaza hacia *delante*.

En las preparaciones al parto, a menudo, se proponen estos movimientos. Sin embargo, la anteversión y la retroversión son movimientos que se producen en las coxofemorales (las caderas) y no entre los huesos de la pelvis.
Con una *amplitud moderada, no dan lugar a ninguna modificación de la forma interior de la pelvis*. Más bien servirán para orientarla (véase las basculaciones de la pelvis, pág. 149 y 169).

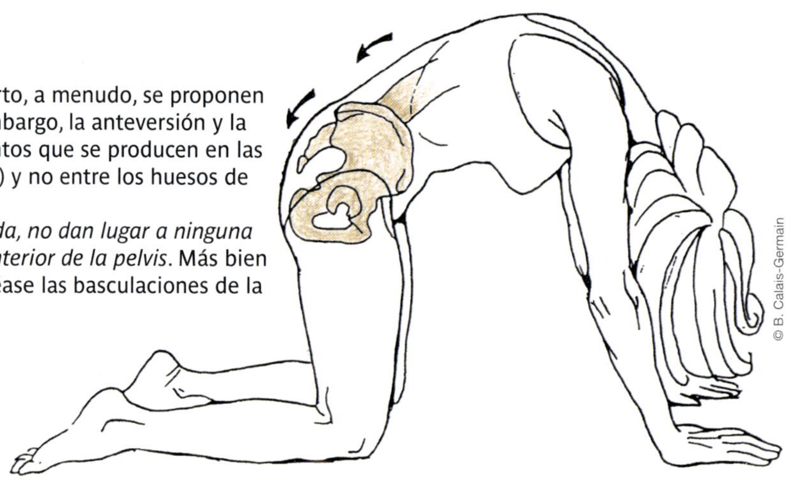

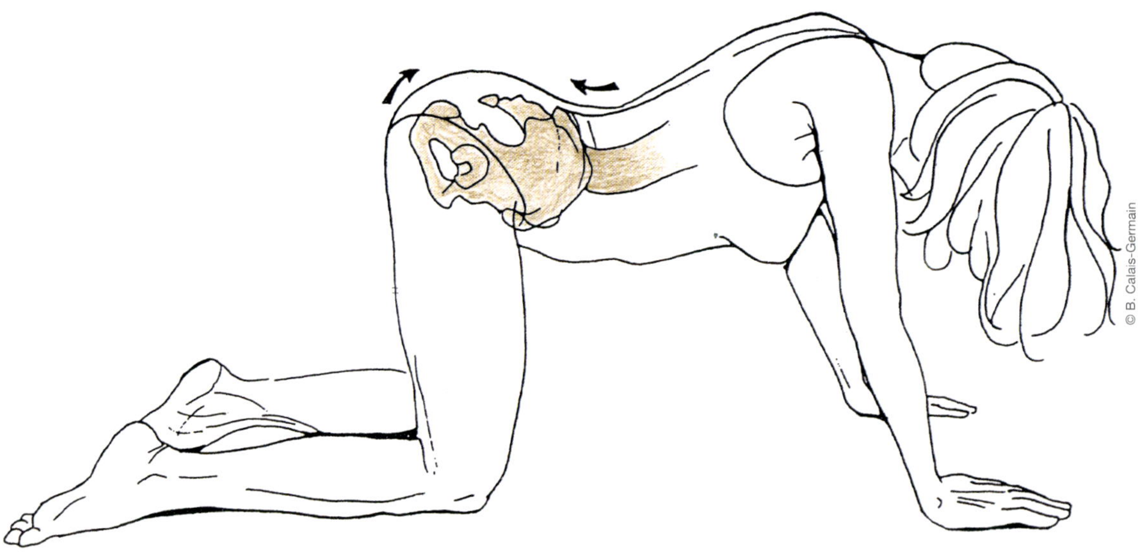

Los movimientos del fémur hacia delante o hacia atrás:

flexión, extensión

En el interior de los cótilos, las cabezas femorales pueden pivotar desde delante hacia atrás, lo que permite los movimientos del fémur:

- ***Flexión***, hacia delante,
- ***Extensión***, hacia atrás.

Durante el parto, *casi todo el tiempo existe flexión*. La extensión es mucho menos frecuente.

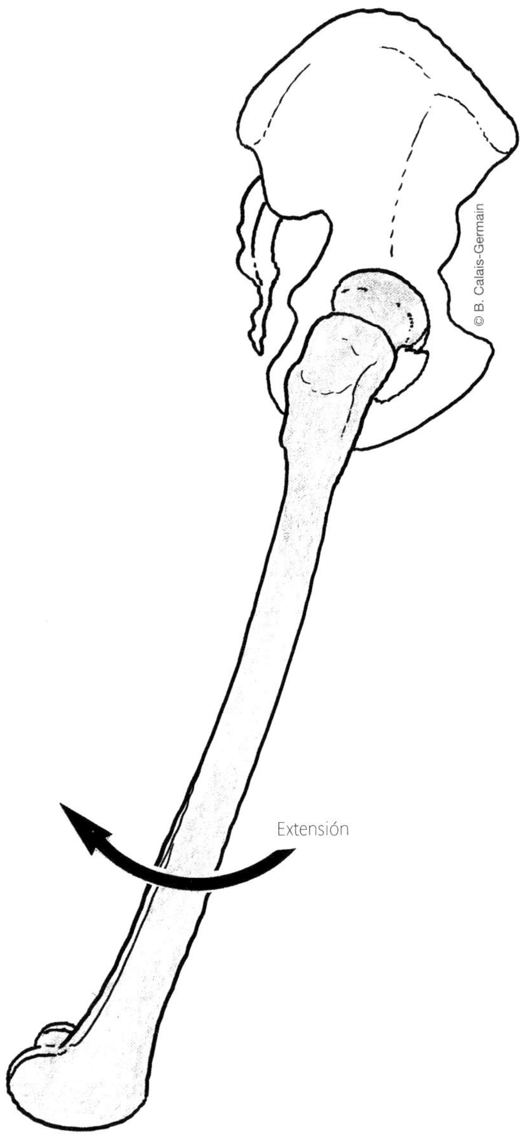

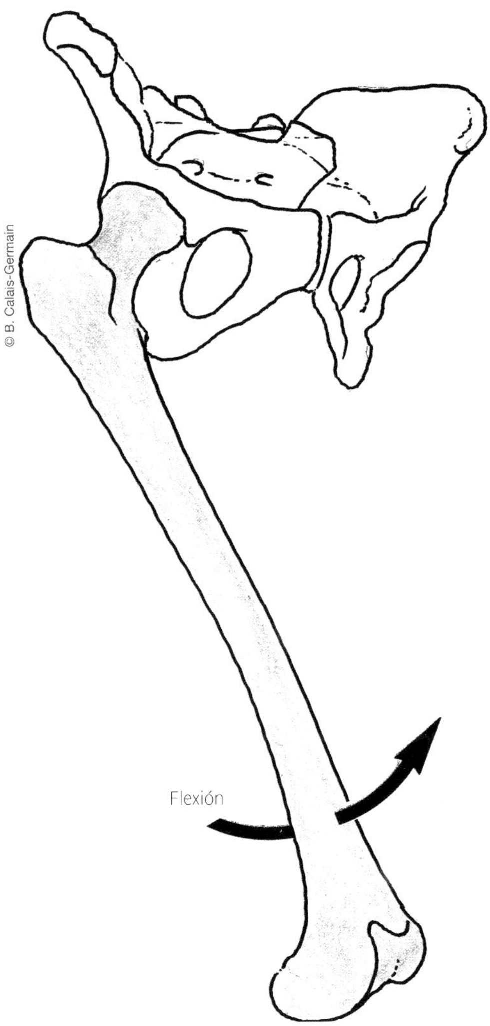

Los movimientos frontales de la pelvis sobre las caderas:

inclinación interna y externa

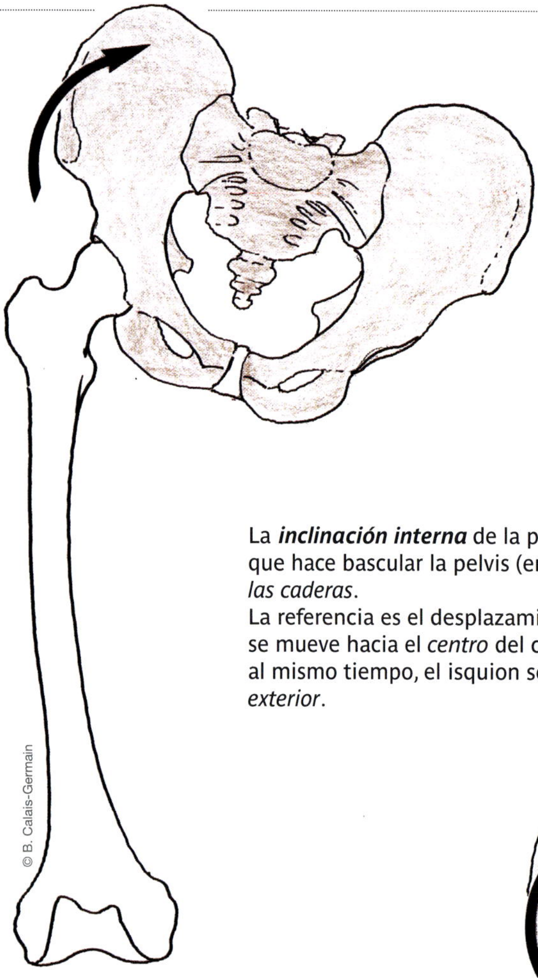

+

Cada uno de estos movimientos sólo se observa en una cadera.

La ***inclinación interna*** de la pelvis es un movimiento que hace bascular la pelvis (entera) *lateralmente sobre las caderas*.
La referencia es el desplazamiento de la EIAS, la cual se mueve hacia el *centro* del cuerpo, mientras que, al mismo tiempo, el isquion se desplaza hacia el *exterior*.

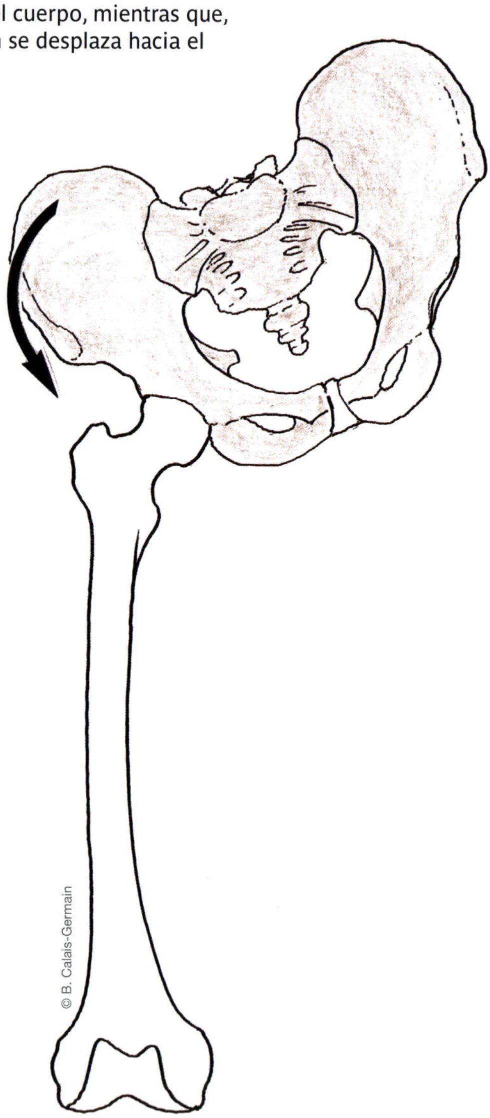

La ***inclinación externa*** de la pelvis también es un movimiento lateral de la pelvis (entera) sobre las caderas. La referencia es el desplazamiento de la EIAS, la cual se mueve hacia el *exterior* del cuerpo, mientras que, al mismo tiempo, el isquion se desplaza hacia el *centro* del mismo.

En este caso, también se trata de movimientos que se producen en las coxofemorales (las caderas) y no entre los huesos de la pelvis.

Con una amplitud moderada, no dan lugar a ninguna modificación de la forma interior de la pelvis. Más bien servirán para orientarla (véase las basculaciones de la pelvis, pág. 149).

Los movimientos frontales de fémur:
abducción, aducción

En el interior de los cótilos, las cabezas femorales pueden pivotar de lado, lo que permite los movimientos laterales del fémur:

- ***Abducción***, hacia fuera,
- ***Aducción***, hacia dentro.

El momento del parto

En el momento del encajamiento, posiblemente se den ambos movimientos (véase Capítulo 7 y 8). Durante la última fase del expulsivo, *casi siempre está presente la abducción* que a menudo se combina con la *flexión* (véase pág. 94).

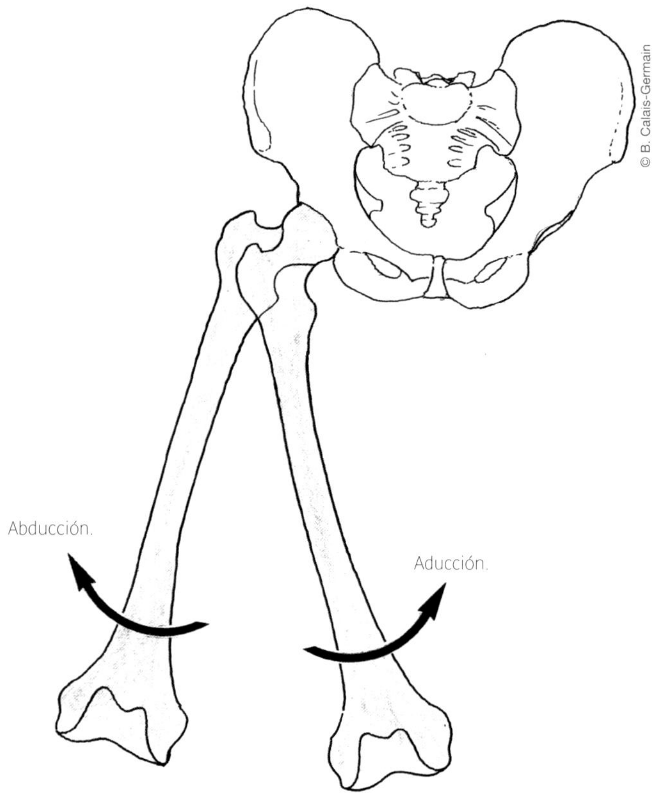

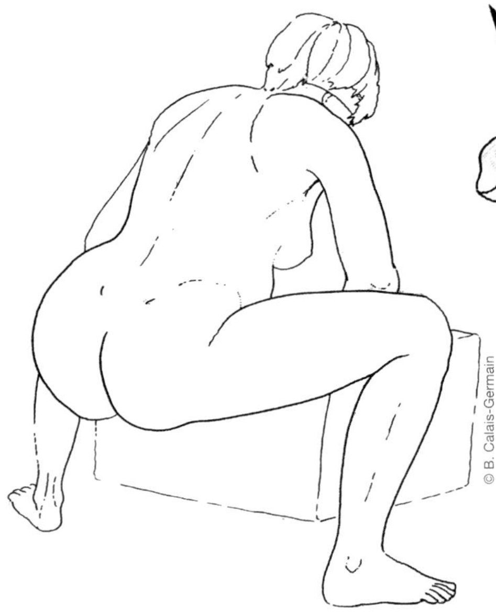

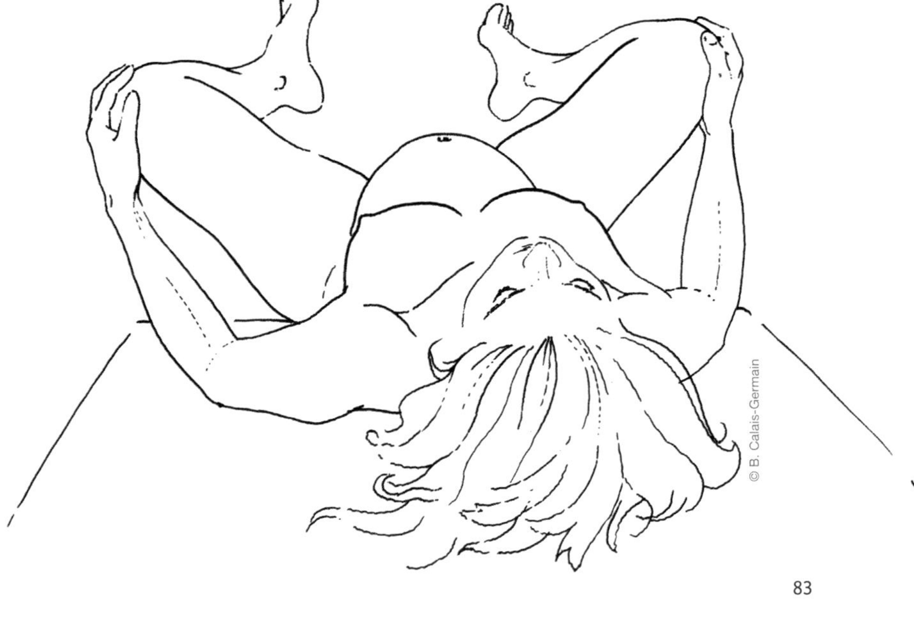

Los movimientos transversales de la pelvis sobre las caderas:

rotaciones internas y externas

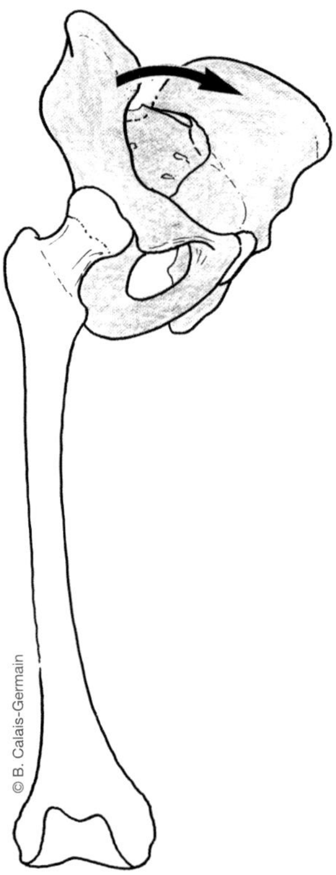

Rotación interna del ilíaco.

1) Rotación interna de la pelvis es un movimiento que provoca la torsión horizontal de la pelvis completa sobre las caderas.
La referencia es el desplazamiento de la EIAS. Esta se dirige horizontalmente hacia el *centro* del tronco.

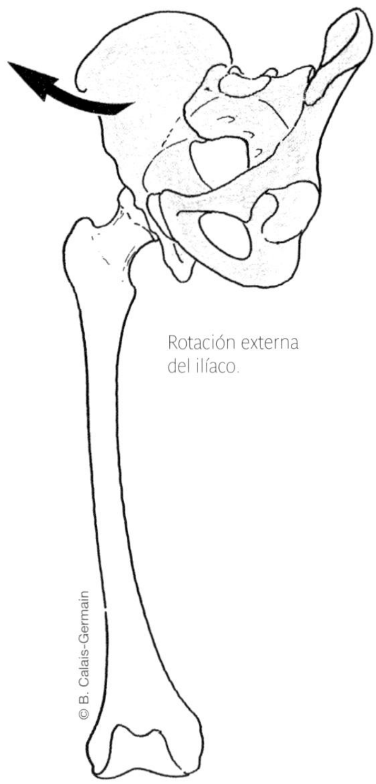

Rotación externa del ilíaco.

2) Rotación externa de la pelvis también es un movimiento de torsión horizontal de toda la pelvis sobre las caderas.
En este caso, la referencia también es el desplazamiento de la EIAS que gira hacia el *exterior*.

Las rotaciones de la pelvis son movimientos que se producen en las coxofemorales (las caderas) y no entre los huesos de la pelvis.
Con una amplitud moderada, no dan lugar a ninguna modificación de la forma interior de la pelvis. Más bien servirán para orientarla.

Rotaciones del fémur

En el interior de los cótilos, las cabezas femorales pueden girar, lo que permite los movimientos del fémur (o movimientos «femorales» de la cadera):

- ***Rotación externa,*** que lleva el muslo hacia fuera,
- ***Rotación interna,*** que lleva el muslo hacia el centro.

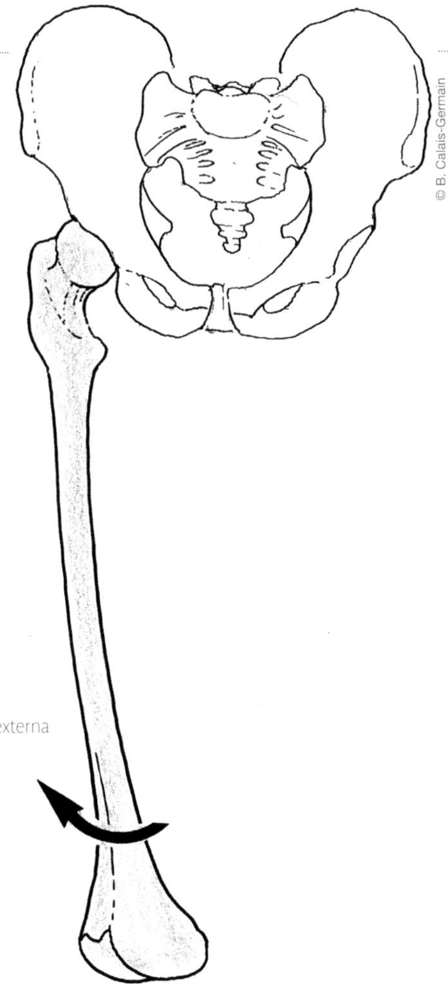

Rotación externa del fémur.

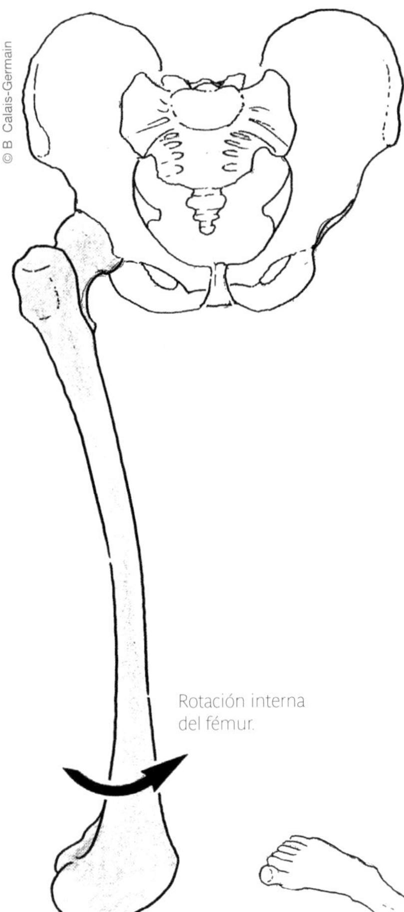

Rotación interna del fémur.

Durante el parto, las rotaciones del fémur se combinan frecuentemente con la flexión. Cuando llegan a una cierta amplitud, las rotaciones *ejercen una importante influencia sobre la forma de la excavación* (véase pág. 96-97 y 98-99).

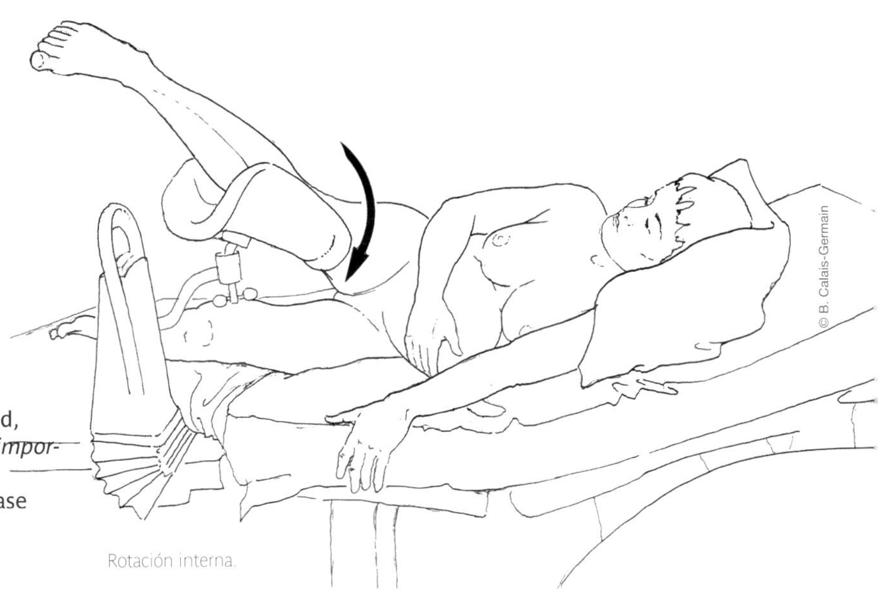

Rotación interna.

Flexión de la cadera: método de **observación/valoración**

Durante el parto, los muslos se encuentran *más o menos flexionados*. Hay que saber *evaluar esta flexión* rápidamente, tanto en el parto, como durante las sesiones de preparación. ¿Por qué? Porque dependiendo de la mayor o menor flexión, los huesos ilíacos se encontraran *libres* (véase *Pelvis libre*, pág. 49), o *serán arrastrados en nutación ilíca*.

Para hacer una correcta valoración tendremos que observar *el ángulo formado entre un plano que prolonga el tronco en dirección de las piernas y el fémur*.

+

Si sólo se arrastra el hueso ilíaco (y no toda la pelvis), se habla de **nutación ilíaca** (véase pág. 58 y 100).

Ejemplos

En este caso, en una mujer de pie o acostada sobre la espalda con las piernas estirada, la flexión es más o menos nula (alrededor de «0º»).

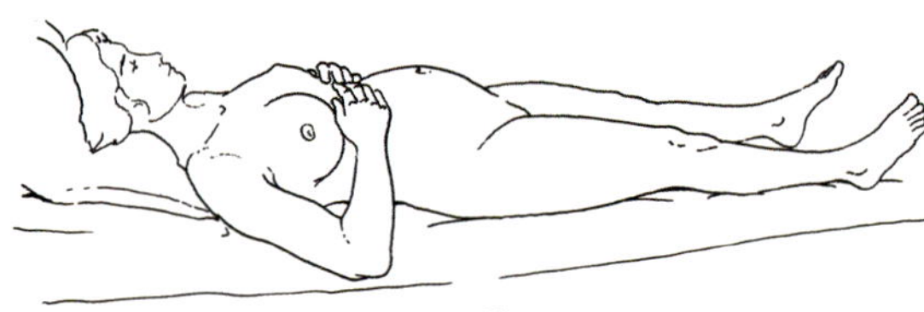

Con los muslos un poco flexionados el ángulo es de 45º.

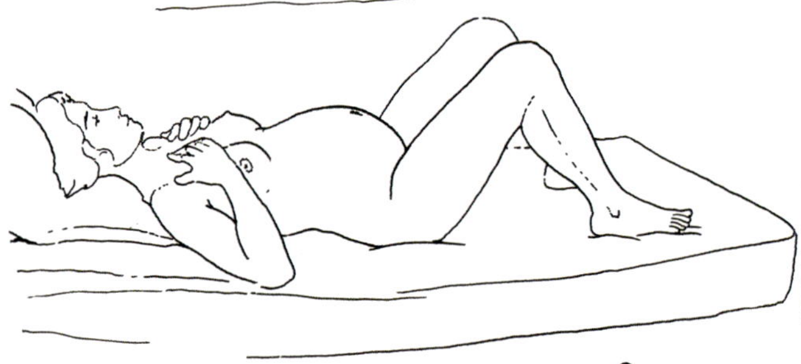

Si los muslos están flexionados, más o menos en vertical en una mujer acostada y más o menos en horizontal en una mujer sentada, el ángulo es de 90º.

Hasta los 90º, la pelvis tiene la «libertad» de situarse más o menos en anteversión o retroversión.

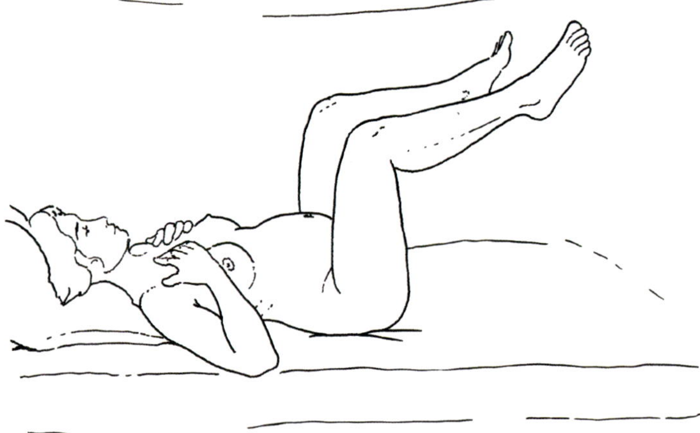

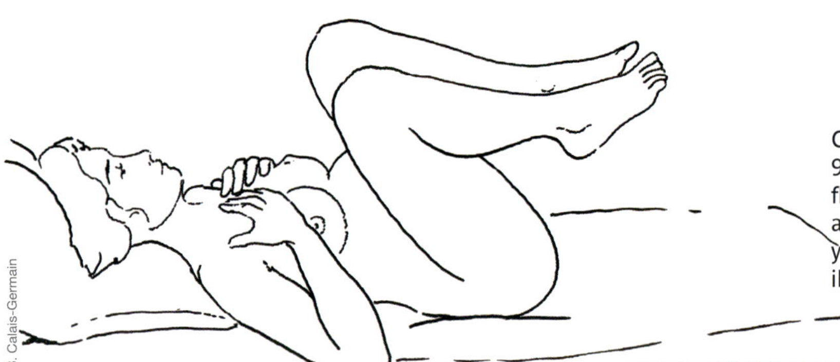

Cuando el ángulo rebasa los 90º (muslos fuertemente flexionados), la pelvis es arrastrada en retroversión y los ilíacos en nutación ilíaca.

Las **«trampas»** en la lectura de las rotaciones de la cadera **en flexión**

Atención, diferentes situaciones pueden inducir a errores en la observación del sentido de la rotación del fémur.

Cuando se flexiona la rodilla, observamos el pie:
• Si se desplaza hacia el exterior, el fémur efectúa una rotación *interna*,
• Si se desplaza hacia el interior, el fémur efectúa una rotación *externa*.

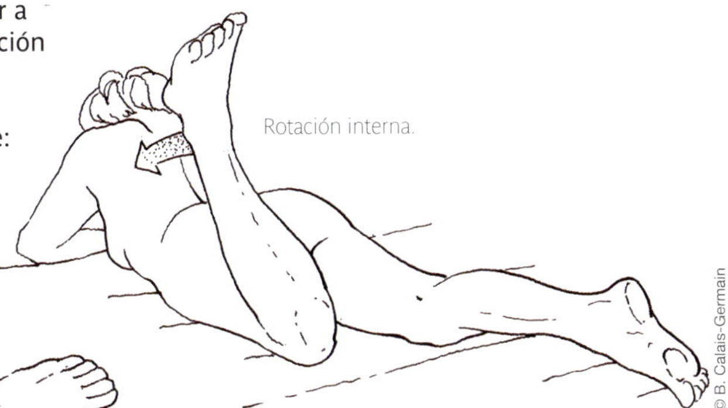

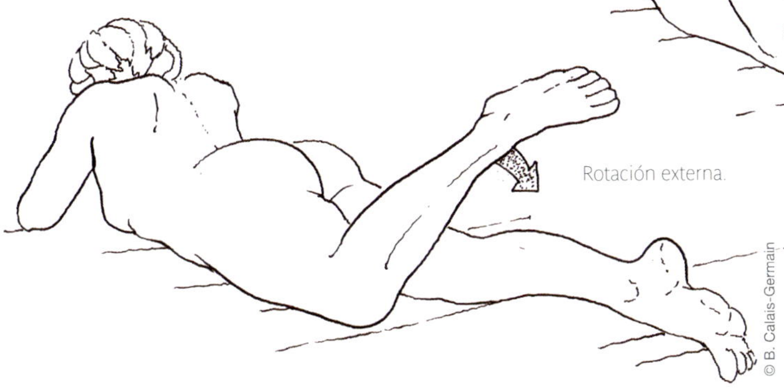

Si, al principio, la cadera se encuentra en flexión y se mira el pie:
• Cuando éste se desplaza hacia el exterior, el fémur realiza una rotación *interna*,
• Cuando se desplaza hacia el interior, el fémur realiza una rotación *externa*.

Atención: **cuando se efectúa una flexión/abducción de la cadera, se tiende espontáneamente a realizar una rotación externa.**

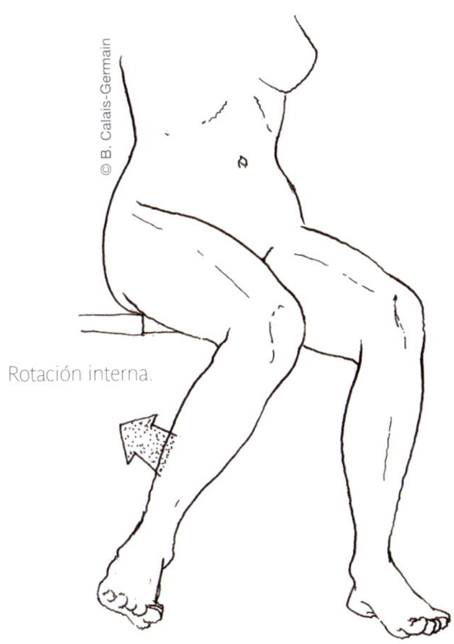

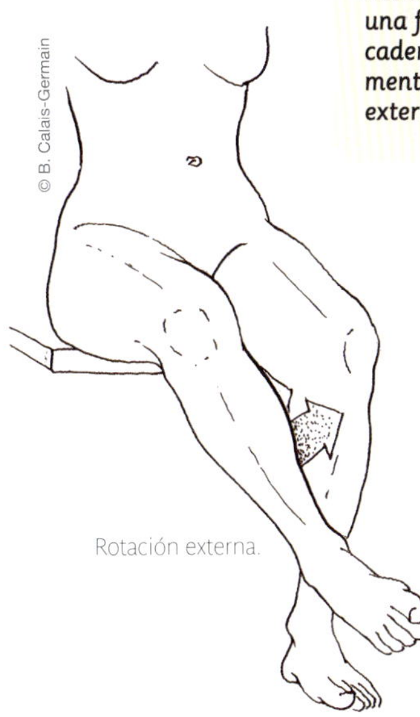

En el momento del parto, la flexión se combina con la *abducción*.
En este caso, también hay que mirar hacia qué dirección se desplaza el pie:
• Si se desplaza hacia el exterior, el fémur efectúa una rotación *interna*,
• Si se desplaza hacia el interior, el fémur efectúa una rotación *externa*.
Véase los ejemplos de las páginas 120, 121, 134, 138, 142, 143.

5

La pelvis cambia de forma durante el parto

¿Cómo? ¿Por qué?

Después de haber descrito los movimientos de la pelvis, en este capítulo se explica lo que los provoca. Constituye la parte más compleja del libro. Para practicar los movimientos de la pelvis no es imprescindible habérselo leído. El capítulo está dirigido especialmente a personas que quieren profundizar en el estudio para comprender la acción de los movimientos.

La pelvis cambia de forma...

Pelvis **«traccionada»** durante el parto

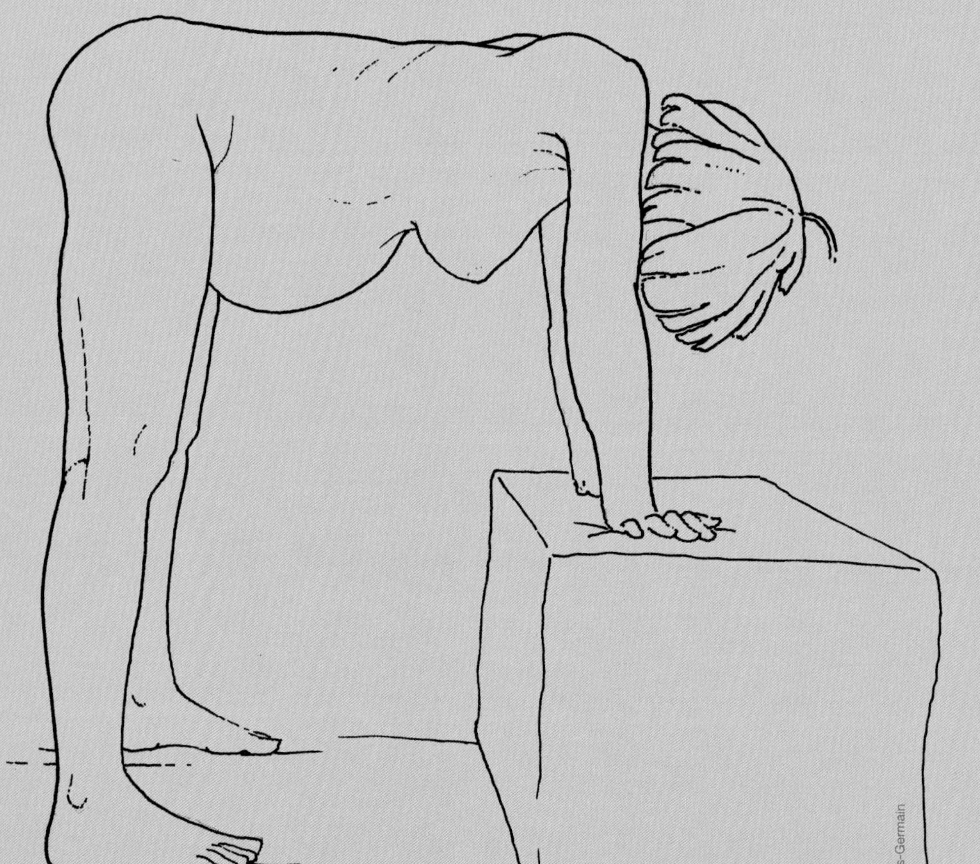

Lo que puede **traccionar** la pelvis

Lo que puede **traccionar** la pelvis: las **tensiones ligamentosas** y **musculares,** las **contracciones musculares**

A lo largo del parto, la mujer debe adoptar posiciones corporales poco habituales. En particular, se trata de posiciones que someten a tensión los «tejidos blandos» de su cuerpo: los ligamentos y los músculos.

Cuando un ligamento o un músculo se encuentran ***sometidos a tensión***, se convierten en *traccionadores* de los huesos sobre los que se insertan. De este modo, las tensiones musculares o ligamentosas crean *tracciones* en los huesos que conforman la pelvis. Esto moviliza las articulaciones sacroilíacas y la sinfisis púbica, *provocando movimientos intrínsecos* y modificando la forma de la pelvis.

Las tracciones sobre los huesos de la pelvis también pueden provenir de *contracciones* de los músculos que se insertan en dichos huesos. Esta circunstancia es más rara dentro del contexto del parto.

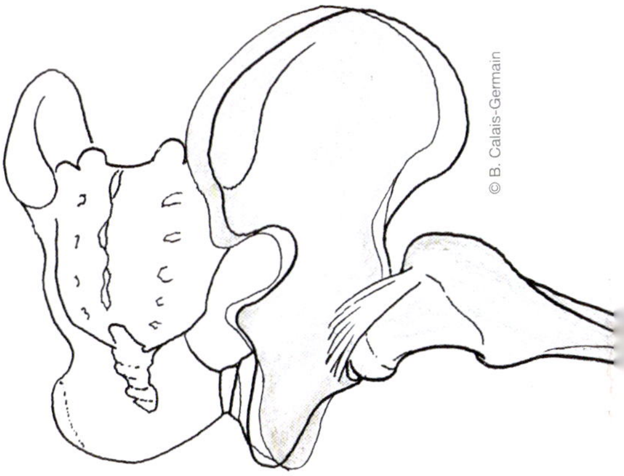

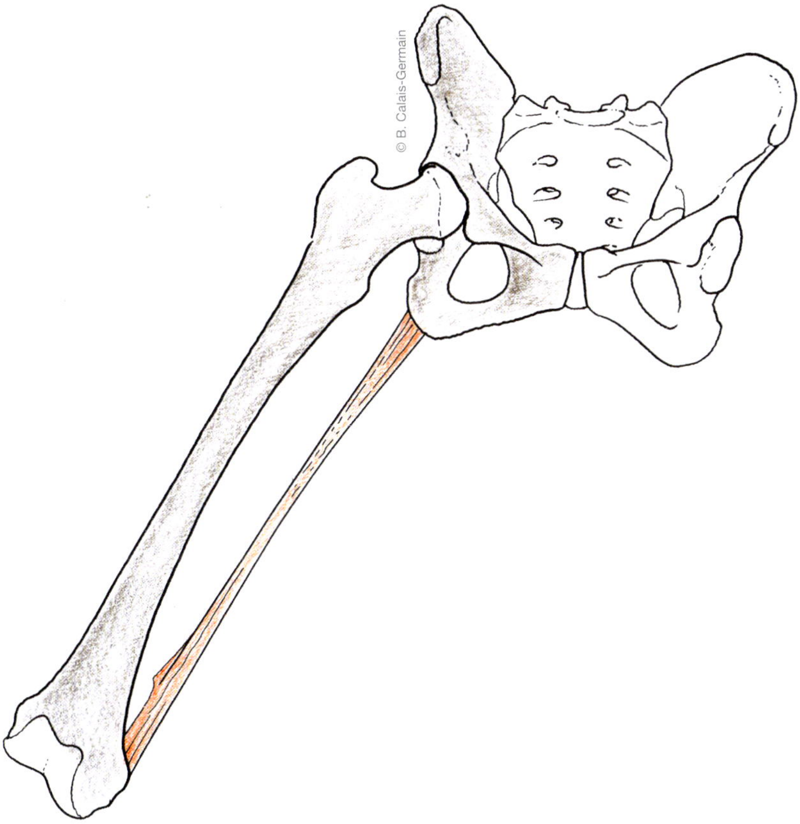

Pelvis traccionada desde la **columna**

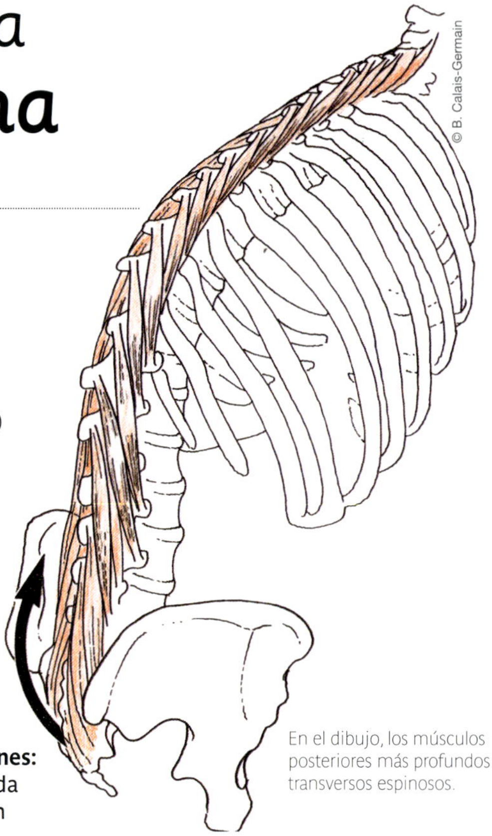

Una **gran flexión de la columna lumbar** lleva el sacro en **nutación** debido a las tracciones musculares

Al flexionar fuertemente la columna, sobre todo la lumbar, los ***músculos posteriores*** de la misma, estiran y traccionan la parte dorsal del sacro de abajo arriba. Asimismo, arrastran el coxis un poco hacia atrás y hacia arriba. Esto da lugar a una *nutación* del sacro.

En el dibujo, los músculos posteriores más profundos: los transversos espinosos.

Este hecho se observa sobre todo en tres posiciones:
• Posición acostada de lado, con la columna curvada hacia delante y las piernas flexionadas en posición fetal;
• Posición sentada en cuclillas, con la espalda muy flexionada hacia delante;
• Posición acostada sobre la espalda, con las caderas flexionadas (si el sacro no está apoyado por abajo, encontrándose sin apoyo); se trata de la posición que se adopta a menudo en los partos sobre la espalda con las piernas flexionadas sobre los estribos, cuando se sitúa el tronco en flexión.

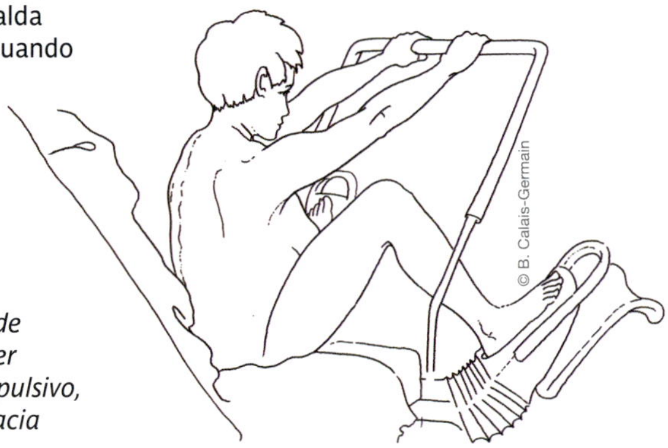

En resumen
La flexión de la columna lumbar contribuye desde el exterior a llevar el sacro en nutación. Puede ser interesante incorporarla en la última fase del expulsivo, ya que amplia el estrecho inferior desde atrás hacia delante.

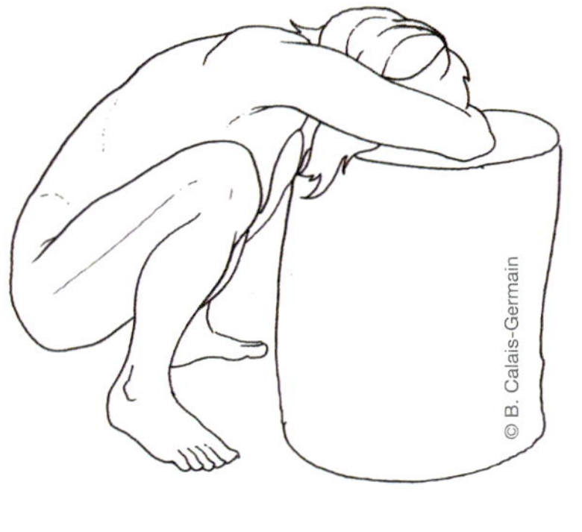

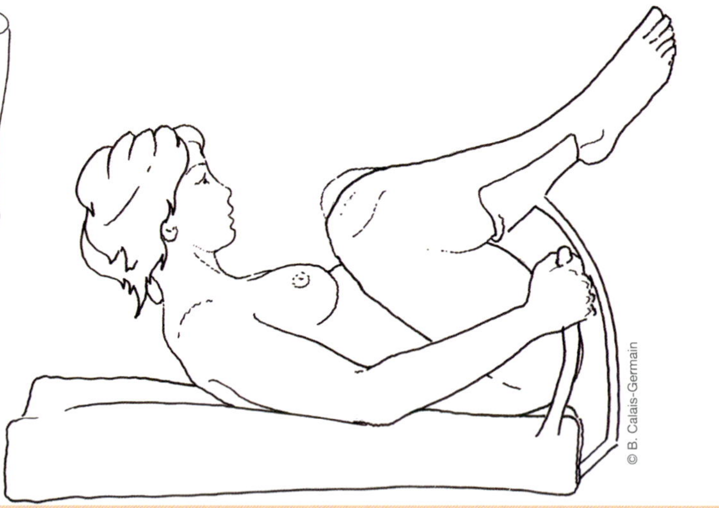

Pelvis traccionada por los **músculos de la espalda**

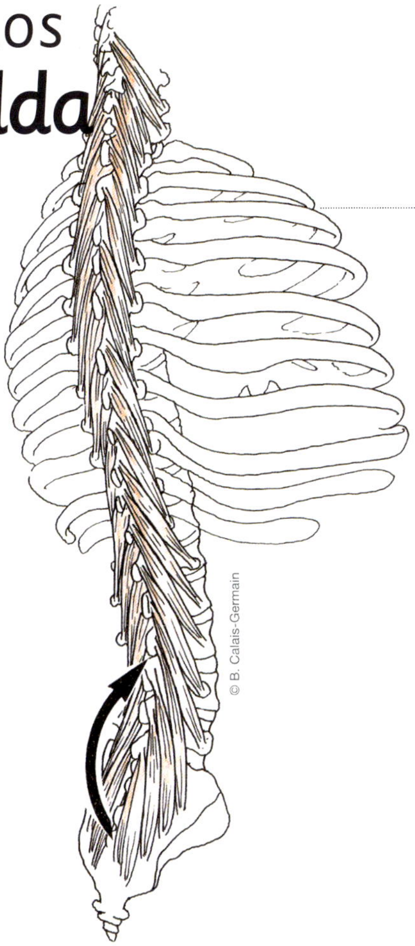

La **contracción** de los músculos de la espalda lleva el **sacro en nutación.** La **relajación** de los músculos de la espalda **permite la contranutación.**

En la profundidad de la parte posterior del sacro y de la columna lumbar se encuentran ***los músculos transversos espinosos***. Cuando se contraen estos músculos, ahuecan la espalda y llevan el sacro en *nutación*. Esto contribuye a abrir el estrecho inferior y a cerrar el estrecho superior.

A la inversa, al principio del parto, durante la etapa del encajamiento, su relajación facilita la contranutación sacra, lo que permite el retroceso de la plataforma sacra, ampliando el diámetro sagital del estrecho superior y facilitando el paso del feto.

Véase en el Capítulo 8 las posiciones especialmente adaptadas para relajar los músculos que llegan al sacro y permitir la abertura del estrecho superior.

En resumen
La contracción de los músculos de la parte baja de la espalda puede obstaculizar la contranutación del sacro en la primera parte del parto, durante la fase de encajamiento (paso del primer y segundo plano).
Así pues, se precisa la relajación de los músculos de la parte baja de la espalda para facilitar la contranutación y ampliar sagitalmente el estrecho superior.

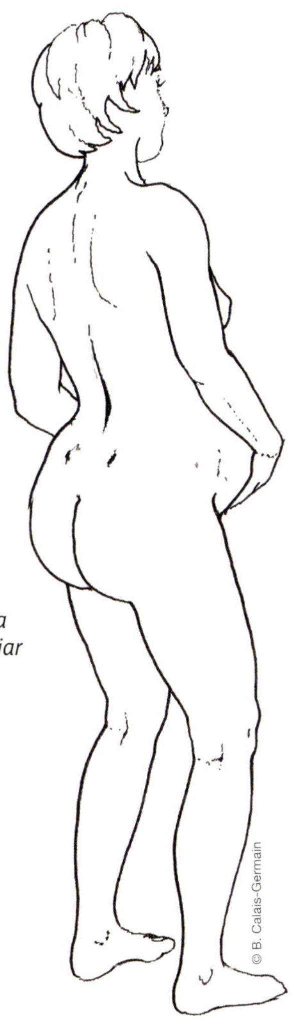

+

El calor de una mano que se coloca justo encima de esta zona puede ser suficiente para relajar la musculatura. Se trata de un gesto muy simple, pero a la vez muy eficaz (véase pág. 159).

Abducción de la cadera =**aducción** ilíaca

La abducción de la cadera provoca una **aducción ilíaca** debido a las tracciones de los músculos aductores

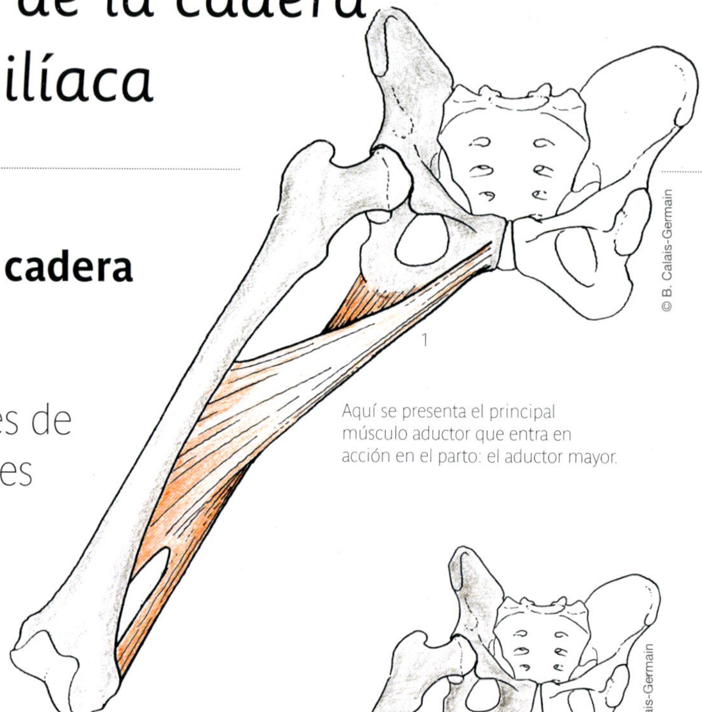

Aquí se presenta el principal músculo aductor que entra en acción en el parto: el aductor mayor.

Cuando la cadera se encuentra en una gran abducción, los músculos internos de los muslos están sometidos a tensión y traccionan la rama isquiopúbica. Si le sigue toda la pelvis, se habla de ***una inclinación lateral interna de la pelvis***.
Si el movimiento sólo arrastra el hueso ilíaco (sin que le siga el sacro), se habla de una *aducción ilíaca*[1,2].
El mismo efecto se produce si la abducción se combina con un poco de flexión[3].

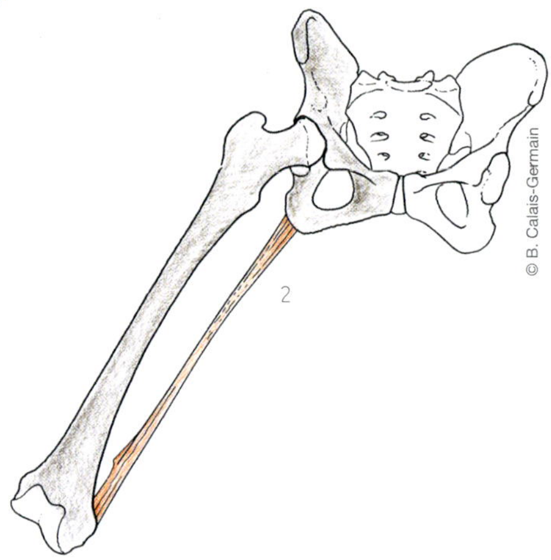

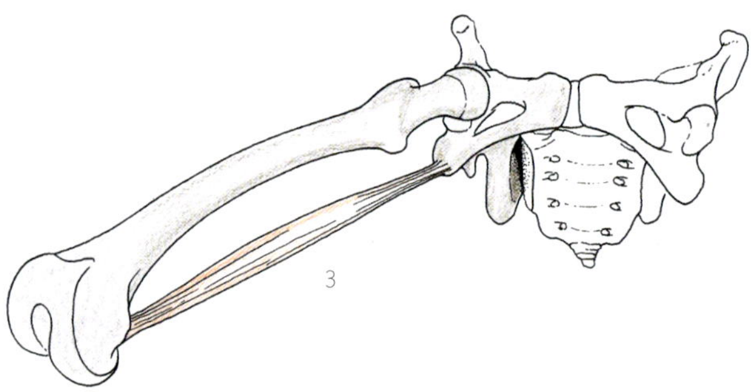

Este movimiento, realizado en un solo lado o en los dos, *amplia frontalmente el estrecho inferior* (y reduce el estrecho superior). Por ello, resulta importante en la última fase *del expulsivo*. También es interesante en el *encajamiento*, alternado con el movimiento opuesto, para ayudar a que el feto se «enfile» (véase pág. 49).

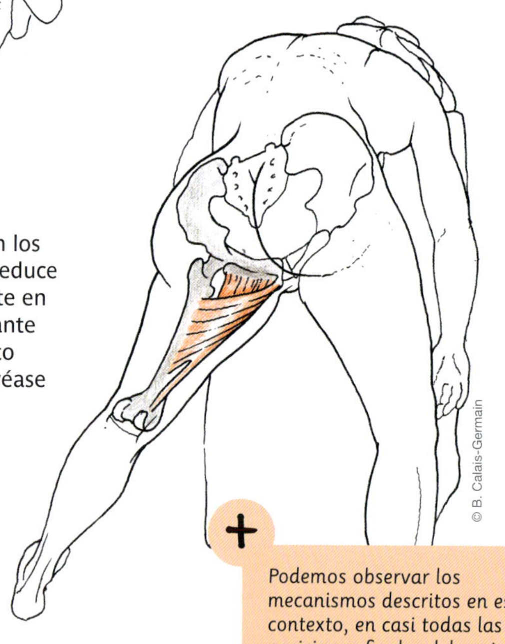

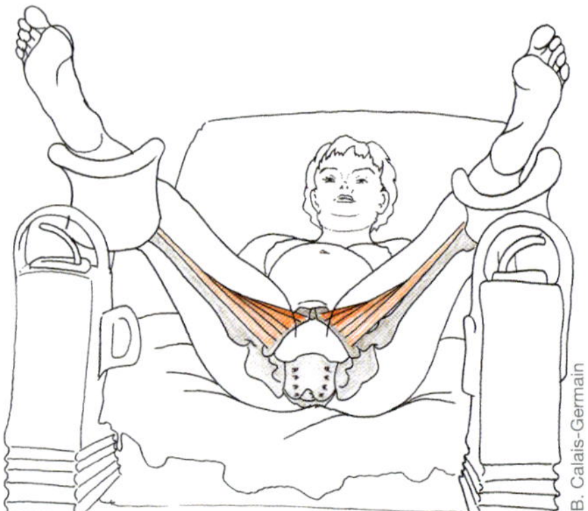

+

Podemos observar los mecanismos descritos en este contexto, en casi todas las posiciones finales del parto. Sin embargo, determinadas posiciones, como la posición acostada sobre el lado, no separarán fuertemente los muslos y no llegarán a traccionar la pelvis.

Aducción de la cadera =**abducción** ilíaca

La aducción de la cadera provoca una **abducción ilíaca** debido a las tracciones de los músculos abductores

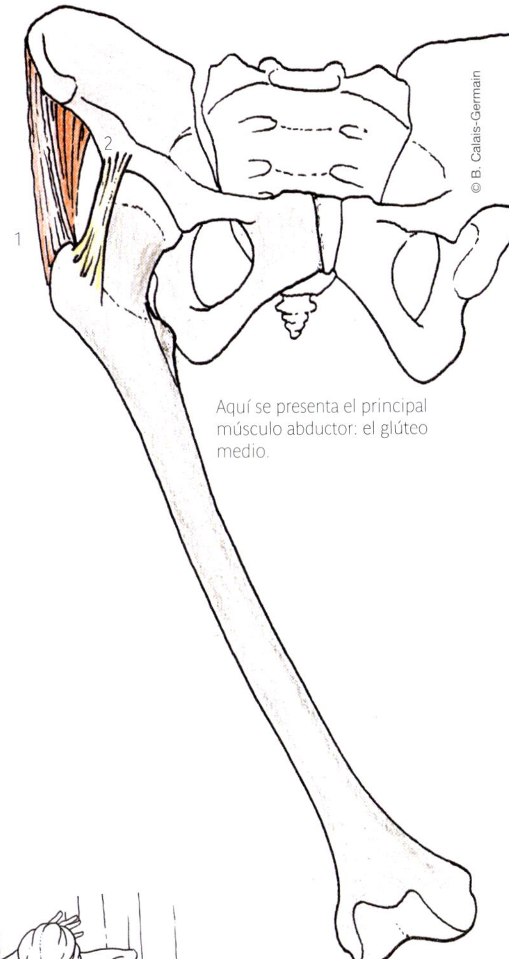

Aquí se presenta el principal músculo abductor: el glúteo medio.

En la aducción de la cadera, los músculos externos de la misma, situados en el exterior, los ***«abductores»***[1] y el ***ligamento iliofemoral***[2], son sometidos a tensión y arrastran el hueso ilíaco.
• Si el movimiento arrastra toda la pelvis, se habla de inclinación *lateral de la pelvis*.
• Si el movimiento sólo arrastra el hueso ilíaco (sin que siga el sacro), se habla de *abducción ilíaca*.
El mismo efecto se produce si la aducción se combina con una cierta flexión.

Este movimiento *amplia el estrecho superior* (y reduce el estrecho inferior). Es importante para la fase de *encajamiento*.

Esto se observa durante el parto en las «posiciones estrella», en particular cuando se dan traslaciones de la pelvis. Véase Capítulo 7 y 8.

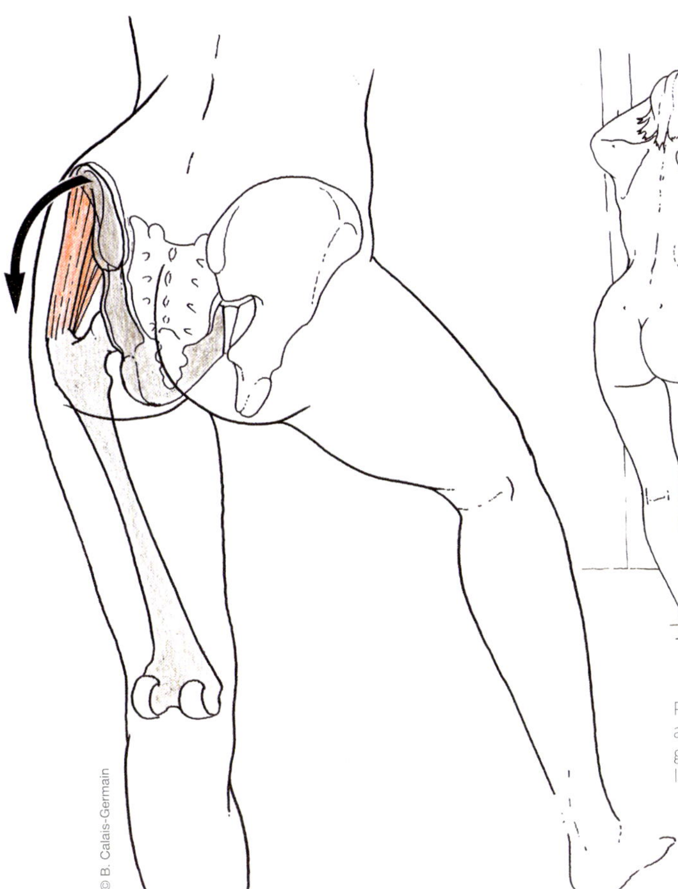

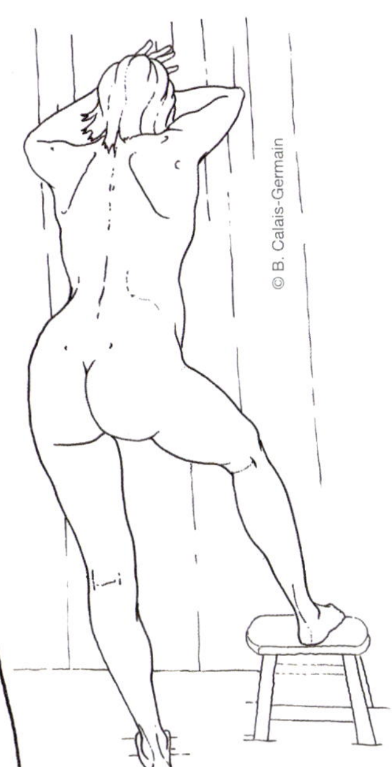

Por ejemplo, en este casos se aprecia una mujer de pie que genera una abducción ilíaca del lado izquierdo.

Rotación interna de los **fémures** y los **ilíacos**

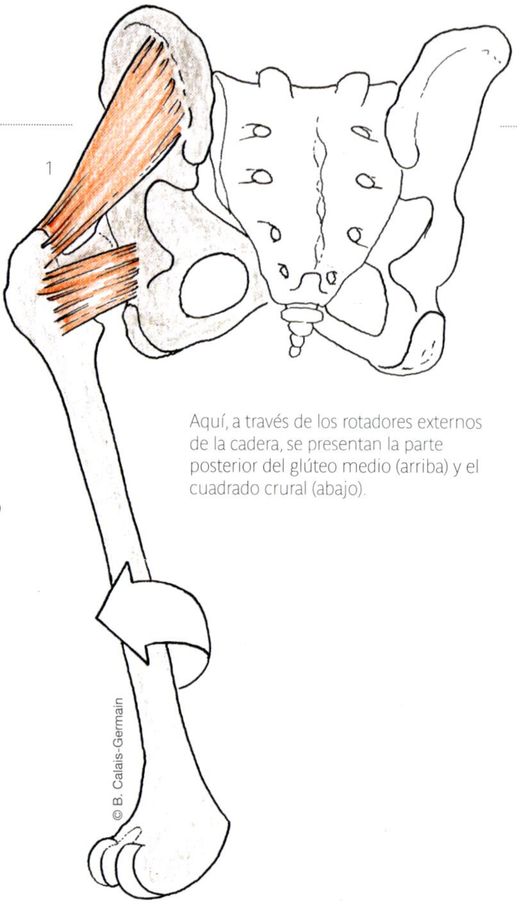

La rotación interna de los fémures provoca una rotación interna de los ilíacos y a una separación de las espinas ciáticas, debido a las tensiones ligamentosas y musculares.

Cuando se efectúa una rotación interna del muslo, la tensión, a la que se somete el ligamento posterior de la cadera (no representado) y los músculos rotadores externos[1], da lugar a que los ilíacos pasen a rotación interna. Este movimiento separa las espinas ciáticas. Esto es importante al principio de la última fase del expulsivo, en el paso del tercer al cuarto plano, incluso cuando se realiza en un solo lado.

Aquí, a través de los rotadores externos de la cadera, se presentan la parte posterior del glúteo medio (arriba) y el cuadrado crural (abajo).

+

Durante el parto, puede observarse esto en **posición de bipedestación**.

+

La **rotación interna** de los muslos separa el sacro, **facilitando la contranutación sacra**. Esta rotación interna de los ilíacos tiene otra consecuencia: el sacro está menos presionados entre los ilíacos y puede retroceder su parte alta (contranutación sacra), lo que es importante durante el encajamiento, el paso por el primer plano.

Por ejemplo, vemos una mujer que «intenta» hacer girar su ilíaco llevando los pies hacia el interior.

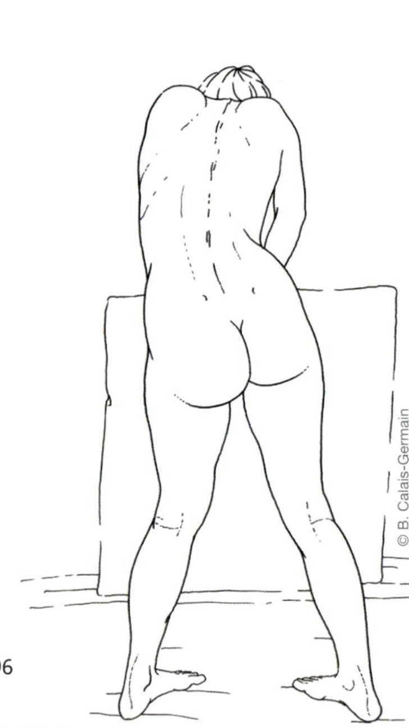

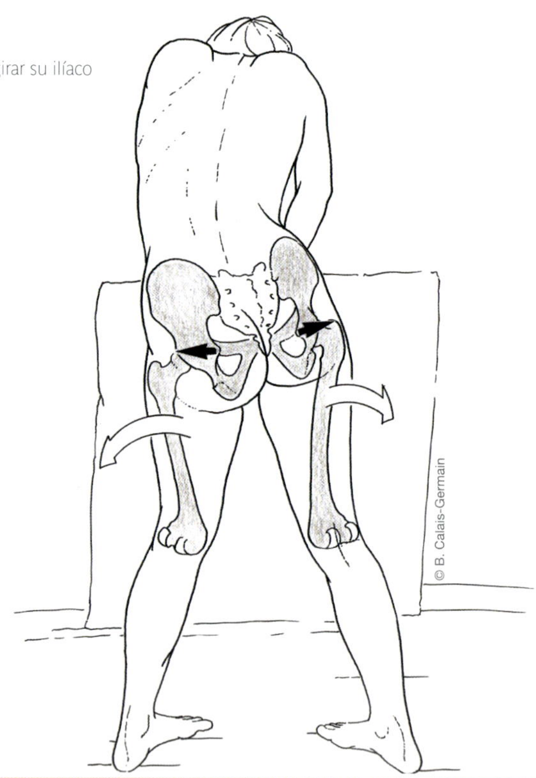

Rotación externa de los **fémures** y los **ilíacos**

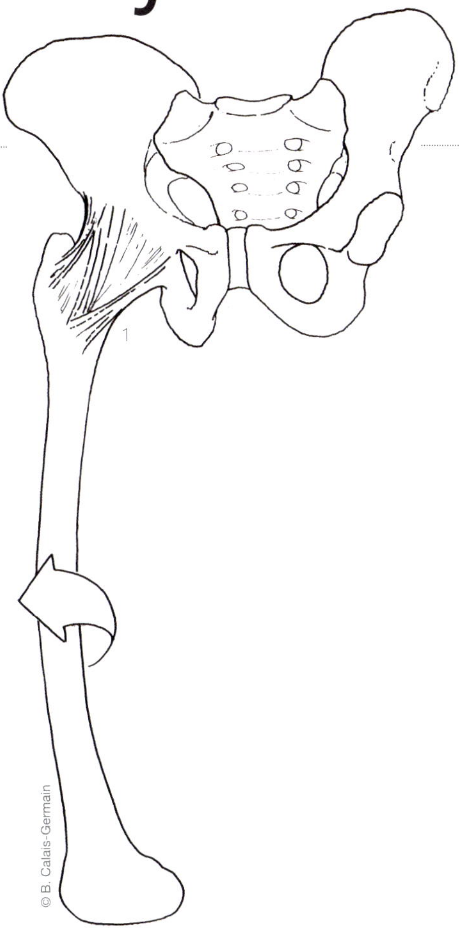

La ***rotación externa de los fémures*** *provoca una* ***rotación externa de los ilíacos*** *y a un* ***acercamiento de las espinas ciáticas****, debido a las tensiones ligamentosas y musculares.*

Cuando se efectúa una rotación externa del fémur, la tensión a la que se somete los ***ligamentos anteriores de la cadera***(1) y los músculos rotadores internos (no representados) da lugar a que los ilíacos pasen a rotación externa.
Este movimiento acerca las espinas ciáticas. Puede ser interesante de forma alternada con el movimiento de rotación inversa, para que se «enfile» el feto cuando *pasa por el segundo y tercer plano*.

+

Durante el parto, puede observarse esto en **posición de bipedestación**.

+

La **rotación externa** del fémur comprime los ilíacos por detrás.
Esta rotación externa de los ilíacos tiene otra consecuencia: el sacro está más presionado entre los ilíacos y hace avanzar su parte alta (nutación sacra).

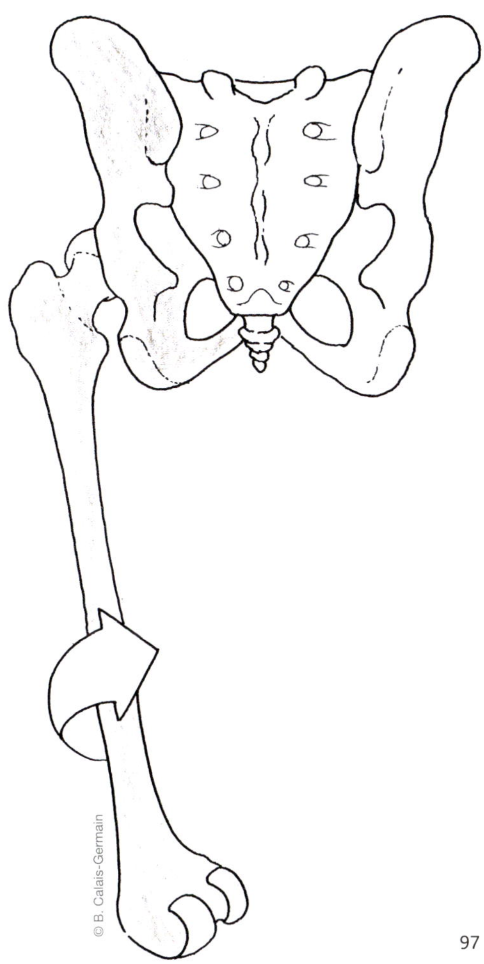

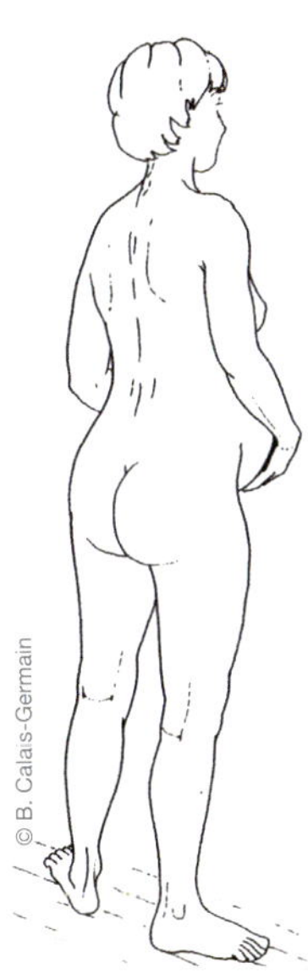

Por ejemplo, vemos una mujer que «intenta» movilizar su pelvis girando sus pies hacia el exterior.

Flexión/rotación interna del fémur=pronación ilíaca

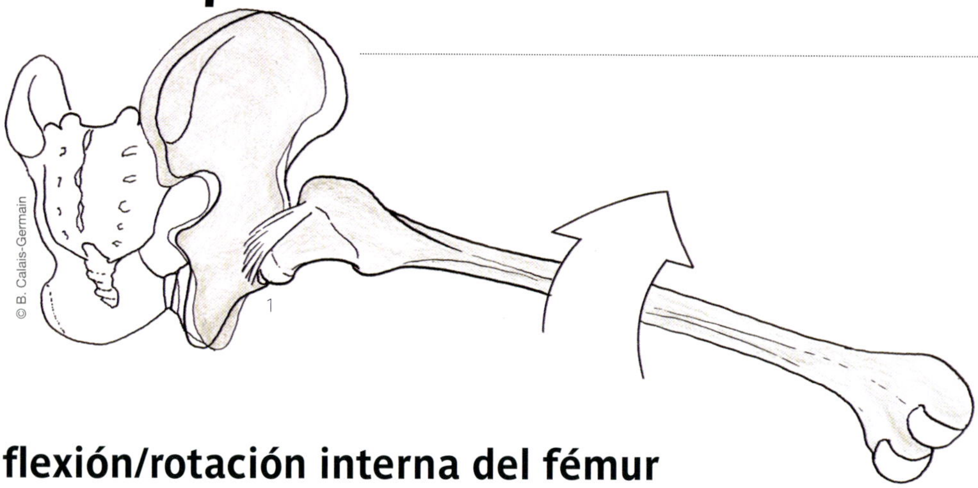

La **flexión/rotación interna del fémur** provoca una **pronación** ilíaca, debido a las tensiones ligamentosas y musculares

Cuando se flexiona el fémur y se gira en rotación interna, el ***ligamento posterior de la cadera***[1] y ***uno de los ligamentos anteriores*** (no representados), sometidos a tensión, arrastran los ilíacos en pronación (véase pág. 73).
Este movimiento separa las espinas ciáticas.
Resulta importante *al principio de la última fase del expulsivo, durante el paso por el tercer plano*, incluso cuando se realiza en un solo lado. Esto se observa durante el parto en las posiciones estrella (véase Capítulo 8).

Ejemplos:
- Flexión/rotación interna a cuatro patas (véase pág. 134),
- De pie con las caderas flexionadas (véase pág. 138),
- Sentada sobre un balón (ver Capítulo 8),
- En cuclillas con las rodillas paralelas y los pies separados (véase pág. 143),
- Acostada de lado con rotación interna de la pierna de encima (véase pág. 126),
- Acostada sobre la espalda (véase pág. 121).

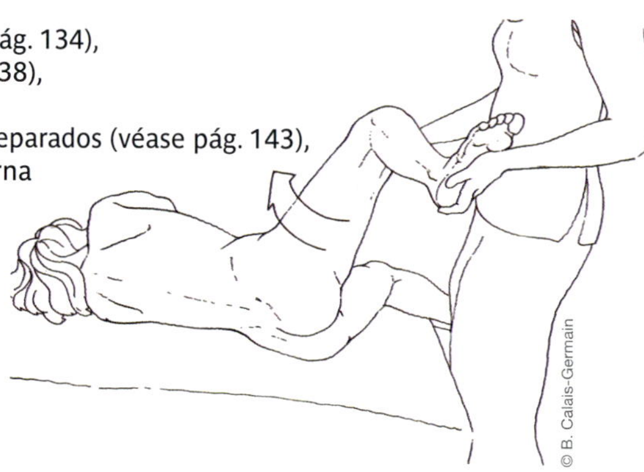

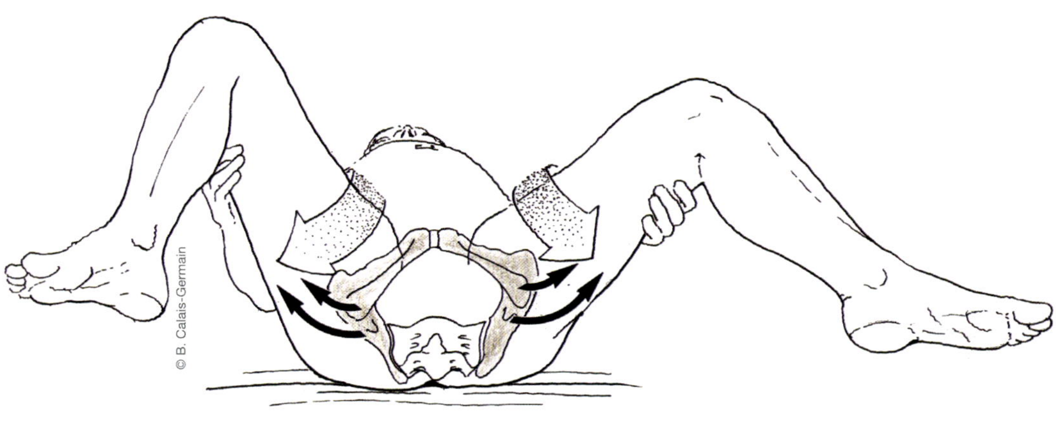

Flexión/rotación externa del fémur=supinación ilíaca

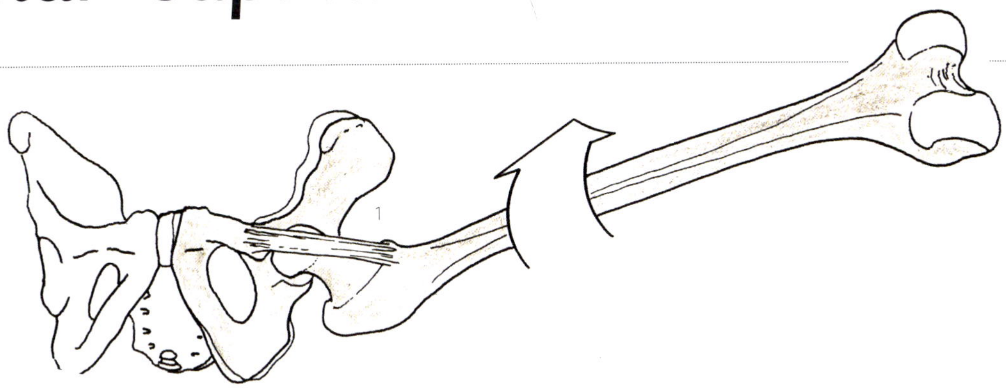

La **flexión/rotación externa del fémur** provoca una **supinación** ilíaca, debido a las tensiones ligamentosas y musculares

Cuando se flexiona el fémur y se gira en rotación externa, el ***ligamento pubofemoral*** de la cadera(1) y los ***músculos rotadores internos*** (no representados), sometidos a tensión, arrastran los ilíacos en supinación (véase pág. 72).
Este movimiento *amplía la envergadura del estrecho superior,* al mismo tiempo que *acerca las espinas ciáticas*.
Resulta importante en la fase de *encajamiento*, incluso cuando se realiza en un solo lado, y sobre todo si se alterna con el movimiento de rotación inversa, para intentar, mediante el vaivén, conseguir la posición más favorable para el paso.
Esto se observa durante el parto en las posiciones estrella (véase Capítulo 8).

+

Con frecuencia, se ven mujeres que se sientan en flexión/rotación externa (por ejemplo, en posición de sastre) al principio de la dilatación (véase pág. 119).

Ejemplos:
- Flexión/rotación externa a gatas (véase pág. 134),
- De pie con las caderas flexionadas (véase pág. 138),
- Sentada sobre un balón (ver Capítulo 8),
- Sentada en la cama, con las piernas en «posición de sastre» (véase pág. 119),
- Acostada de lado con rotación externa de la pierna de arriba (véase pág. 127),
- Acostada sobre la espalda (véase pág. 120).

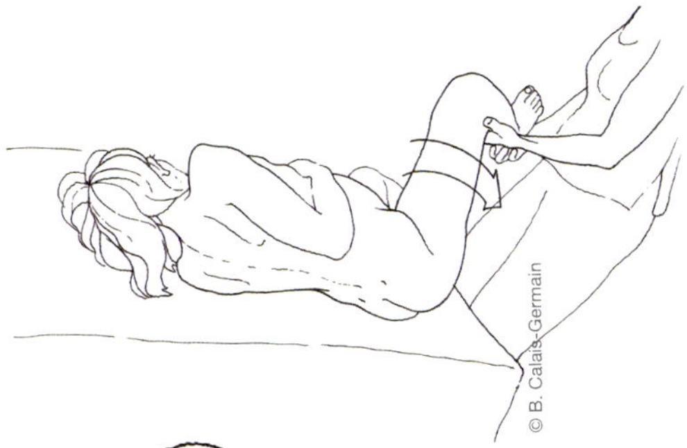

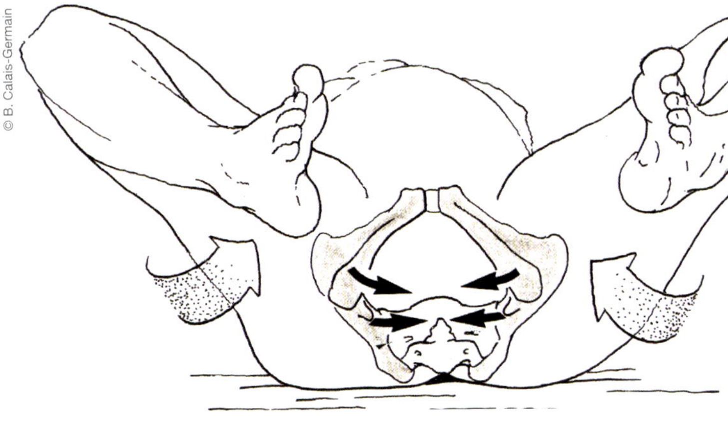

Flexión de la cadera y nutación ilíaca

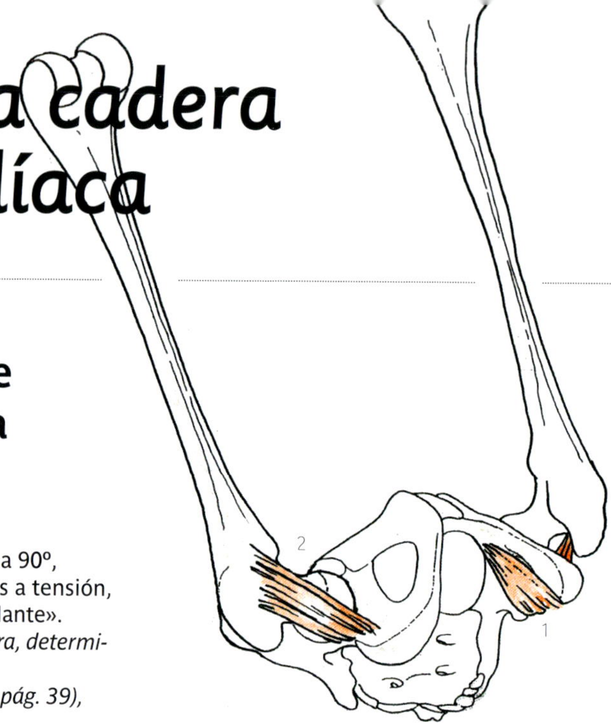

1) Una gran flexión de la cadera provoca una nutación ilíaca...

Cuando la flexión de la cadera es superior a 90º, todos los tejidos posteriores son sometidos a tensión, arrastrándo los ilíacos «ísquiones hacia delante».
[Cápsula, ligamentos posteriores de la cadera, determinados músculos posteriores de la cadera: una parte del glúteo mayor y medio (véase pág. 39), obturador interno[1] *y cuadrado crural*[2]*].*
Si les sigue toda la pelvis, se habla de *retroversión pélvica*.
Si el movimiento sólo arrastra los huesos ilíacos (sin que le siga el sacro), se habla de *nutación ilíaca* (véase pág. 58). Este movimiento amplía sagitalmente el estrecho inferior (y reduce el estrecho superior). Resulta importante para la última fase del *expulsivo*.

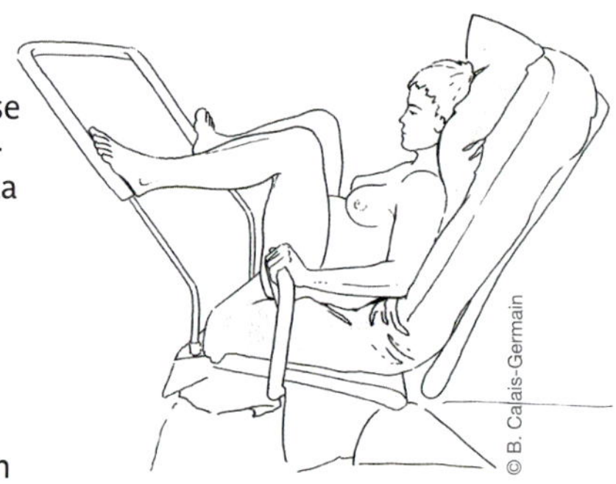

Durante el parto, esto se observa en las siguientes posiciones:
- Acostada sobre la espalda y los muslos muy flexionados;
- Acostada en la posición inglesa con una gran flexión de la cadera;
- Sentada sobre una silla de partos, si los pies se elevan mucho, provocando una gran flexión de cadera/rodilla;
- En cuclillas.

Nota: en todas estas posiciones, las rodillas están flexionadas.

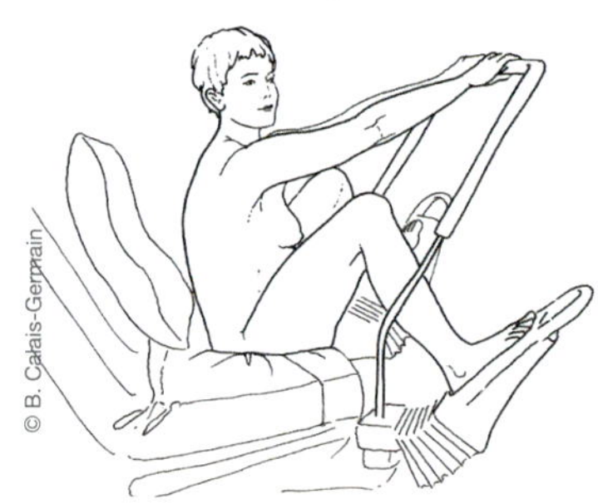

2) La flexión de la cadera + extensión de la rodilla provoca una nutación ilíaca...

Cuando se le añade a la flexión de cadera (incluso poco importante), una extensión de rodilla (incluso incompleta), se estiran los músculos situados en la parte posterior del muslo: los isquiotibiales (véase pág. 39).
Estos músculos, al ponerse en tensión, arrastran los ísquiones hacia delante, al igual que los ligamentos posteriores (véase más arriba y pág. 125). Al jugar con la extensión de la rodilla se precisa una menor amplitud de flexión de la cadera y el efecto es el mismo.

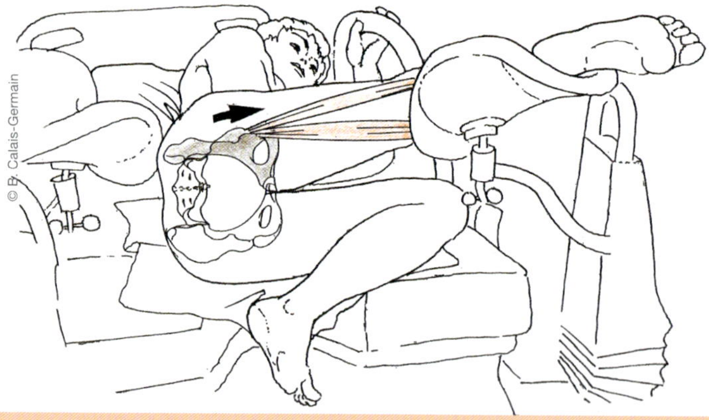

Extensión de la cadera= contranutación ilíaca

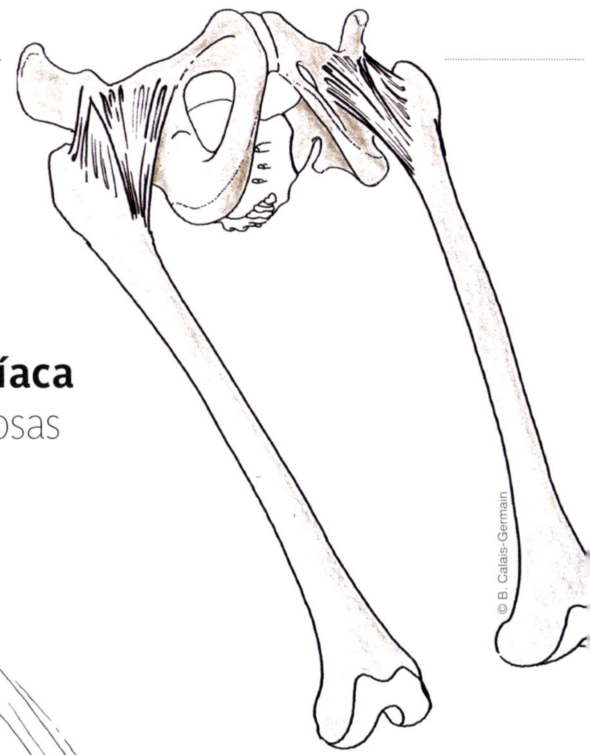

La **extensión de la cadera** provoca una **contranutación ilíaca** debido a las tensiones ligamentosas

Con una extensión de la cadera, los ***ligamentos anteriores***, sometidos a tensión, arrastran los ilíacos «ísquiones hacia atrás»:
Si les sigue toda la pelvis, se habla de *anteversión pélvica*.
Si el movimiento arrastra únicamente los huesos ilíacos (sin que le siga el sacro), se habla de *contranutación ilíaca* (véase pág. 62).
Este movimiento amplía sagitalmente el estrecho superior (y reduce el estrecho inferior). Resulta importante en la fase de encajamiento.

Durante el parto, esto se observa en las siguientes posiciones:
- Acostada sobre la espalda y los muslos extendidos en el mismo plano que el tronco;
- De pie sin flexión de la cadera
- De lado, con una pierna extendida hacia atrás (véase pág. 125).

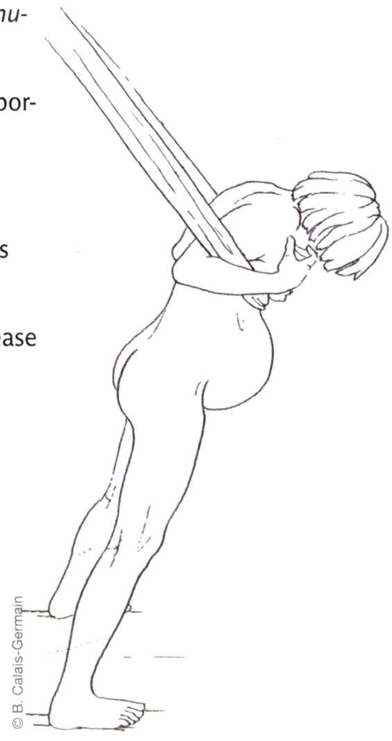

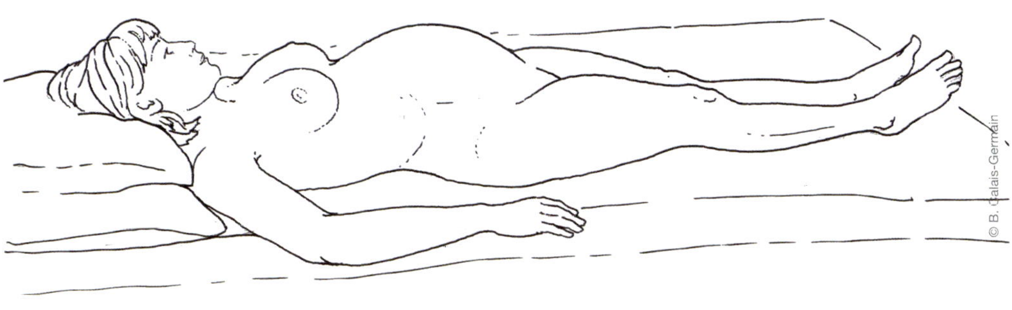

La pelvis cambia de forma...

Pelvis **«que se apoya»** durante el parto

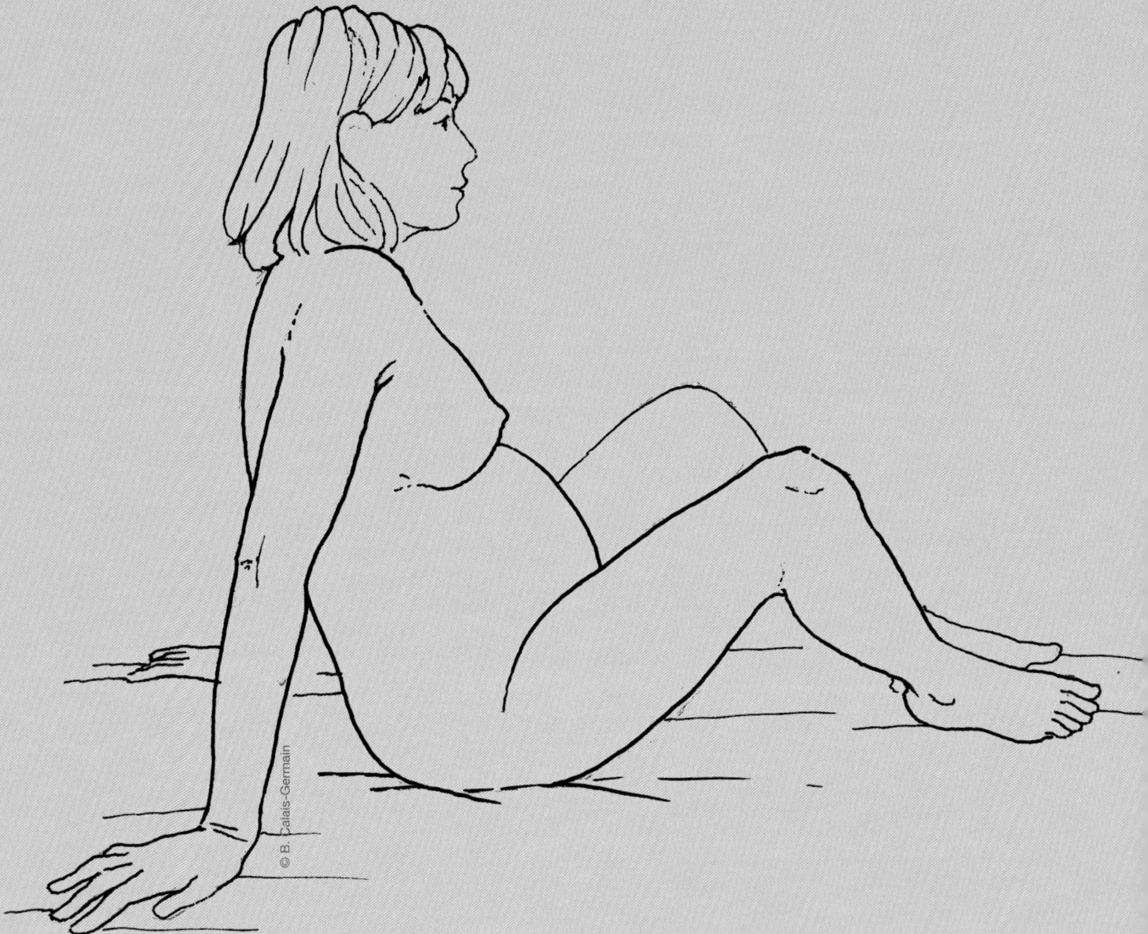

Apoyo sobre la parte baja del sacro y el «no apoyo»

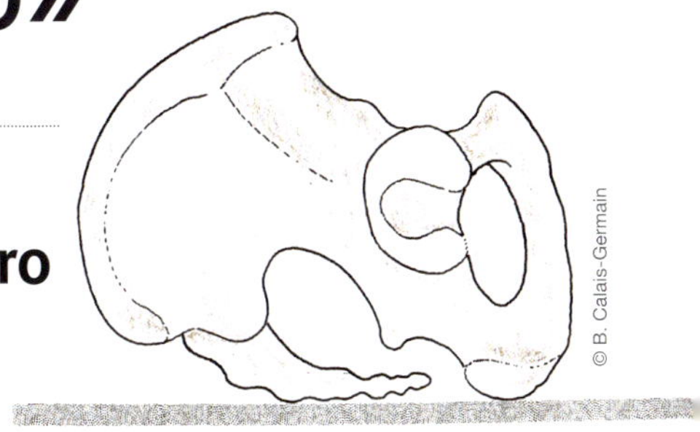

El **apoyo sobre la parte baja del sacro** provoca una **contranutación sacra**
El **«no apoyo» sobre la parte baja del sacro** permite la **nutación sacra**

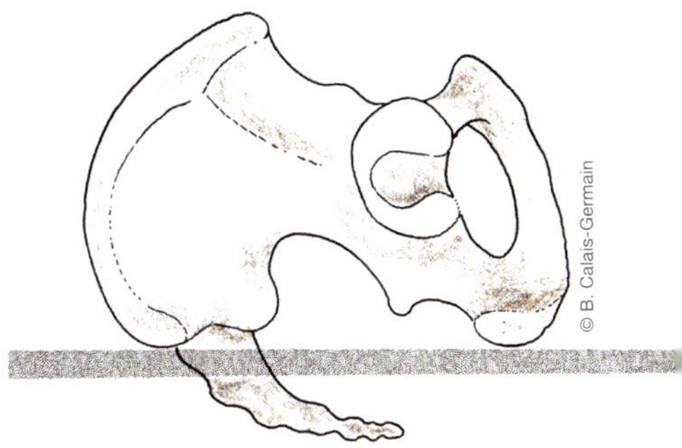

Si la parte baja del sacro se apoya en una superficie dura (colchón duro –véase dibujo en la página de la izquierda– el borde de la mesa de partos, el borde de determinadas sillas de partos), la reacción de este apoyo duro da lugar a una *contranutación* o, como mínimo, obstaculiza la nutación del sacro.
Esta disposición es interesante en la fase *de encajamiento, en el paso por el primer plano*, ya que agranda el estrecho superior de delante hacia atrás. Por el contrario, *carece de todo interés en la última fase del expulsivo*. Por ello, es importante cuidar en ese momento que *la parte baja del sacro no esté apoyada*.

Sobre una mesa de partos, es necesario liberar la parte de la misma que corresponde al sacro. Si esto no es posible, es necesario situar la parte baja de la pelvis fuera del apoyo o colocar un material deformable (cojín de gel, de agua o de aire) debajo del sacro.

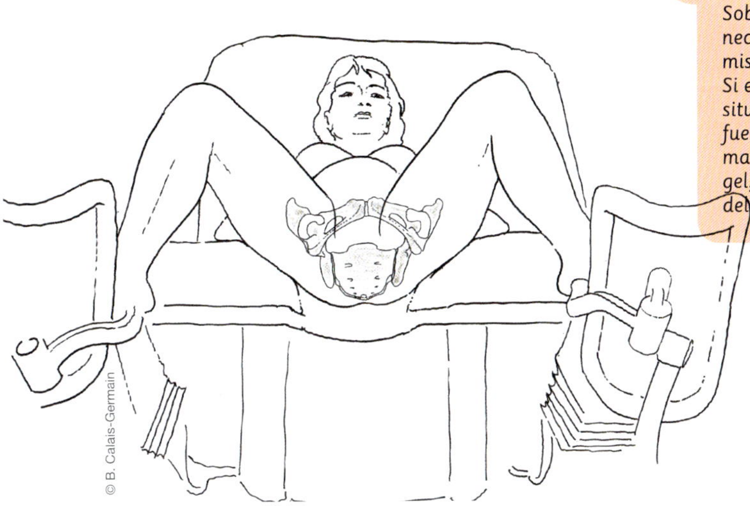

Sobre una silla baja de parto, puede producirse una cierta confusión, ya que la mujer se sienta en retroversión; haciendo esto, es necesario que cuide que ni coxis ni parte baja del sacro se apoyen en la silla, ya que de lo contrario se obstaculizaría la libertad de nutación del sacro. Sería conveniente prepararse y probarlo antes del parto.

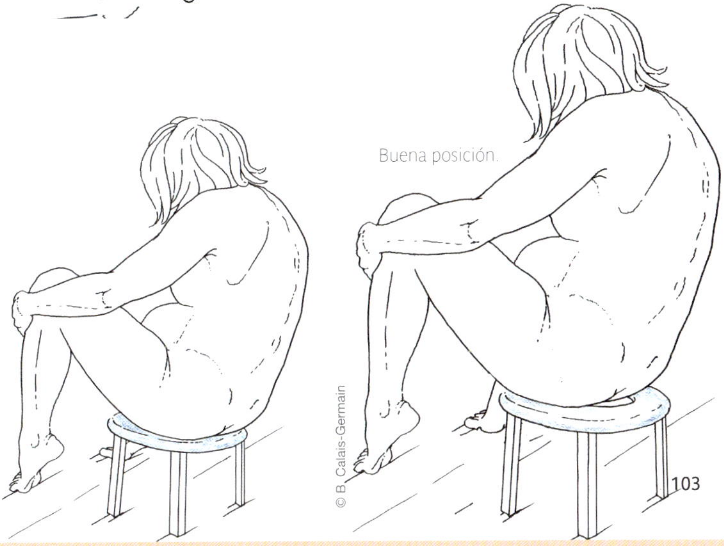

Apoyo sobre la parte **externa** del isquion=**abducción/supinación** ilíaca

El **apoyo en la parte externa del isquión** provoca una **abducción/supinación del ilíaco**

Si la mujer se sienta sobre un solo lado de su pelvis, sobre una superficie dura (asiento o cama no blanda), se está apoyando en la parte externa del isquión.
La reacción del soporte duro empuja el ilíaco *en abducción/supinación* (véase págs. 66 y 72). Esto amplía el estrecho superior transversalmente.
Es importante en la fase *de encajamiento y en el paso por el primer y segundo plano*.
Durante el parto, esto se observa en numerosas situaciones en posición sentada con apoyo asimétrico.

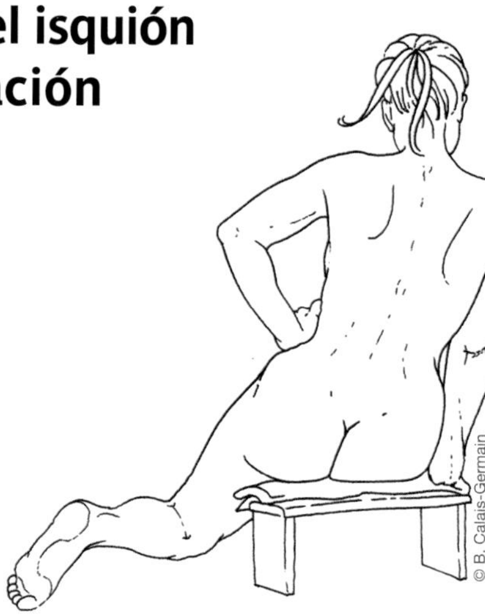

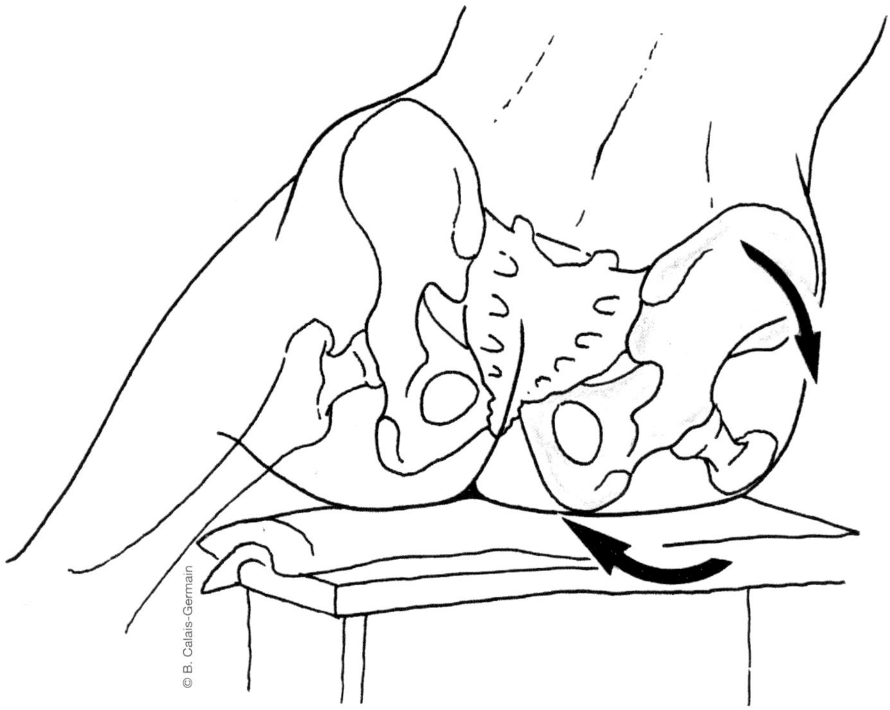

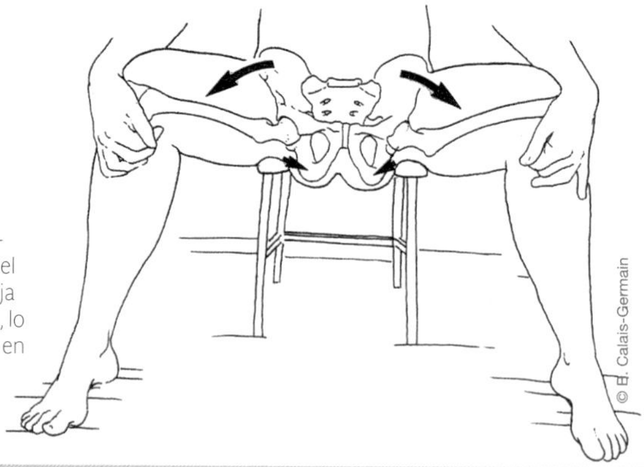

En alguna ocasión, la mujer quiere sentarse sobre una silla vacía o en la taza del váter. En esta posición, la pelvis se encaja en su parte inferior y se abre por arriba, lo que puede disminuir, en parte, el dolor en las sacroilíacas.

El apoyo sobre el **trocánter** permite la multimovilidad de la pelvis

Cuando la mujer está tumbada de lado sobre un colchón duro, la cadera no reposa directamente sobre el plano de apoyo, sino que se coloca sobre una parte alta y prominente del fémur: el trocánter mayor.

En esta situación, la pelvis descansa a nivel de la articulación de la cadera: *el cótilo se apoya sobre la cabeza femoral*. Ahora bien, no debemos olvidar que esta articulación permite movimientos *en todos los sentidos*.
Por tanto, esta posición es importante para movilizar la pelvis y orientarla en todas las direcciones, inclusive en los momentos delicados en los que la cabeza fetal no esta todavía encajada.

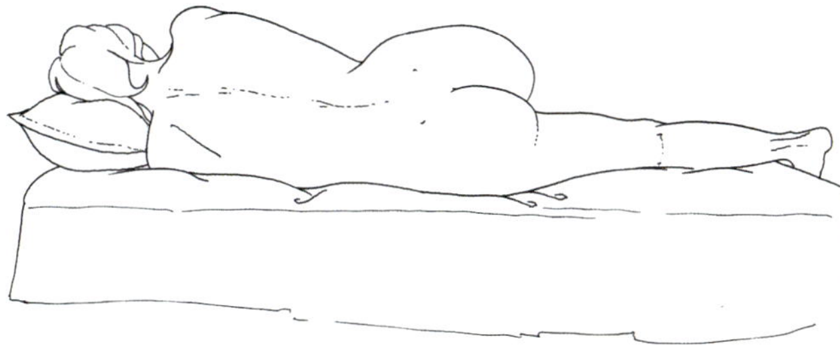

!

Si el colchón es blando, la cresta ilíaca también está en contacto con el soporte y se ve frenada por el mismo. Este efecto de multimovilidad es mucho más reducido, a no ser que se coloque un material muy deformable (cojín de gel, de agua, de aire...) debajo del trocánter.

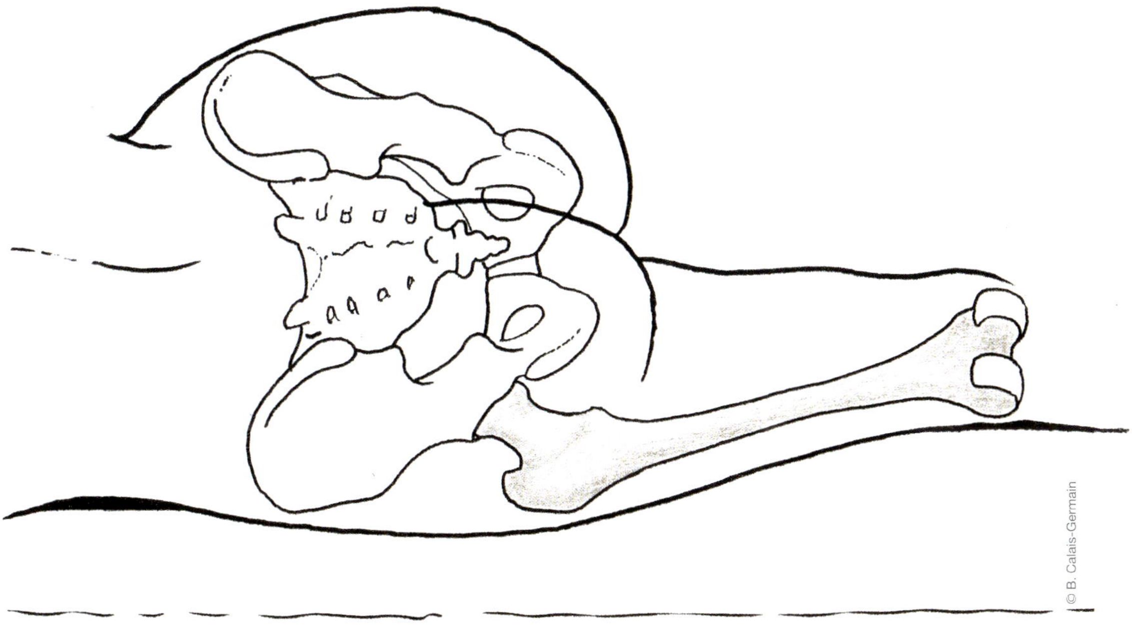

El apoyo sobre un balón grande modifica la movilidad de la pelvis

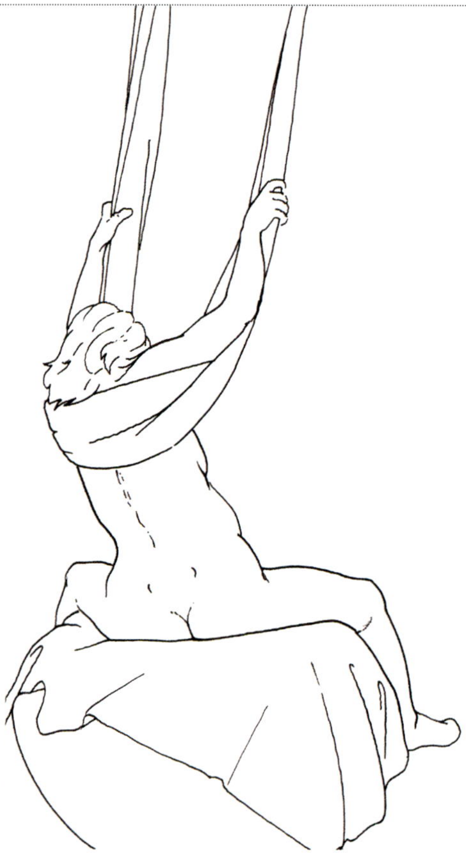

Cada vez es más frecuente encontrar grandes balones (55 a 95 cm de diámetro) en las salas de parto, que pueden ser utilizados por las mujeres durante la dilatación si así lo desean. Se propone a la mujer sentarse encima.

Este tipo de balón al no ser rígido no devuelve la presión neta sobre el hueso de la pelvis, como las situaciones que preceden. Además, el equilibrio cambia a cada instante, modificando así la manera en la que se empuja la pelvis.

Esto provoca que los huesos de la pelvis se movilicen de forma aleatoria por el soporte. Estos cambios de orientación y de movilización desarrollan, a la par, el «efecto tamiz» y el «efecto de enfilado» (véase pág. 151). La utilización de este balón se emplea en las salas de parto como medio para facilitar el encajamiento y ayudar *el descenso del bebé por la excavación*.

“

«He llevado a la práctica los conocimientos recibidos durante el ciclo "Pelvis y parto", en las mujeres que vienen al centro de salud. Después del parto, me dijeron que una de las cosas que más les ha ayudado son los movimientos durante las contracciones con o sin balón grande.»

Teresa Martínez
Matrona en el Centro de Salud
Hospital Provincial de Alicante (España).

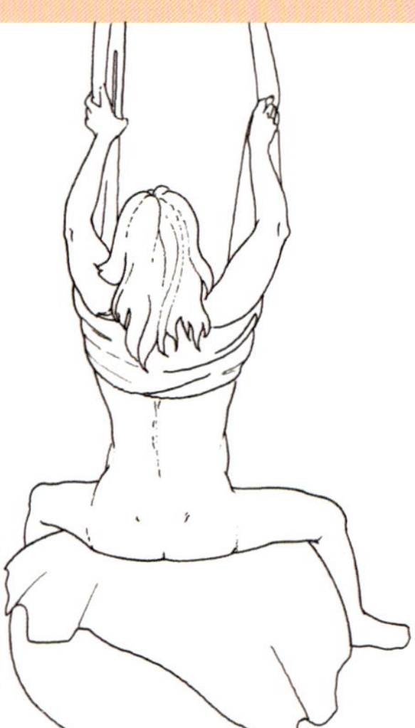

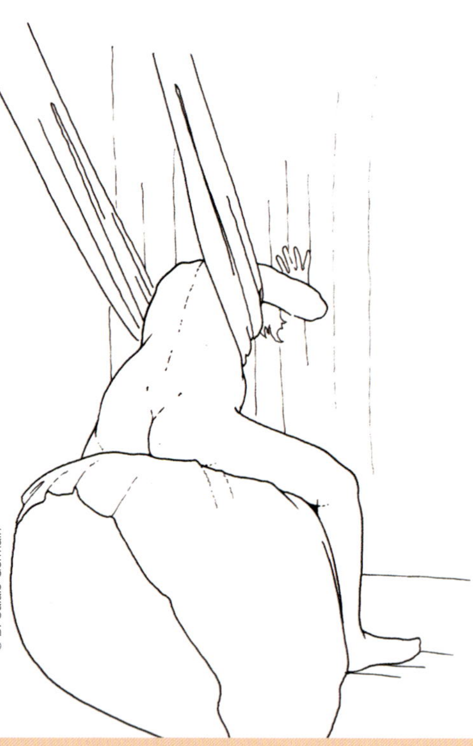

Pelvis que **puede apoyarse «entre sus huesos»** durante el parto

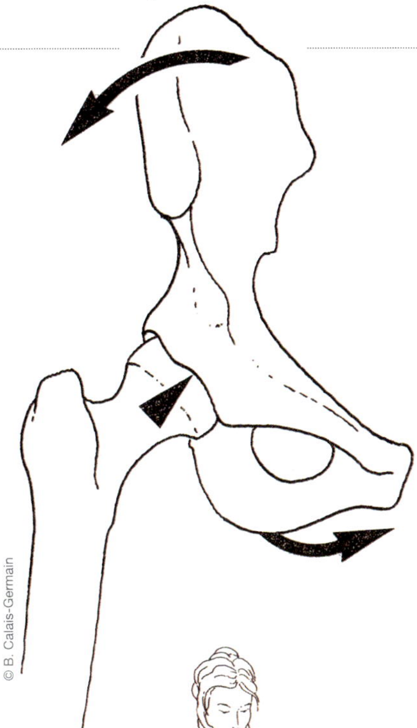

El fémur que sostiene los huesos por el cótilo, también los puede empujar y orientar. Esto puede compararse con la varilla del juego de los platos chinos, que empuja y guía el plato.

Por ejemplo:
• Una presión vertical sobre la parte alta del cótilo orienta al ilíaco a *aducción* (véase pág. 67);
• Una presión más oblicua hacia el fondo de la cavidad del cótilo orienta al ilíaco en *abducción* (véase pág. 66).

Esto puede observarse sobre todo en las posiciones de pie con las rodillas flexionadas, o a cuatro patas, las cuales posibilitan que la pelvis se oriente más libremente y sea empujada sobre las piernas (con las rodillas tensas, las tensiones musculares no permiten estos efectos óseos).

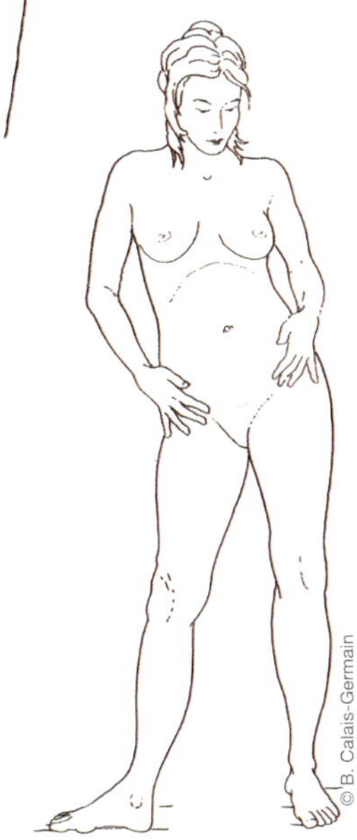

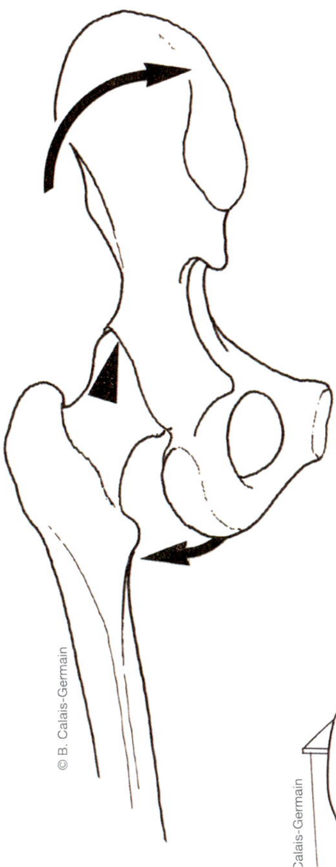

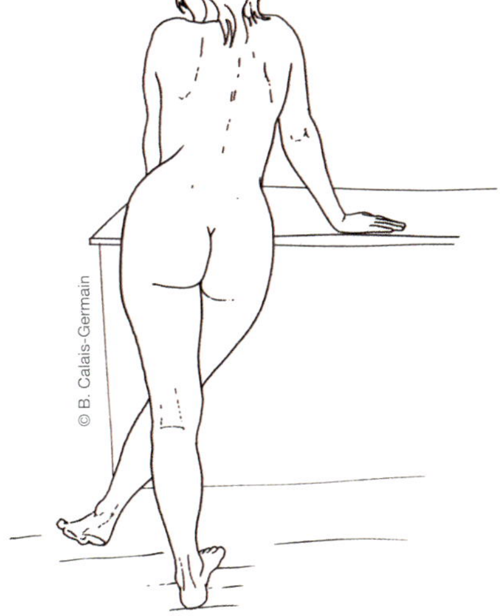

En esta imagen de una mujer de pie, se aprecia que apoya su pelvis desde el muslo, orientando su pelvis en inclinación «a partir de los apoyos».

La pelvis cambia de forma...

Pelvis **«presionada»** durante el parto

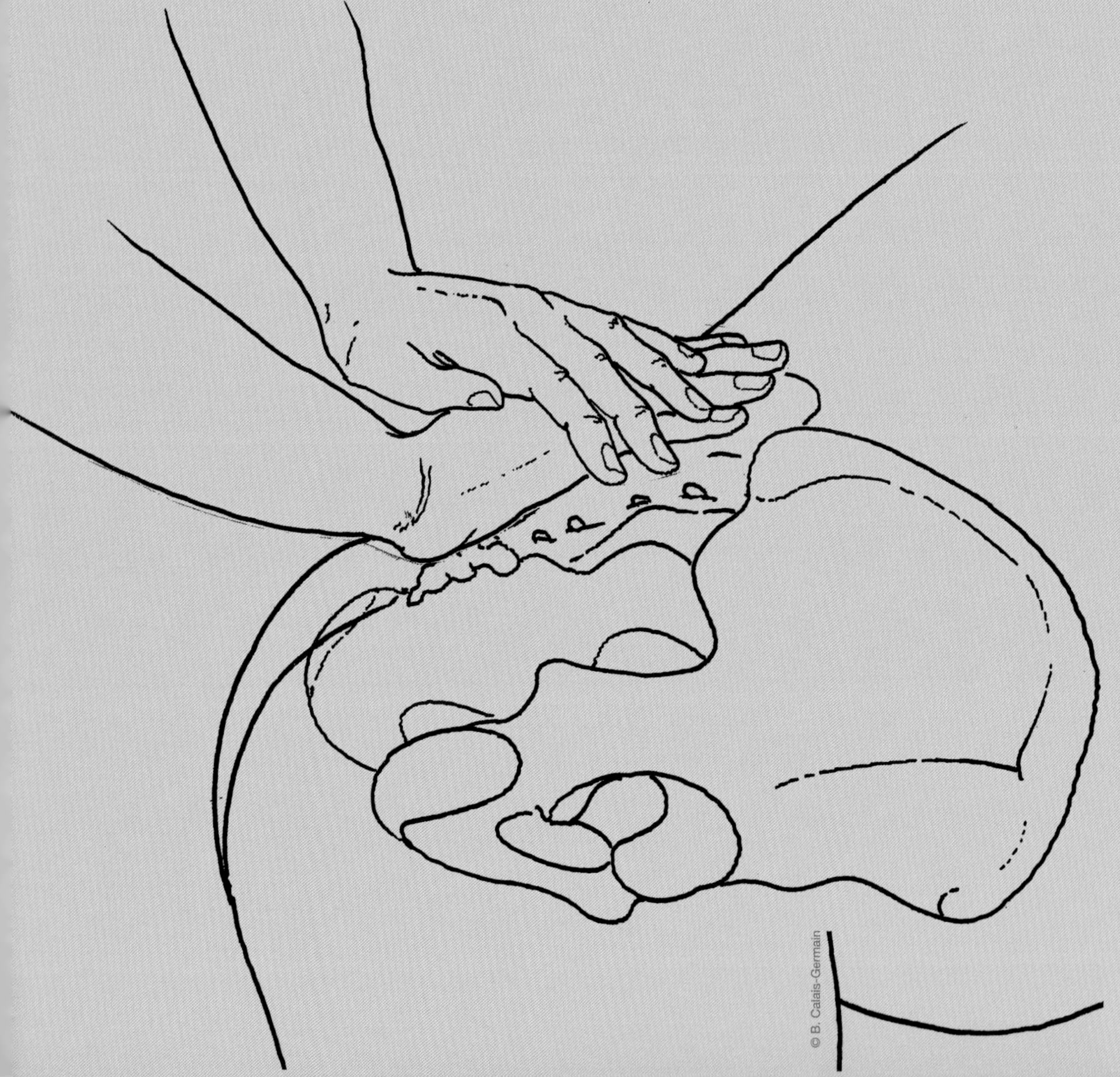

Presión manual sobre el **sacro y contranutación**

Una **presión manual** sobre el **sacro** puede provocar una **contranutación sacra.** Cómo hacerlo para no producir el efecto inverso

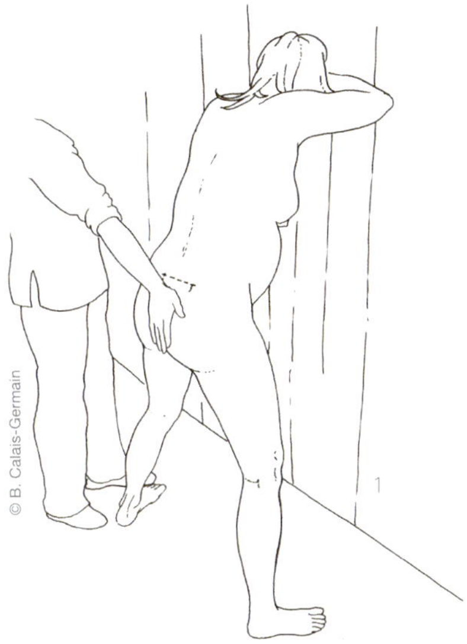

Una presión manual puede hacer bascular el sacro. En el momento del encajamiento, puede crearse así la contranutación desde el exterior, al mismo tiempo que la cabeza del feto busca su camino de entrada desde el interior.

Sin embargo, el lugar de la presión debe ser muy preciso: debe aplicarse en el sacro medio hacia el sacro-coxis[1 y 2] y no a nivel sacrolumbar, lo que provocaría el efecto inverso[3].

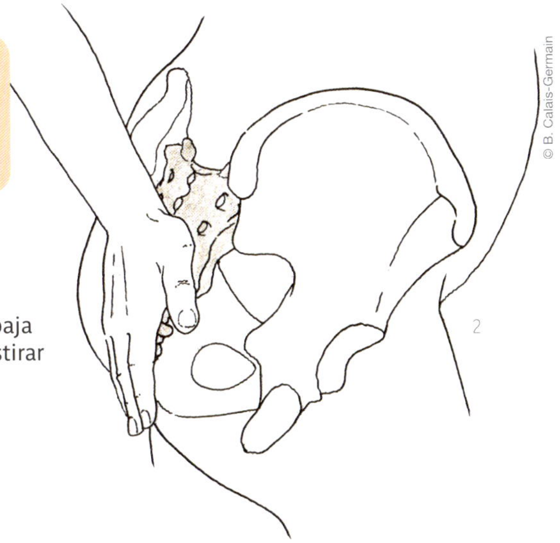

La dirección de la presión debe ir hacia la parte baja y no hacia el interior de la pelvis, para no sobreestirar los ligamentos ilioconjugados (véase pág. 30).
Las posiciones en las que puede practicarse esto:
- De pie con apoyo (en una pared u otros),
- A cuatro patas.

Concha Cuenca y Pepa Santamaría, matronas del hospital de Alcoy (Alicante, España), han presentado esta maniobra y la han analizado en el curso de «Pelvis y parto». Nos han contado que la realizan de forma puntual, cuando la mujer presenta dolores sacrolumbares persistentes, el cuello uterino no ofrece ninguna resistencia y la cabeza del feto se encuentra impactada a nivel del promontorio. La practican prudentemente, durante el tiempo de la contracción, y sobre todo si la mujer lo permite. Comprobando como la maniobra hace avanzar el descenso de forma muy rápida.

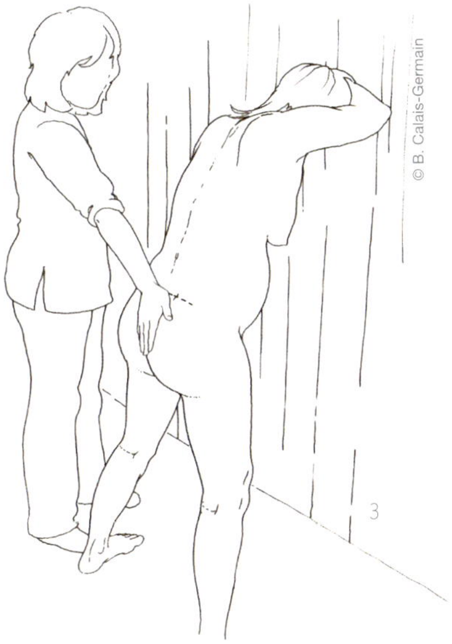

Presión manual sobre la **cresta ilíaca** y **pronación ilíaca**

Una **presión manual en la cresta ilíaca** puede provocar una **pronación del ilíaco**. Como hacerlo para **no desencadenar el efecto inverso**

Al ejercer una presión sobre las crestas ilíacas, se moviliza la pelvis en el sentido de un acercamiento de las crestas y una separación de la parte baja de la pelvis.

Sin embargo, hay que tener cuidado: ¡pueden producirse tres versiones posibles, con efectos casi opuestos!

1) Si se presionan las crestas ilíacas a nivel de los tubérculos glúteos (véase pág.17):
El movimiento es una aducción de los ilíacos. Separa los ísquiones, abriendo la arcada púbica. Es importante en la última fase del *expulsivo (tercer y cuarto plano)*.

Por tanto, es importante el lugar donde se instalan las manos para ejercer la presión. Es deseable que, en los casos en que puede recurrirse a personas que ayuden a la mujer, éstas la hayan practicado antes del parto.

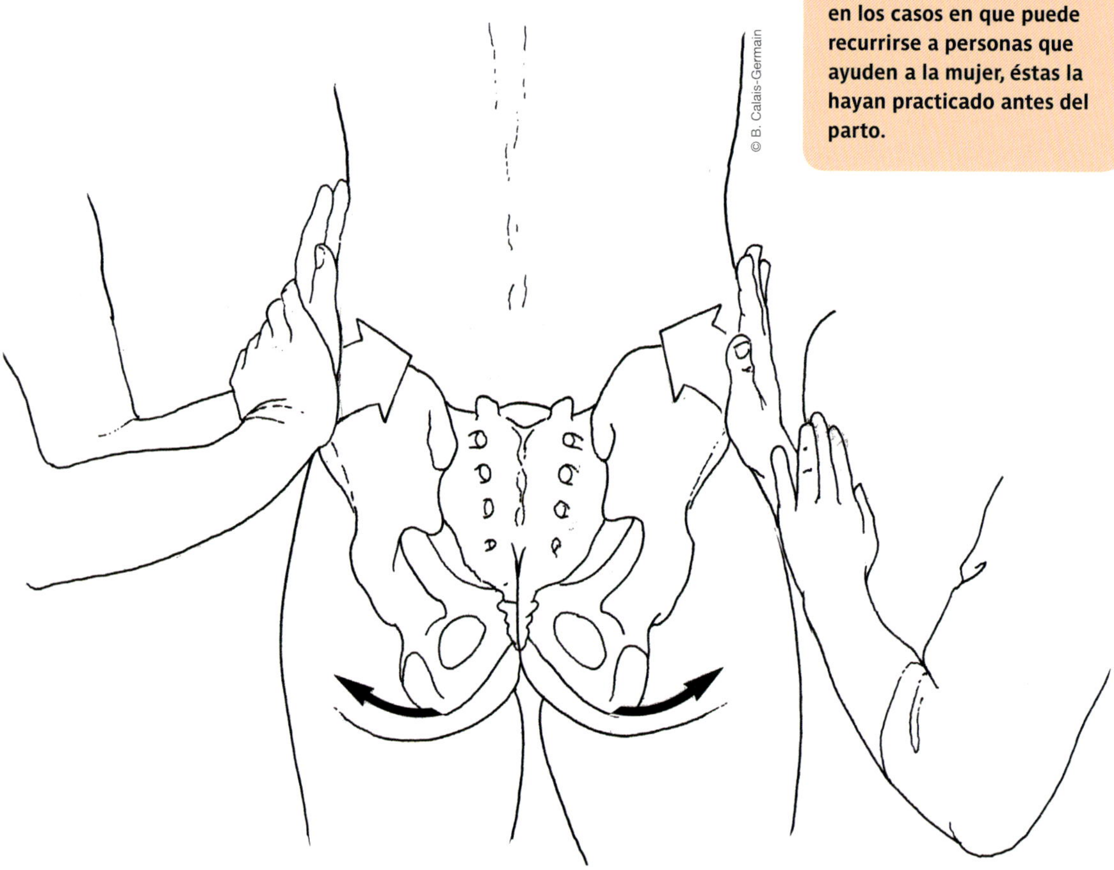

2) Si se presiona por delante de los tubérculos glúteos:
La *aducción* se combina con una cierta *rotación interna*: entonces se produce una *pronación* de los ilíacos que, además de ampliar un poco la arcada púbica, separa las espinas ciáticas. Este movimiento puede ser interesante en la última fase del *expulsivo* y también para *franquear las espinas ciáticas*.

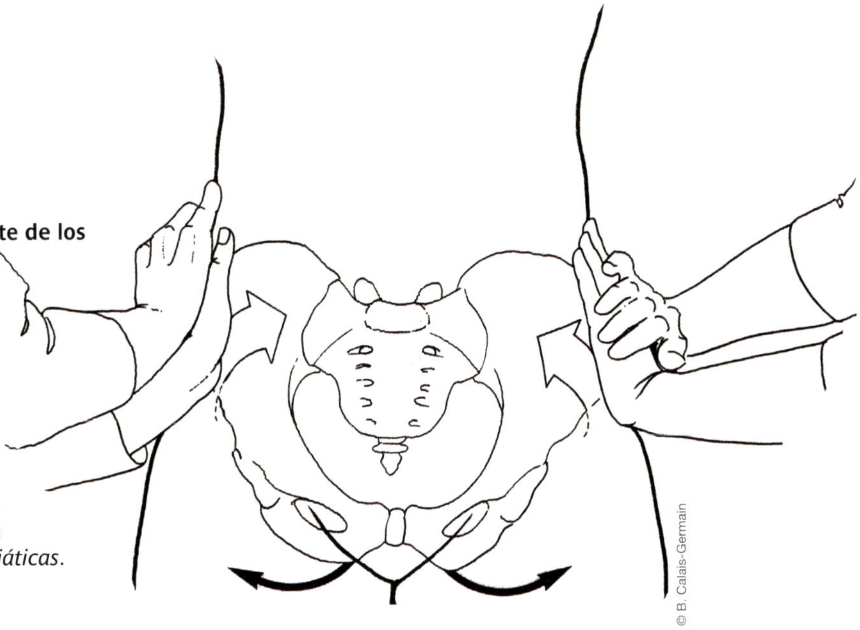

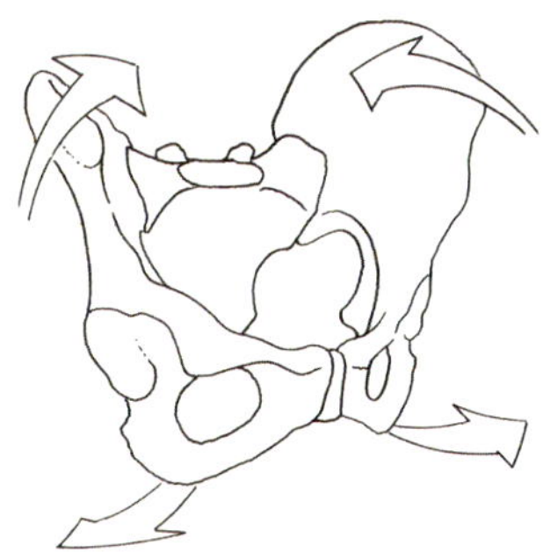

3) Si se presionan las crestas ilíacas por detrás de los tubérculos glúteos:
La aducción ilíaca se combina con una cierta rotación externa: entonces se produce más bien una rotación externa de los ilíacos.
Atención: esta maniobra no abre la arcada púbica y no separa las espinas ciáticas. Por tanto, no es interesante para franquear el tercer plano ni para la última fase del expulsivo.

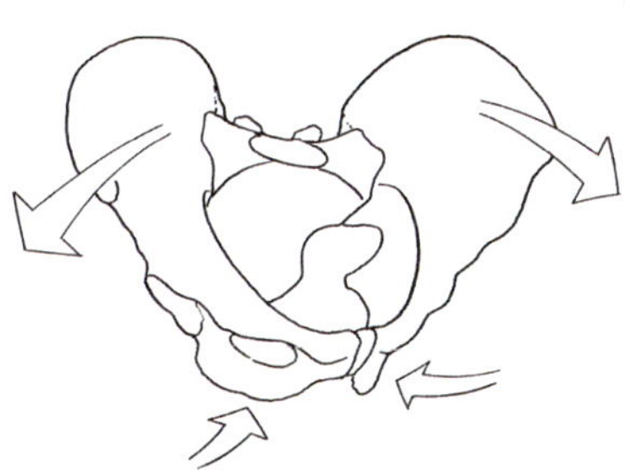

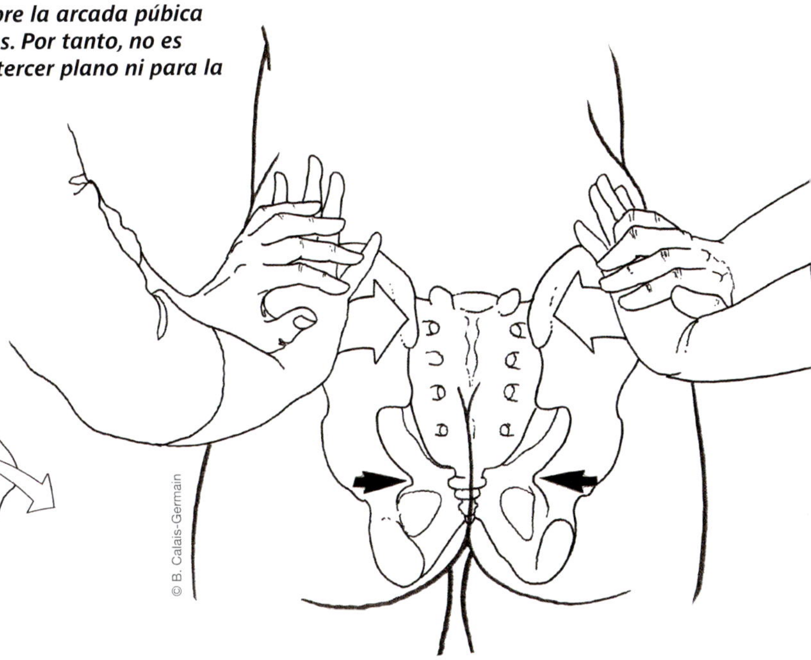

+

Esta maniobra forma parte de los movimientos propuestos por Ina May Gaskin, autora de «La maniobra de Gaskin». La practica a cuatro patas. Para más información, véase bibliografía pág. 173, Diversos artículos, «All-fours maneuver for reducing shoulder dystocia during labor».

6

Análisis de las principales posiciones de parto

Introducción

En este capítulo, presentamos una recopilación de las posiciones más frecuentes a lo largo del parto. Pero existen múltiples variaciones posibles. Por lo tanto, aquí hemos hecho una selección.

En las primeras posiciones expuestas, las caderas o la columna movilizan la pelvis en el plano *sagital*, es decir, hacia delante o hacia atrás. Estas posiciones se ven de perfil. Son bastante simples de observar, ya que todo se produce en un solo plano; ayudan en una primera fase de comprensión.

En el plano sagital, lo más importante son las amplitudes del movimiento. Así, la mayor parte de estas posiciones son «clásicas»: en el plano sagital el movimiento puede ya ser muy amplio.

Sin embargo, el parto es un acontecimiento asimétrico a nivel de la pelvis: las posiciones rara vez se organizan en un plano sagital *puro*.

En la práctica, lo más frecuente es que se mezclen en mayor o menor medida con otros planos, lo que dará lugar a *variantes*.

En consecuencia, el capítulo propone diferentes posiciones, en las que partimos de la primera, sagital y simétrica, para llegar a los planos frontal y transversal, es decir, las rotaciones de la cadera, y las asimetrías de las «piernas».

Esto enriquece las posibilidades y aporta elementos de análisis que permiten la comprensión de lo que ocurre cuando una mujer pare sin estar limitada en sus movimientos y elige posiciones y movimientos atípicos o «raros», según el testimonio de las matronas.

Estos elementos de análisis también servirán para proponer a la mujer otras posibilidades, sabiendo el cómo y el porqué de lo que se les propone.

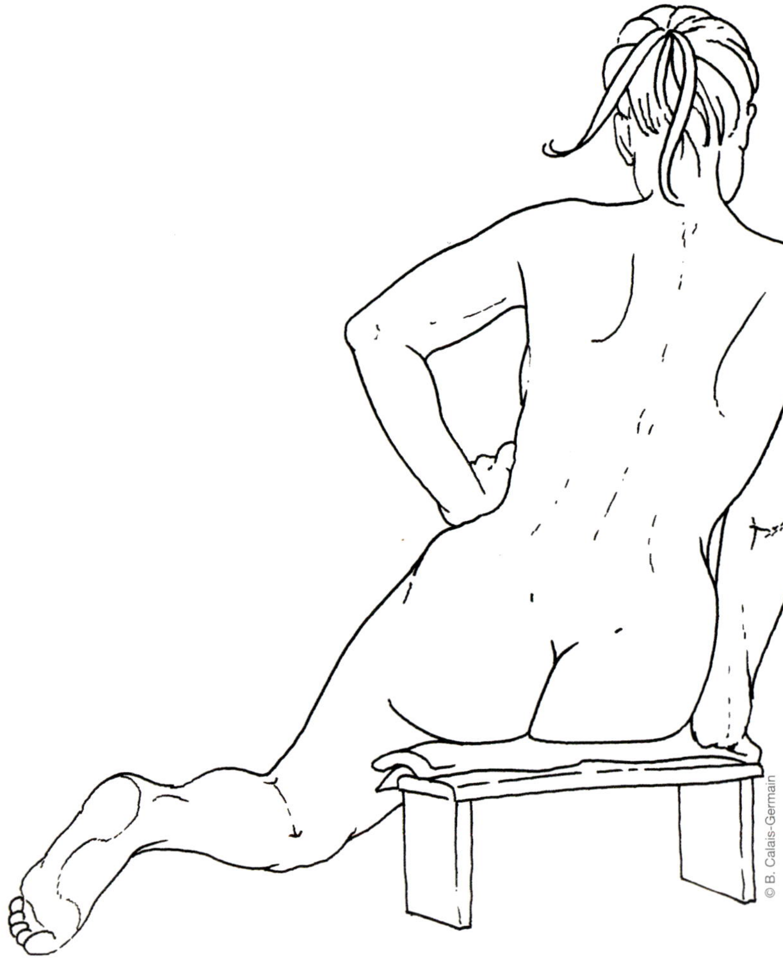

Parámetros de observación de las posiciones

1. Descripción de la posición

Descripción global destacando los rasgos característicos.

2. ¿Cómo están las caderas?

Descripción de su posición (véase Capítulo 4).

3. ¿Cómo están las rodillas (y los pies)?

Descripción de su posición.

4. ¿Las extremidades inferiores están simétricas?

Se trata de un aspecto importante en la observación para poder comprobar si la posición corresponde a una posible asimetría de la pelvis.

5. ¿Está apoyada la pelvis?

Este apartado describirá tanto las partes apoyadas de la pelvis, como los elementos exteriores sobre los que se apoya la pelvis.

6. ¿Están libres los dos huesos ilíacos?

Si pueden moverse o están fijos en una posición, o son arrastrados en una determinada dirección.

7. ¿Está libre el sacro?

Si puede moverse o está fijo en una posición, o es arrastrado en una determinada dirección.

8. ¿Se modifican los estrechos por la posición?

¿Se han ampliado o reducido, de delante hacia atrás y/o lateralmente?

9. Observaciones

Posiciones del parto...

Posiciones acostadas sobre la espalda

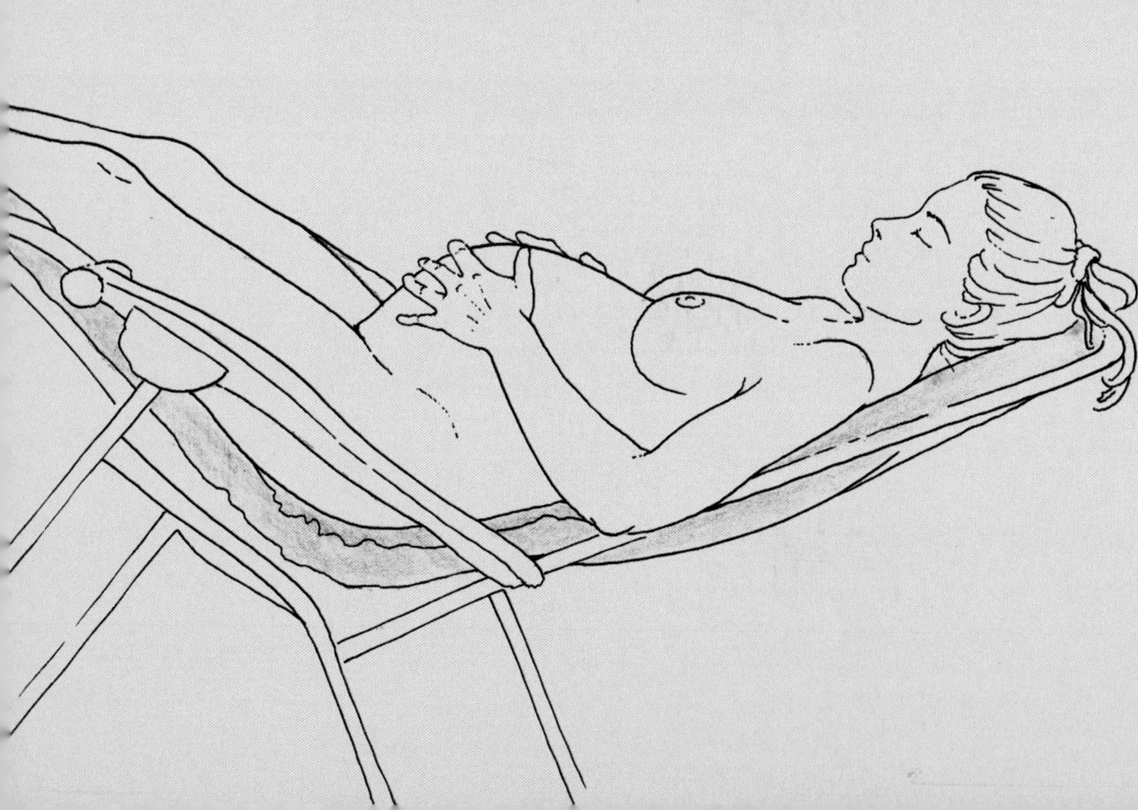

Presentación de las posiciones **acostadas sobre la espalda**

El motivo de abordar estas posiciones en primer lugar es porque suelen ser las más habituales en los hospitales, en particular, para la monitorización, los tactos vaginales y la analgesia epidural.
Asimismo, muchas mujeres solicitan acostarse al llegar al hospital para descansar. Si el feto está poco encajado (lo cual es muy frecuente), la gravedad arrastra la cavidad abdominal hacia atrás y no hacia la pelvis.
Las contracciones uterinas luchan contra dos fuerzas: la gravedad no favorable al encajamiento y la falta de movilidad del sacro.
En el caso en que deba mantenerse esta posición para una exploración ginecológica, se puede colocar un material blando - cojín de gel, de líquido o de aire - debajo del sacro para permitir la movilidad de la zona.

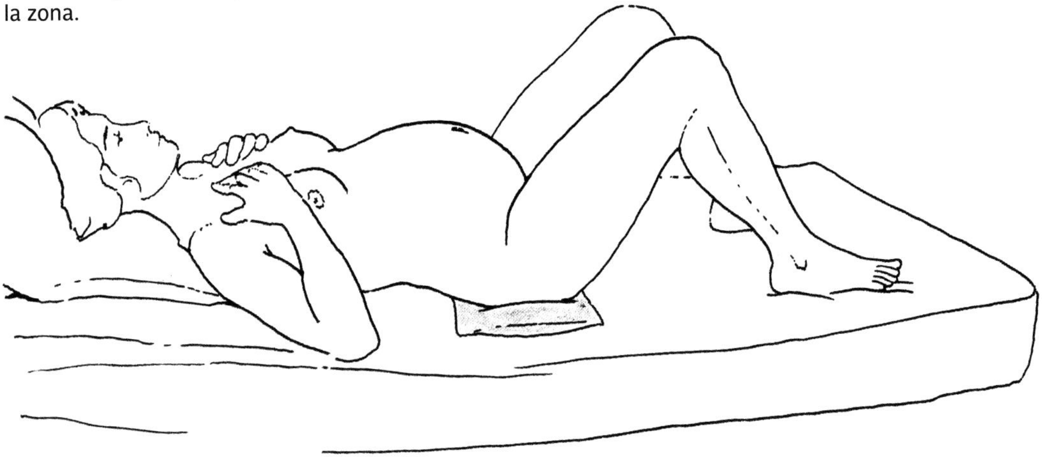

Si la mujer quiere mantener esta posición para descansar, al elevar la cama, se modifica la posición del útero y la contracción se hace más favorable al encajamiento.

Posiciones acostadas sobre la espalda
Con **pequeña flexión del fémur**

1) Descripción de la posición
El tronco está acostado, las rodillas flexionadas, los pies apoyados sobre la cama, la mesa o el soporte.

2) ¿Cómo están las caderas?
En flexión de alrededor de 45º.

3) ¿Cómo están las rodillas?
En flexión de alrededor de 90º.

4) ¿Las extremidades inferiores están simétricas?
Si.

5) ¿Está apoyada la pelvis?
Está apoyada en toda su parte posterior.

6) ¿Están libres los dos huesos ilíacos?
Sí, por que la flexión de la cadera no supera los 90º.

7) ¿Está libre el sacro?
El sacro está frenado por la cama o la mesa de partos.

8) ¿Se modifican los estrechos por la posición?
No.

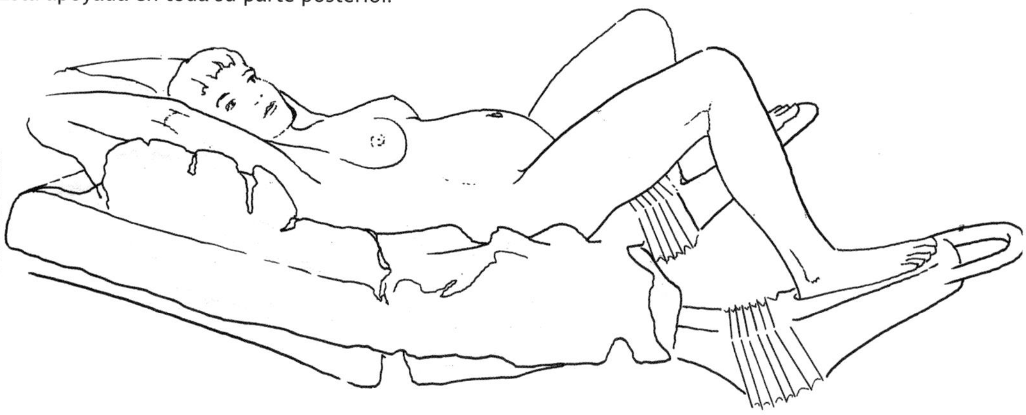

9) Observaciones
• Esta posición no exige ningún trabajo de los músculos posturales, lo que permite un descanso considerable, si la mujer está fatigada.
• Esta posición es práctica para el personal obstétrico y se ha utilizado habitualmente, en particular, en caso de epidural y de monitorización.
• Con frecuencia, la mujer se queja de «dolor de riñones». Los ligamentos sacroilíacos posteriores están en tensión y comprimidos durante la dilatación. El feto debe encajarse, pero la posición se lo impide, lo que provoca los dolores.
• Desde el punto de vista de la movilidad pélvica, esta posición no resulta favorecedora. Todas las estructuras posteriores están obstaculizadas y comprimidas, lo que constituye un factor de dolor y estrés.

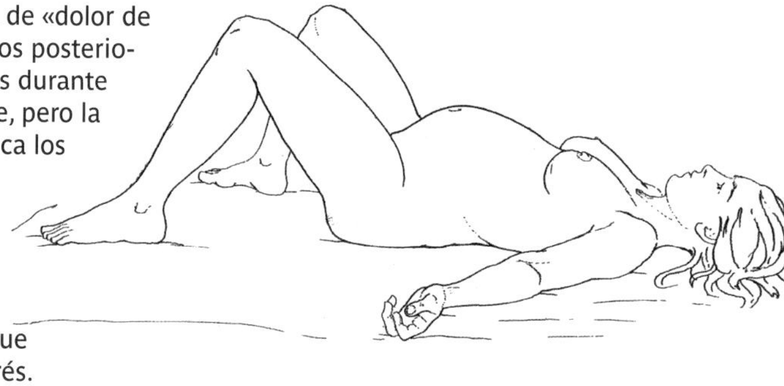

Posiciones acostadas sobre la espalda

«acostada medio sentada»

1) Descripción de la posición
El tronco está sostenido, inclinado entre 20° y 45° (sea por la cama regulable, sea por grandes cojines en la espalda). Las piernas están estiradas o en posición de sastre, o bien con una flexión media de caderas y rodillas.

2) ¿Cómo están las caderas?
En flexión de entre 45° y 90° y/o rotación externa.

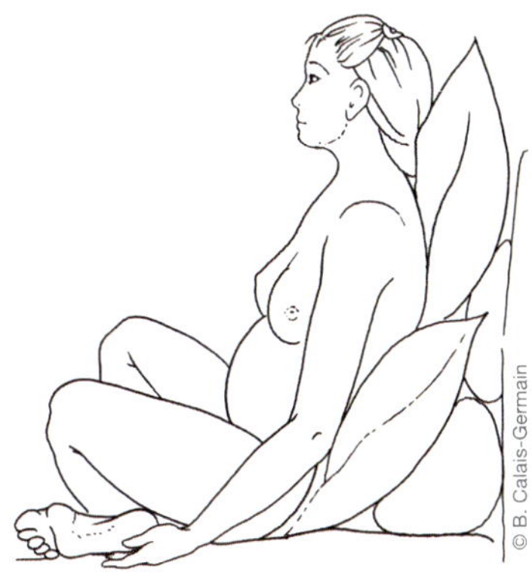

3) ¿Cómo están las rodillas?
En flexión más o menos importante.

4) ¿Las extremidades inferiores están simétricas?
Las piernas pueden o no estar simétricas.

5) ¿Está apoyada la pelvis?
Está apoyada sobre la parte posterior de los ísquiones y sobre el sacro, lo que la fija en retroversión.

6) ¿Están libres los dos huesos ilíacos?
Poco. Son arrastrados en supinación ilíaca.

7) ¿Está libre el sacro?
Tiene poca movilidad. El apoyo sobre el coxis lo arrastra en contranutación.

8) ¿Se modifican los estrechos por la posición?
Si. En posición de sastre, el estrecho superior se amplía transversalmente.

9) Observaciones
• Desde el punto de vista articular y muscular, puede haber bastante movilidad pélvica. Sin embargo, la pelvis se ve impedida por los apoyos y por el peso del abdomen grávido.
• La posición de sastre es una posición de descanso interesante para el principio de la dilatación, debido a la posición de rotación externa de las piernas que arrastran los ilíacos en supinación ilíaca.

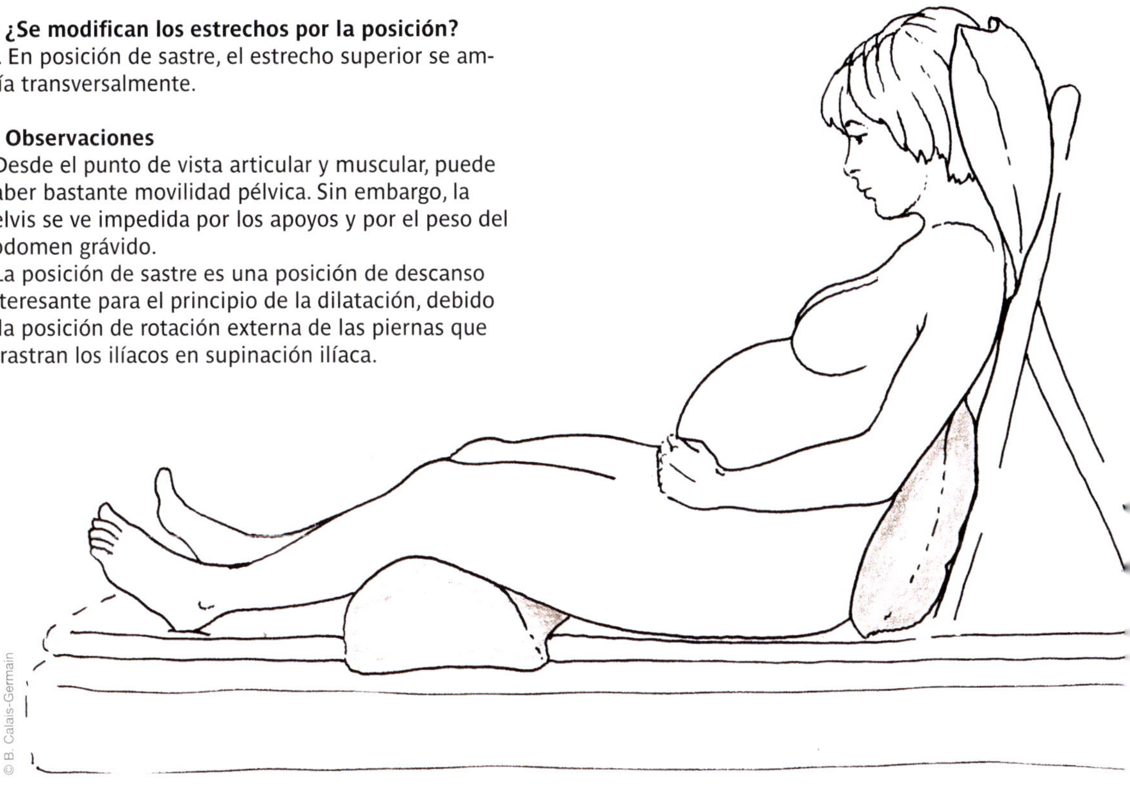

Con una **gran flexión** y **rotación externa** del fémur

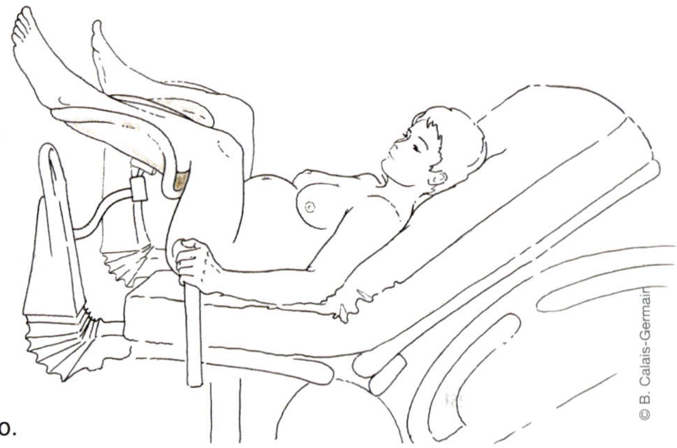

1) Descripción de la posición
El tronco está inclinado, más o menos sostenido, las piernas colocadas sobre los estribos con una flexión importante de los muslos y rotación externa de los fémures.

2) ¿Cómo están las caderas?
Simultáneamente, en flexión superior a 90º, abducción y rotación externa.

3) ¿Cómo están las rodillas y los pies?
Las rodillas están flexionadas y los pies sin apoyo.

4) ¿Las extremidades inferiores están simétricas?
Si.

5) ¿Está apoyada la pelvis?
Está apoyada en su parte posterior.

6) ¿Están libres los dos huesos ilíacos?
No. Son arrastrados en nutación por la flexión de las caderas y en supinación por la rotación externa.

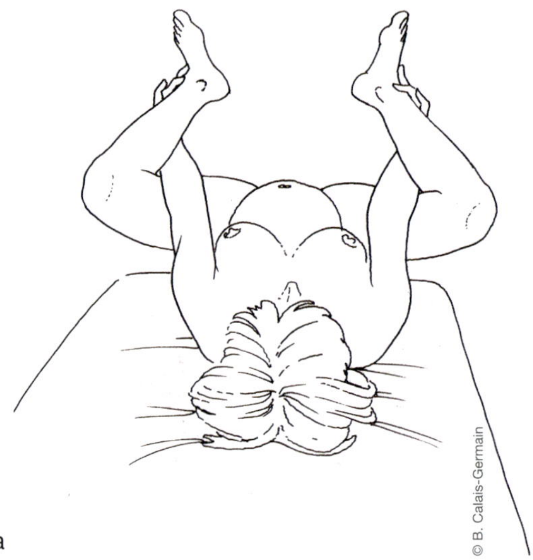

7) ¿Está libre el sacro?
No. Está frenado por el apoyo en la mesa, a no ser que se libere la parte de la mesa que se encuentra por debajo del mismo.

8) ¿Se modifican los estrechos por la posición?
El estrecho inferior se amplía de delante atrás y se reduce lateralmente.

9) Observaciones
• Durante muchos años, esta posición ha sido casi la única utilizada en la fase final del parto.
• Desde el punto de vista de la movilidad pélvica, es interesante para la última fase del expulsivo debido a la gran nutación ilíaca, con lo que la cabeza del feto puede movilizar el sacro en nutación, siempre y cuando no esté apoyado.
• La gravedad no dirige la cabeza del feto hacia el periné, sino hacia la parte posterior de la pelvis y, por tanto, hacia el periné posterior, que puede estar demasiado distendido (sobre todo en el caso de la epidural y si se insta a la mujer a empujar con el diafragma o pujo en apnea).

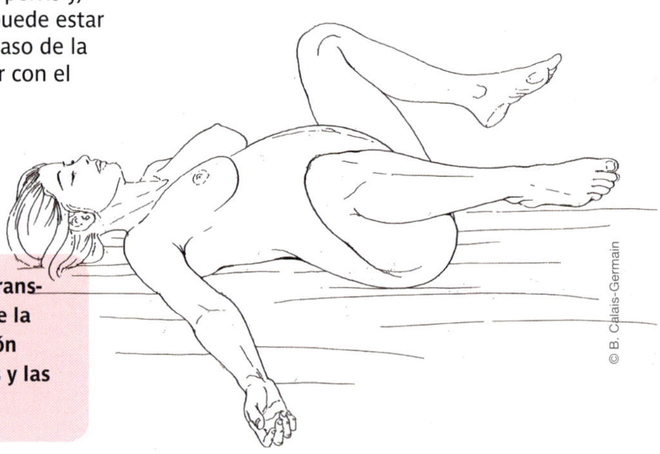

!

Es menos adecuada en el plano frontotransversal, ya que las rotaciones externas de la cadera arrastran los ilíacos en supinación y reducen el espacio entre los ísquiones y las ramas isquiopúbicas.

Con una **gran flexión** y **rotación interna** del fémur

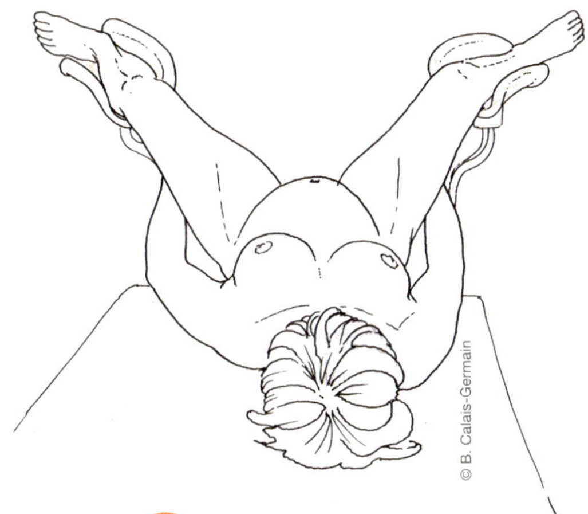

1) Descripción de la posición
El tronco está acostado, las piernas colocadas sobre los estribos con una fuerte flexión de los muslos y rotación interna de las caderas.

2) ¿Cómo están las caderas?
En flexión superior a 90°. Se añade una rotación interna y abducción de los fémures.

3) ¿Cómo están las rodillas y los pies?
Las rodillas están flexionadas y los pies sin apoyo.

4) ¿Las extremidades inferiores están simétricas?
Si.

5) ¿Está apoyada la pelvis?
Está apoyada sobre su parte posterior y alta.

6) ¿Están libres los dos huesos ilíacos?
No. La flexión de las caderas los arrastra en nutación y la rotación interna en pronación.

7) ¿Está libre el sacro?
No. Está frenado por el apoyo en la mesa, a no ser que se libere la parte de la mesa que se encuentra debajo del sacro.

8) ¿Se modifican los estrechos por la posición?
Se amplían los diámetros sagital y transversal de los estrechos medio e inferior. La arcada púbica del triángulo anterior del periné se agranda.

9) Observaciones
• Se trata de una posición utilizada habitualmente en la última fase del expulsivo.
• Con la epidural, el gesto de colocar la pierna en rotación interna debe efectuarse muy suavemente, sin forzar, ya que se podrían lesionar los ligamentos internos de las rodillas.
• Con frecuencia, es la propia mujer la que tiene necesidad de agarrarse los muslos por la parte externa, colocando así los fémures en rotación interna.

!

Es conveniente tanto en el plano sagital, como en el frontotransversal, ya que las rotaciones internas de las caderas arrastran los ilíacos en pronación y amplían el espacio entre las espinas ciáticas, los ísquiones y las ramas isquiopúbicas.

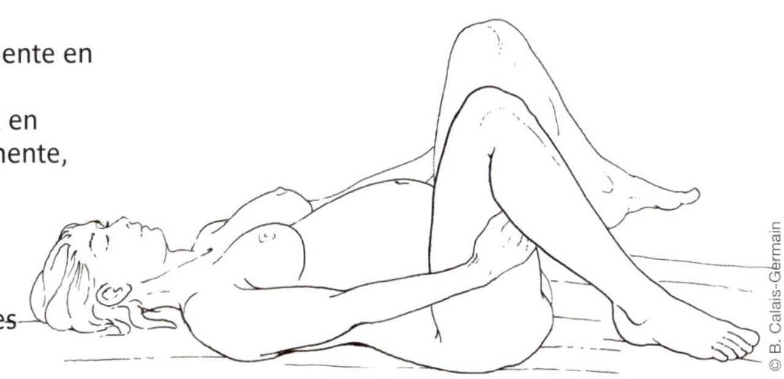

+

Maniobra de la rana
Se ha presentado en un curso por una matrona del equipo de la Maternidad de Belvédére en Mont Saint Aignan (Francia). Este equipo refiere que es eficaz para hacer avanzar el descenso del feto. La mujer se acuesta sobre la mesa de partos. Dos personas sostienen sus piernas a cada lado de la mesa y las movilizan una en un sentido y la otra en sentido opuesto. Realizando gran flexión de la cadera en una y gran extensión de la cadera en la otra; rotación externa en una y rotación interna en la otra, efectuando circunducciones en uno u otro sentido al mismo tiempo. Estos movimientos arrastran los dos huesos ilíacos en todos los planos y de forma asimétrica. La excavación se transforma al máximo. Esto se puede practicar con la epidural y con la mujer acostada sobre la espalda.

Posiciones del parto...

Posiciones acostadas de lado

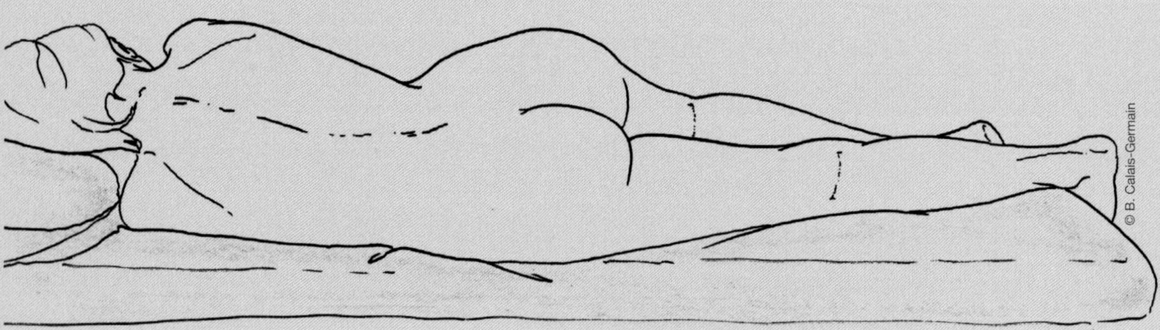

Presentación de las posiciones **acostadas de lado**

Las posiciones acostadas de lado ofrecen ventajas en comparación con las posiciones acostadas de espalda.

Son interesantes en todas las etapas del parto. Pueden mantenerse durante un tiempo prolongado. La mujer descansa y los músculos posturales no necesitan trabajar. El útero está bien orientado y, a menudo, sostenido por la cama, lo que facilita el encajamiento en el estrecho superior, sobre todo, en caso de epidural. Las contracciones son eficaces y la mujer puede relajarse al mismo tiempo.

Estas posiciones son compatibles con la epidural. El acompañante puede masajear, presionar o calentar las sacroilíacas y el sacro, lo que alivia el dolor. Si se sostiene la pierna de encima, la pelvis tiene la libertad de moverse, ya que no carga sobre la cadera superior. Este soporte permite también alinear el muslo de encima paralelo al de apoyo, suprimiendo la aducción que podría frenar un poco los movimientos sagitales de la pelvis.

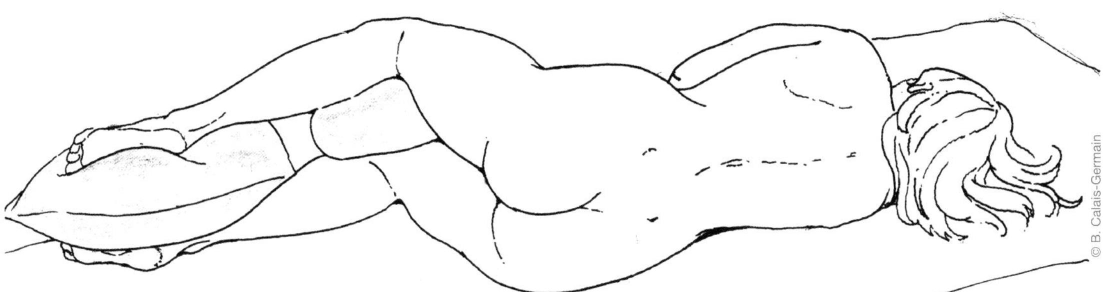

Este soporte también permite numerosas adaptaciones que pueden facilitar el encajamiento, sobre todo en caso de epidural: se puede cambiar de lado, colocar asimétricamente las piernas y crear numerosas modificaciones del ilíaco.

Las posiciones acostadas de lado se utilizan en los protocolos hospitalarios de Inglaterra. En Francia, se habla a veces de posiciones *a la inglesa*.

Las variantes descritas a continuación son adecuadas como alternativa y complemento de la posición sobre la espalda tanto durante la dilatación como en la última fase del expulsivo.

Posiciones acostadas de lado

Con una **pequeña flexión** del fémur

Posición también denominada **«a la inglesa»** o de **«decúbito lateral»**

1) Descripción de la posición
El tronco está acostado de lado, la pierna de encima colocada paralelamente a la de debajo, sostenida por un material tipo cojín grande, estribo o un sistema «hamaca», o aguantada por un tercero.

2) ¿Cómo están las caderas?
En flexión de alrededor de 45° a 70°. Por tanto, en este caso, no se rebasan los 90°.

3) ¿Cómo están las rodillas?
En flexión de alrededor de 45° a 90°.

4) ¿Las extremidades inferiores están simétricas?
Están más o menos simétricas.

5) ¿Está apoyada la pelvis?
Está apoyada sobre el cótilo, a su vez apoyado en la cabeza del fémur, a su vez apoyada sobre el trocánter mayor.

6) ¿Están libres los dos huesos ilíacos?
El ilíaco de abajo puede estar un poco frenado por la cama, pero tiene bastante libertad. El ilíaco de encima puede posicionarse en cualquier sentido. Hay libertad de orientación.

7) ¿Está libre el sacro?
Tiene libertad para poder realizar la nutación o la contranutación.

8) ¿Se modifican los estrechos por la posición?
No se deforman por la posición.
Pueden modificarse por el feto.

9) Observaciones
- Se trata de una posición en la que la cabeza femoral y los huesos de la pelvis pueden acomodarse, adaptarse y cooperar de forma óptima.
- Esta posición tan «modulable» puede mantenerse durante un tiempo prolongado.
- Esta descripción se muestra sobre todo para los momentos intermitentes de dilatación.
- Por tanto, esta posición puede facilitar el encajamiento en el estrecho superior, sobre todo en caso de epidural.

Las variantes descritas a continuación son interesantes especialmente en la última fase del expulsivo. También pueden adoptarse de forma intermitente para facilitar el encajamiento.

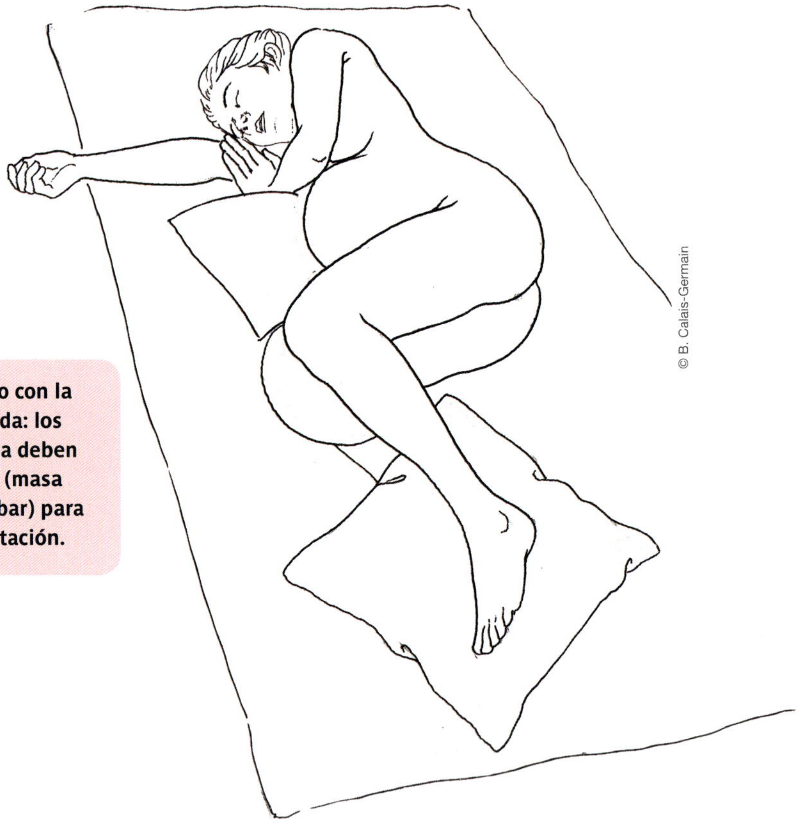

!

Hay que tener cuidado con la parte baja de la espalda: los músculos de la espalda deben mantenerse relajados (masa común, cuadrado lumbar) para no fijar el sacro en nutación.

Posiciones acostadas de lado

Con **asimetría de los miembros inferiores** (1)

Pierna **superior en extensión,** pierna **inferior en flexión**

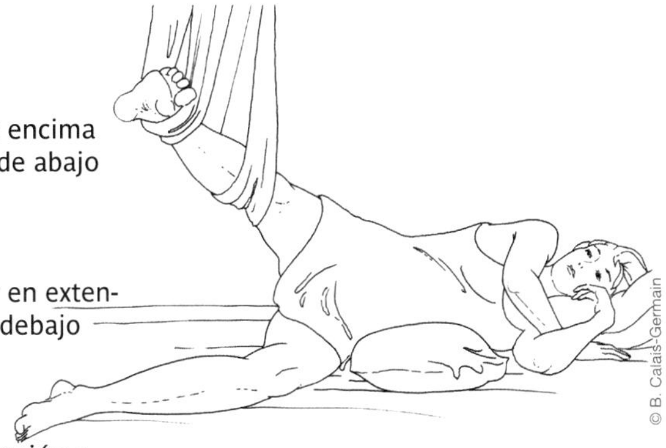

1) Descripción de la posición
El tronco está acostado de lado, la pierna de encima estirada o flexionada y sostenida. La pierna de abajo está flexionada.

2) ¿Cómo están las caderas?
La cadera de la pierna de arriba puede estar en extensión o en flexión. La cadera de la pierna de debajo está en flexión de 90º o más.

3) ¿Cómo están las rodillas?
La rodilla de la pierna de arriba está en extensión o en flexión. La rodilla de la pierna de debajo está en flexión.

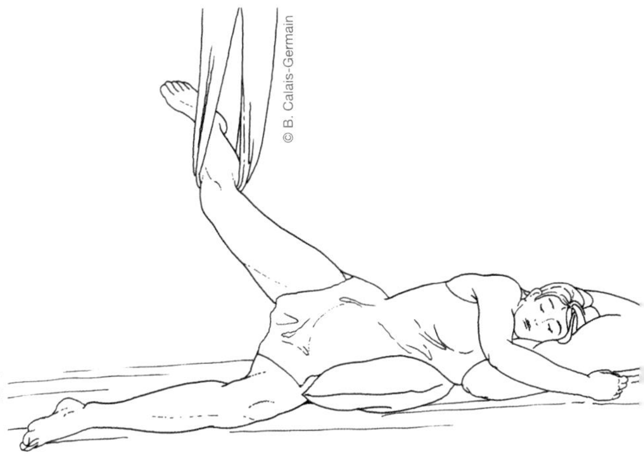

4) ¿Las extremidades inferiores están simétricas?
No.

5) ¿Está apoyada la pelvis?
Está apoyada sobre el cótilo, a su vez apoyado en la cabeza del fémur, a su vez apoyada sobre el trocánter mayor.

6) ¿Están libres los dos huesos ilíacos?
El ilíaco de encima está en contranutación ilíaca durante la extensión de cadera.
El ilíaco de debajo, un poco frenado por la cama, está más o menos libre hasta 90º de flexión, y en nutación ilíaca a partir de los 90º de flexión. Los dos ilíacos están asimétricos.

7) ¿Está libre el sacro?
El sacro se encuentra un poco en cizalla a causa de la posición de los ilíacos pero puede deformarse desde el interior.

8) ¿Se modifican los estrechos por la posición?
Los estrechos están asimétricos por la posición.

9) Observaciones
• Esta posición es muy interesante cuando la cabeza del feto empieza a rotar dentro de la excavación, sobre todo en caso de epidural. Por ejemplo, si la mujer presenta una dilatación completa, pero la cabeza todavía está muy alta, se le puede proponer mover la pierna de encima – o bien, que otra persona la mueva – para movilizar el ilíaco y permitir que el feto se enfile. Al mismo tiempo, la pierna de debajo puede colocarse libremente. En este caso, la excavaciónse asimetriza en movimiento, de modo que la mujer va alternando las posiciones (variante 1 + variante 2) y va cambiando de lado.
• Los testimonios de las matronas refieren que, en esta situación, la rapidez con la que puede rotar y descender la cabeza del primer al tercer plano es espectacular, sin que sea necesario que la mujer «empuje» demasiado.

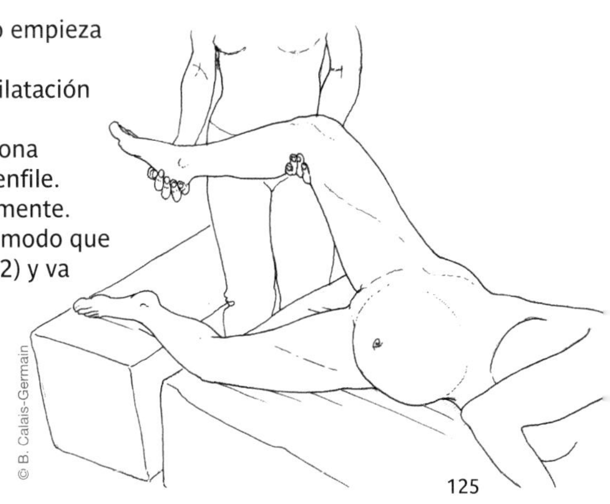

Posiciones acostadas de lado

Con **asimetría de los miembros inferiores** (2)

Pierna **superior en flexión/rotación interna,** pierna **inferior en extensión**

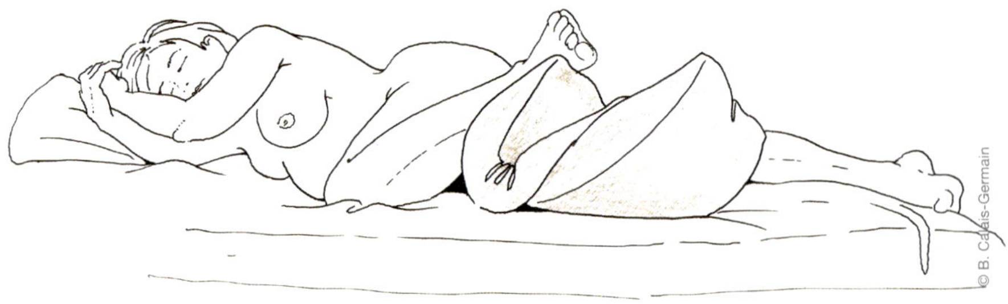

1) Descripción de la posición: Variante 2
El tronco está acostado de lado, un poco inclinado hacia delante y hacia la cama. La pierna de encima está flexionada, la rodilla flexionada y apoyada sobre la cama. El pie está elevado y apoyado sobre un soporte. La pierna de debajo está estirada.

2) ¿Cómo están las caderas?
La cadera de encima está en flexión de más de 90° y rotación interna. La cadera de debajo está en extensión.

3) ¿Cómo están las rodillas?
La rodilla de la pierna de arriba está en flexión. La rodilla de la pierna de debajo está en extensión.

4) ¿Las extremidades inferiores están simétricas?
No.

5) ¿Está apoyada la pelvis?
Está apoyada sobre el cótilo, a su vez apoyado en la cabeza del fémur, a su vez apoyada sobre el trocánter mayor.

6) ¿Están libres los dos huesos ilíacos?
El ilíaco de encima se encuentra arrastrado en una gran nutación y pronación ilíaca. El ilíaco de debajo se encuentra en contranutación ilíaca.

7) ¿Está libre el sacro?
Se encuentra retorcido entre los dos ilíacos asimétricos, lo que le resta libertad de movimiento. Sin embargo, al no estar frenado por los apoyos del exterior, puede deformarse desde el interior.

8) ¿Se modifican los estrechos por la posición?
Si. Están asimétricos.
• ***Para el estrecho medio:*** la espina ciática de encima está desplazada hacia el exterior, hacia arriba y hacia delante. La espina ciática del ilíaco de debajo está desplazada hacia atrás y abajo.
• ***Para el estrecho inferior:*** las dos ramas isquiopúbicas están asimétricas.
La de arriba se desplaza hacia delante por la nutación del ilíaco y hacia el exterior por la rotación interna. La inferior se desplaza hacia atrás por extensión de la pierna.

9) Ver «Observaciones» página siguiente.

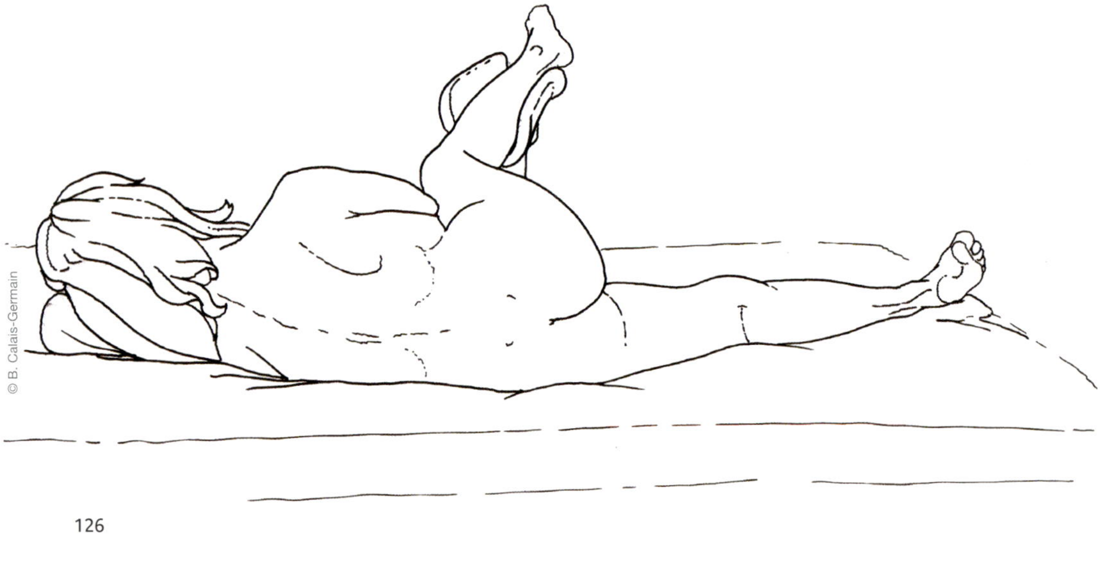

Posiciones acostadas de lado

Con **asimetría de los miembros inferiores** (3)

Pierna **superior en flexión/rotación externa** pierna **inferior en extensión**

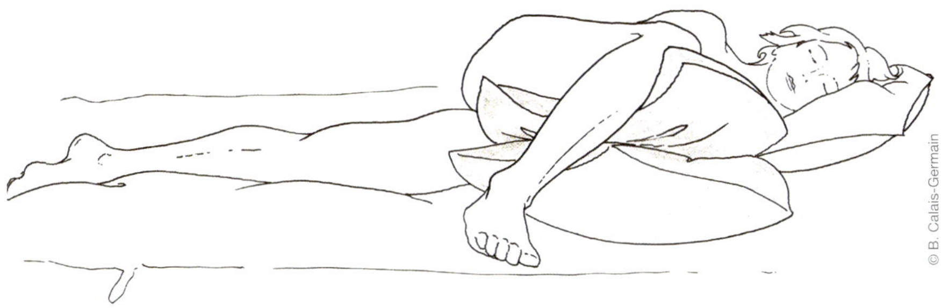

1) Descripción de la posición: Variante 3
En este caso, la rodilla está apoyada y elevada sobre un soporte y el pie sobre la cama.

2) ¿Cómo están las caderas?
Aquí, el fémur se encuentra en rotación externa.

3), 4), 5) Ver página precedente.

6) ¿Están libres los dos huesos ilíacos?
Aquí el hueso ilíaco realiza una supinación (a causa de la rotación externa).

7) Ver página precedente.

8) ¿Se modifican los estrechos por la posición?
Si. Están asimétricos.
• ***Para el estrecho medio:*** la espina ciática del ilíaco de encima continua desplazada hacia arriba y hacia delante aunque en este caso hacia el interior por la rotación externa.
• ***Para el estrecho inferior:*** los dos ísquiones siempre están asimétricos. El de arriba avanzado (nutación), pero se acerca al centro (rotación externa).

9) Observaciones (correspondientes a págs. 126 y 127)
• Estas posiciones son muy eficaces en el caso de epidural. A menudo, se proponen a la mujer, cuando la cabeza todavía se encuentra alta en la excavación (primer o segundo plano). Se les puede proponer mantener la posición durante un cierto tiempo, para después, pasar del otro lado adoptando la misma posición.
• También se utilizan en la última fase del expulsivo, con la rotación interna. La abertura del estrecho inferior es máxima, añadiéndose varias ventajas: por un lado, la asimetría de los ilíacos, por otra, el sacro tiene libertad al no estar frenado por detrás. Por delante, el vientre grávido se inclina hacia la cama separándose del sacro.
• Estas posiciones son confortables para el personal de obstetricia, salvo en lo que se refiere a la orientación de la salida que no es habitual.

Las matronas españolas conocen estas dos variantes por el nombre de *posición de Sims*.

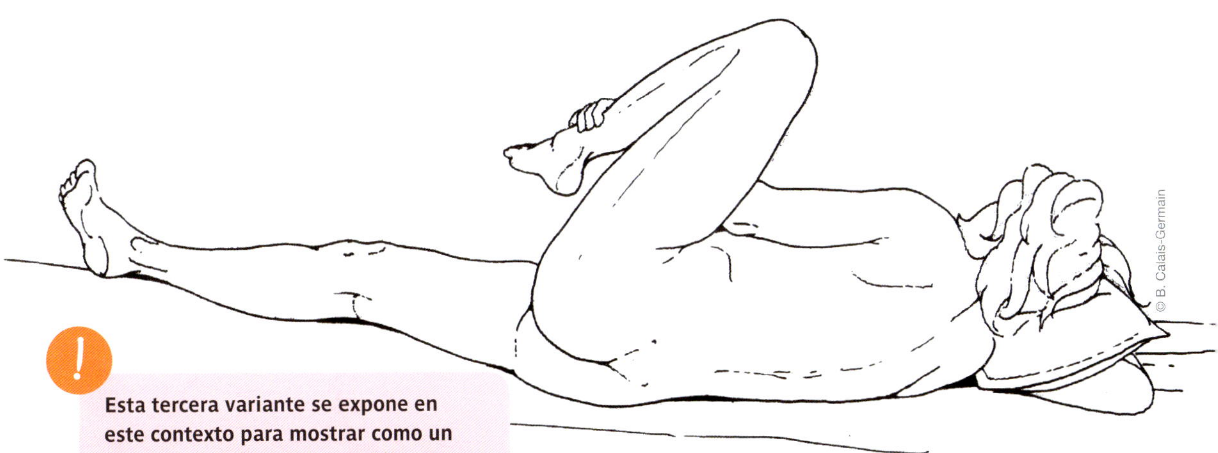

!

Esta tercera variante se expone en este contexto para mostrar como un pequeño detalle puede modificar la forma de la pelvis interna.

Posiciones del parto...

Posiciones sentadas

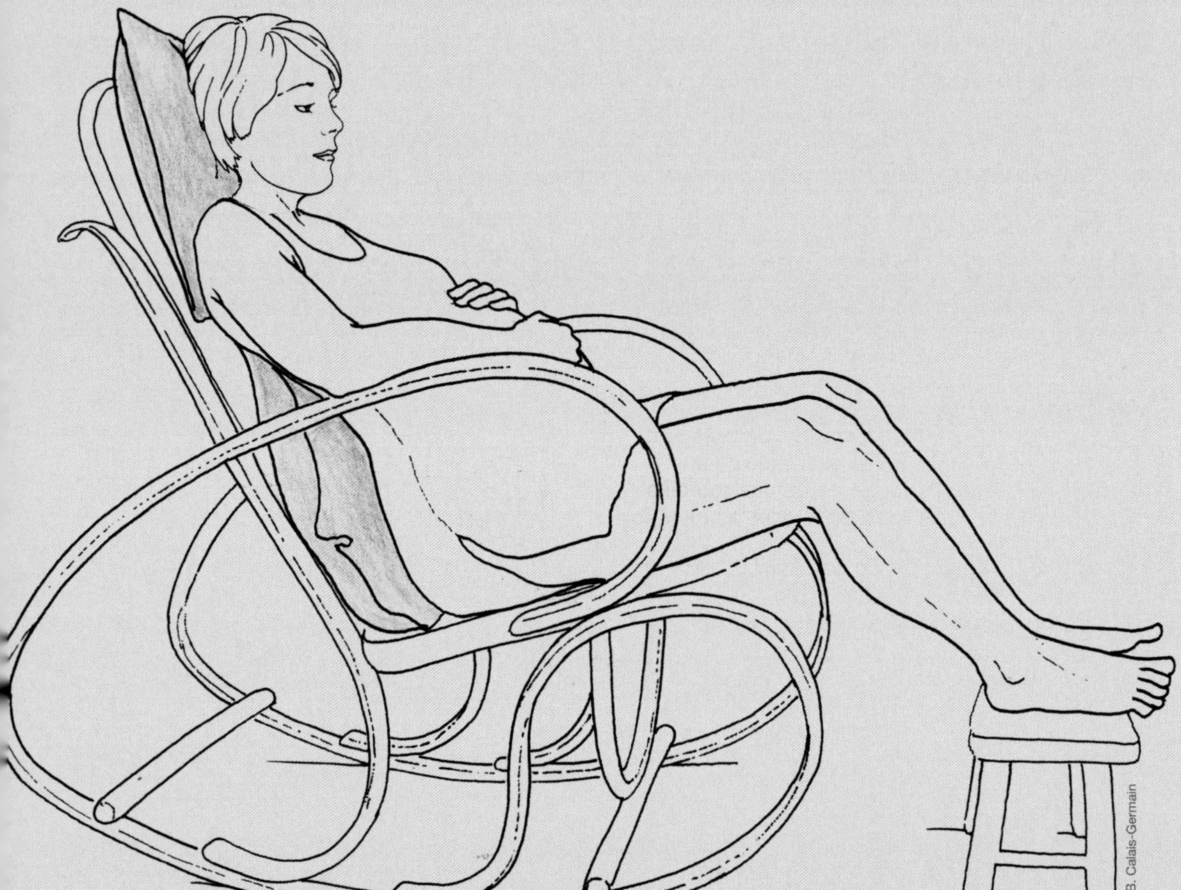

Sobre la **parte anterior o posterior** de los ísquiones

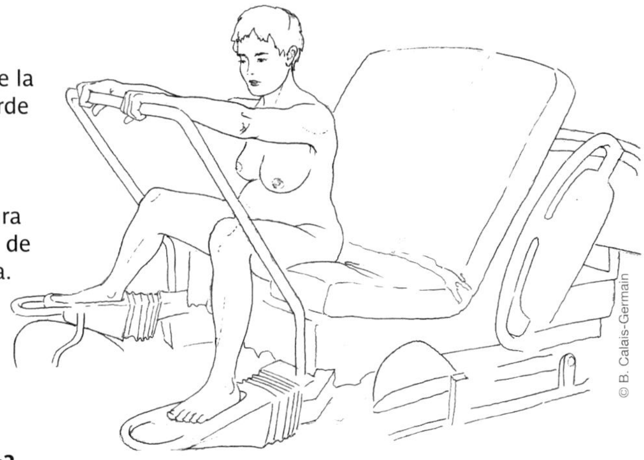

1) Descripción de la posición
La mujer se encuentra sentada sobre un asiento de la altura de una silla, el cual puede ser un sofá, el borde de una cama, una silla giratoria, un taburete, etc.

2) ¿Cómo están las caderas?
En flexión entre 80° y 90° (esto depende de la altura del asiento en relación con la altura de las piernas de la mujer), abducción y, a menudo, rotación externa.

3) ¿Cómo están las rodillas y los pies?
Las rodillas están flexionadas. Los pies pueden estar en contacto con el suelo y apoyarse en él o en un soporte.

4) ¿Las extremidades inferiores están simétricas?
La posición favorece la libertad de las caderas e igualmente la simetría que la asimetría.

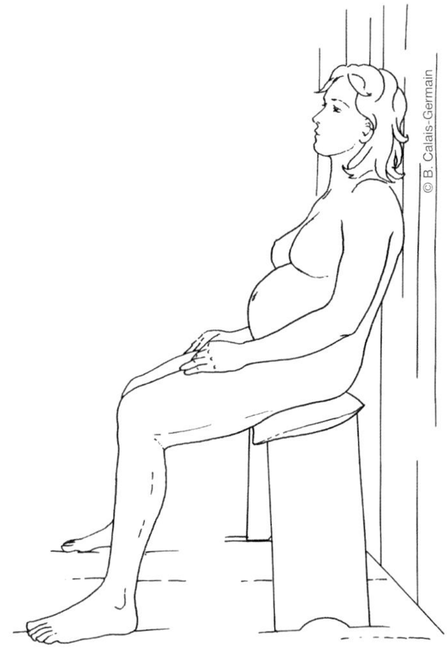

5) ¿Está apoyada la pelvis?
Está apoyada sobre los ísquiones.

6) ¿Están libres los dos huesos ilíacos?
Sí, incluso más si el asiento es blando y deformable. (Por ejemplo, cojín de aire).

7) ¿Está libre el sacro?
Tiene libertad de movimiento.

8) ¿Se modifican los estrechos por la posición?
No. Pueden modificarse por el feto.

9) Observaciones

Ventajas
• Desde el punto de vista de la movilidad pélvica, esta posición tan libre es idónea para toda la fase de dilatación. Constantemente puede elegirse entre anteversión y retroversión.
• La gravedad dirige la cabeza fetal hacia la entrada de la excavación, yendo así en el sentido de la contracción uterina. Por tanto, existe una coordinación favorable de estas dos fuerzas para la progresión del trabajo.
• Asimismo, se trata de una posición en la que la cabeza femoral y el hueso de la pelvis pueden acomodarse, «entrar en diálogo», adaptarse y cooperar de una forma óptima. De este modo, la mujer puede encontrar una gran variedad de posiciones de las piernas, a veces asimétricas.

Inconvenientes
• La posición exige un determinado trabajo postural de la mujer. La suspensión o el apoyo del tronco en un soporte puede permitirle descansar.
• Si la mujer se coloca sobre la parte posterior de los ísquiones, se frena el sacro. Si se instala en anteversión creada con los músculos de su espalda, la contracción muscular puede obstaculizar la contranutación del sacro.

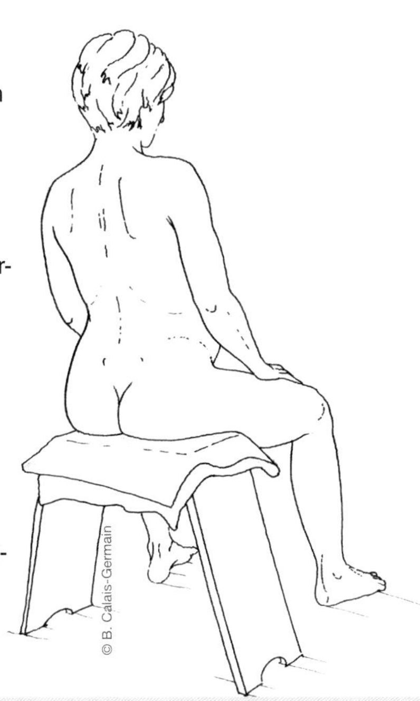

Sobre **un asiento bajo**

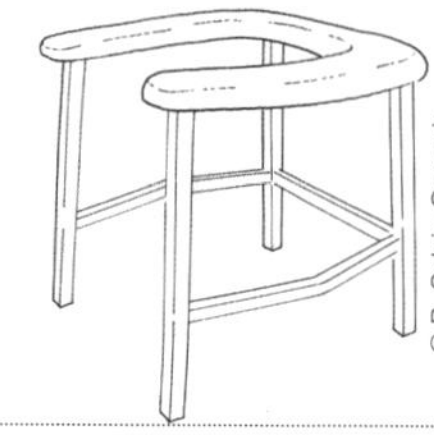

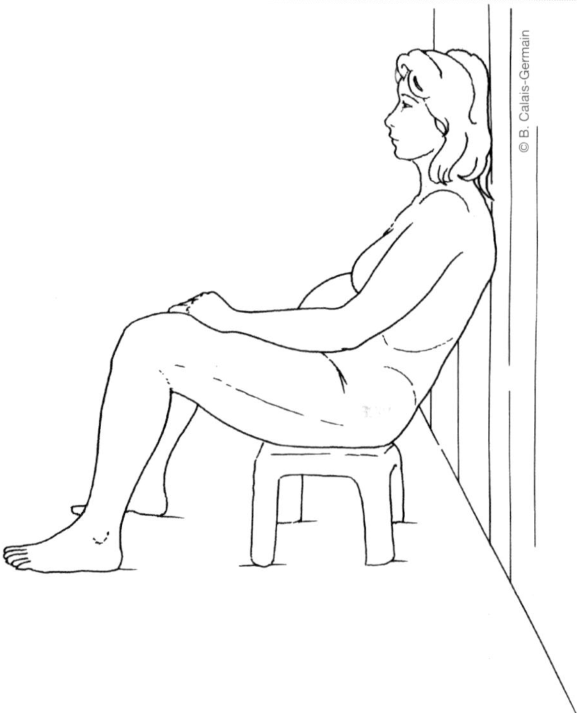

1) Descripción de la posición
La mujer se encuentra sentada sobre un asiento de poca altura: taburete, silla de partos baja.

2) ¿Cómo están las caderas?
En flexión superior a 90º, abducción y, a menudo se añade la rotación externa o la rotación interna.

3) ¿Cómo están las rodillas y los pies?
Las rodillas están flexionadas y los pies se apoyan en el suelo.

4) ¿Las extremidades inferiores están simétricas?
Si.

5 ¿Está apoyada la pelvis?
Está apoyada sobre los ísquiones.

6) ¿Están libres los dos huesos ilíacos?
Los huesos ilíacos parten en nutación ilíaca a partir de 90º de flexión de cadera.

7) ¿Está libre el sacro?
Si el apoyo se produce por la parte posterior de los isquiones, el sacro también puede encontrarse apoyado, y fijarse en contranutación. Si el apoyo se produce por delante de los isquiones, el sacro está libre.

8) ¿Se modifican los estrechos por la posición?
Si. Depende de las posiciones que adoptan ilíacos y sacro (véase arriba puntos 6 y 7).

9) Observaciones
• Si se trata de un taburete de partos, es necesario evitar apoyar el sacro en el arco posterior del taburete para no bloquear su movilidad (véase pág. 103).

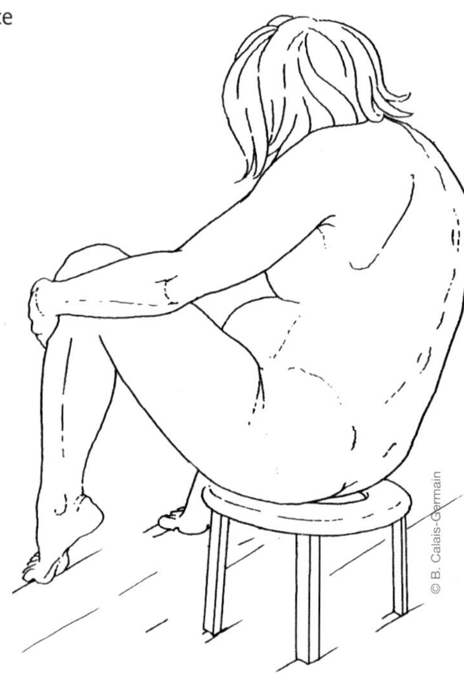

Posición a evitar.

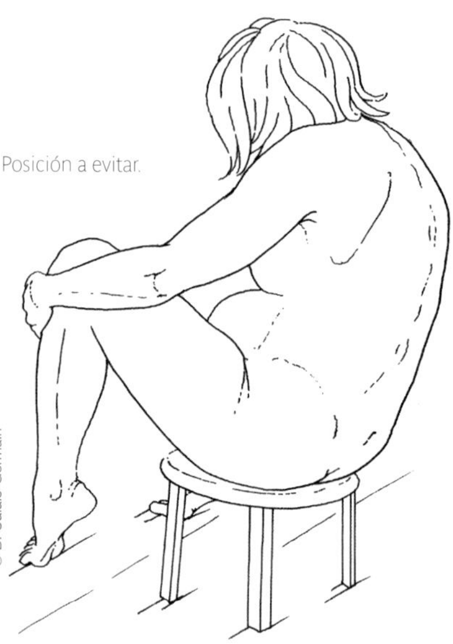

Posiciones sentadas

Sobre **un balón grande***

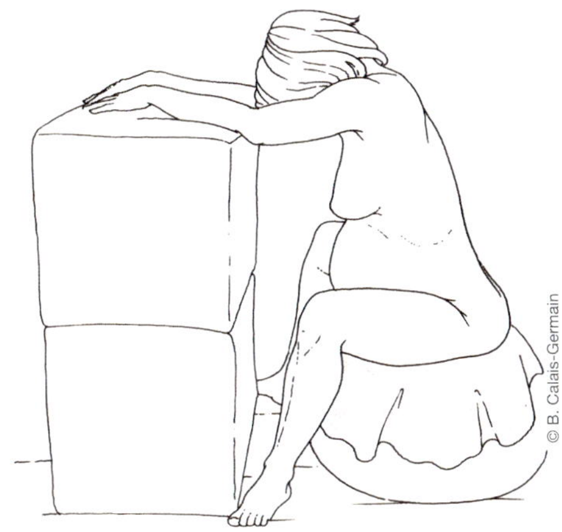

1) Descripción de la posición
La mujer se encuentra sentada sobre un balón grande. El tronco y los brazos pueden agarrarse a un soporte fijo (barra de la cama, tercera persona que sostiene a la mujer, respaldo de una silla, etc). Las piernas pueden adoptar diferentes posiciones.

2) ¿Cómo están las caderas?
En flexión entre 80° y 90°, con un poco de abducción. Lo ideal es que la mujer pueda elegir la altura de su balón.

3) ¿Cómo están las rodillas y los pies?
Las rodillas están flexionadas y los pies pueden apoyarse en el suelo o en un soporte.

4) ¿Las extremidades inferiores están simétricas?
Al principio, las piernas están simétricas. Cuanto más relajada esté la mujer sobre el balón, más posiciones de piernas asimétricas encontrará.

5) ¿Está apoyada la pelvis?
Está apoyada sobre los ísquiones que se hunden en el balón firme y blando. La pelvis no está frenada, porque el soporte es muy deformable.

6) ¿Están libres los dos huesos ilíacos?
Al principio los ilíacos están muy libres. Cuando más en asimetría se encuentran las piernas, más darán lugar a la tracción de los huesos ilíacos.

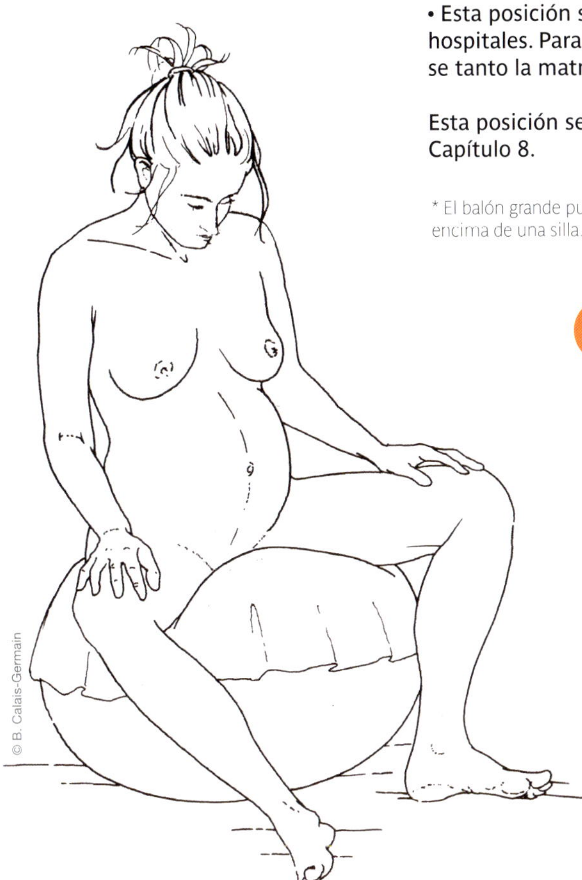

7) ¿Está libre el sacro?
Es una buena posición para permitir que el sacro realice la nutación y la contranutación.

8) ¿Se modifican los estrechos por la posición?
Los estrechos se deforman sólo en los movimientos de gran amplitud (véase Capítulo 7).

9) Observaciones
• El asiento móvil ayuda que la pelvis se oriente en muchas direcciones.
• La asimetría de las piernas, tanto en rotación interna como externa, traccionan los ilíacos y, desde el exterior, consiguen que la pelvis se movilice en su interior.
• Esta posición se propone cada vez más en los hospitales. Para poderla efectuar, han de prepararse tanto la matrona como la mujer embarazada.

Esta posición se describe de forma detallada en el Capítulo 8.

* El balón grande puede ser sustituído por un cojín de aire encima de una silla.

!

Muy importante: si la pelvis permanece fija en anteversión, o si los músculos de la parte baja de la espalda se contraen (con frecuencia, los dos aspectos se producen al mismo tiempo), el sacro queda fijado en nutación.

Posiciones del parto…

Posiciones sobre las rodillas (con apoyo hacia delante)

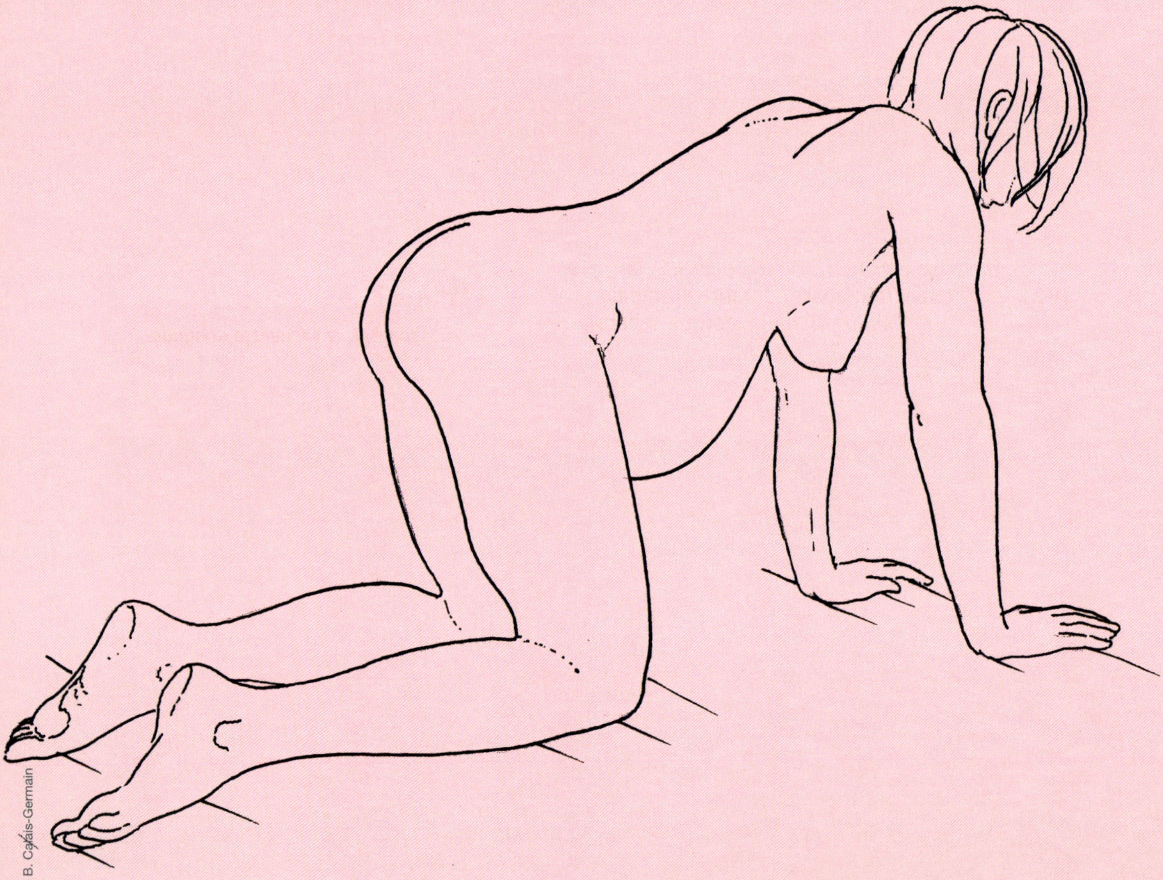

Posiciones sobre las rodillas

Con las piernas **paralelas y simétricas**

1) Descripción de la posición
La mujer se apoya sobre sus rodillas flexionadas y, más o menos, sobre la parte alta de su cuerpo (tórax, brazos, manos).

2) ¿Cómo están las caderas?
En flexión próxima a 90º (si la mujer se dirige hacia atrás, esta flexión aumenta; si se dirige hacia delante, dicha flexión disminuye).

3) ¿Cómo están las rodillas?
En flexión de alrededor de 90º. Al igual que en el caso de la cadera, la flexión disminuye o aumenta según el desplazamiento del tronco hacia delante o hacia atrás.

4) ¿Las extremidades inferiores están simétricas?
Si.

5) ¿Está apoyada la pelvis?
Está apoyada en las cabezas de los fémures. Es una de las posiciones donde la pelvis es mas libre.

6) ¿Están libres los dos huesos ilíacos?
Sí, se trata de una de las posiciones en las que podrán adaptarse mejor a la forma del feto.

7) ¿Está libre el sacro?
Sí, puede realizar la nutación y la contranutación.

8) ¿Se modifican los estrechos por la posición?
No se transforman por la posición. Pueden ser modificados por la cabeza del feto.

9) Observaciones
• La gravedad lleva el feto hacia el pubis. No es una posición en la que se encaje mucho en pelvis. Si la mujer tiene dolores sacrolumbares durante el trabajo de parto, esta posición puede aliviarla, porque separa el feto de la parte posterior de la espalda.
• Cuando la cabeza del feto ya está encajada, esta posición puede facilitar la rotación fetal durante el paso por la excavación (maniobra y posición de Ina May Gaskin, véase bibliografía).
• No es necesariamente práctica para el personal de obstetricia, habituado a ver llegar el bebé en el otro sentido, con el pubis hacia arriba.
• Durante la última fase del expulsivo, es de las posiciones en la que la pelvis puede adaptarse mejor al feto.
• A partir de esta posición, la mujer encuentra con facilidad las asimetrías de las piernas que ella precisa.

Esta posición se describe de forma detallada en el Capítulo 8.

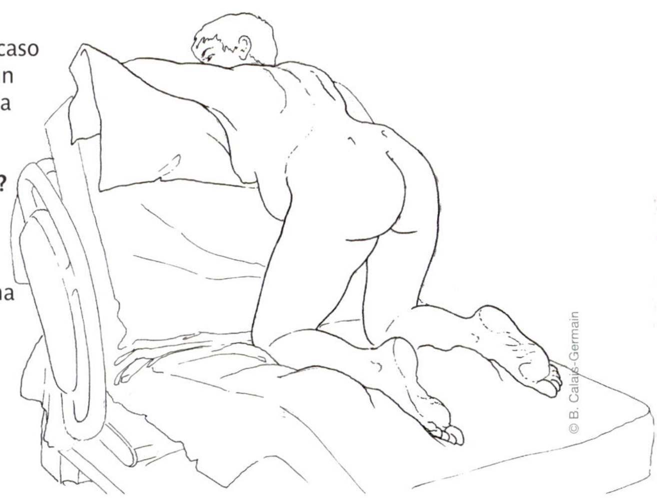

+

La pelvis se encuentra apoyada sobre los cótilos/cabezas del fémur. Ninguna otra parte de la pelvis se encuentra apoyada. Esto permite que los ilíacos se posicionen en todos los sentidos y la pelvis adopte múltiples orientaciones. En este caso, puede apreciarse claramente el «efecto tamiz» (véase pág. 151). Esta posición es favorecedora en todas las etapas del parto.

Posiciones sobre las rodillas

Con **rotación interna/externa** de los fémures

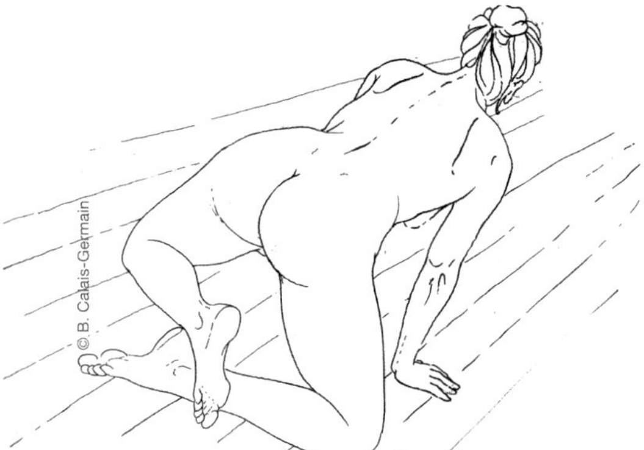

Rotación externa.

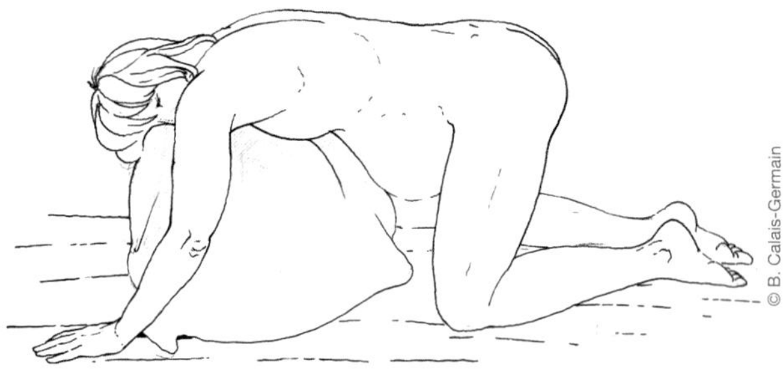

Rotación externa.

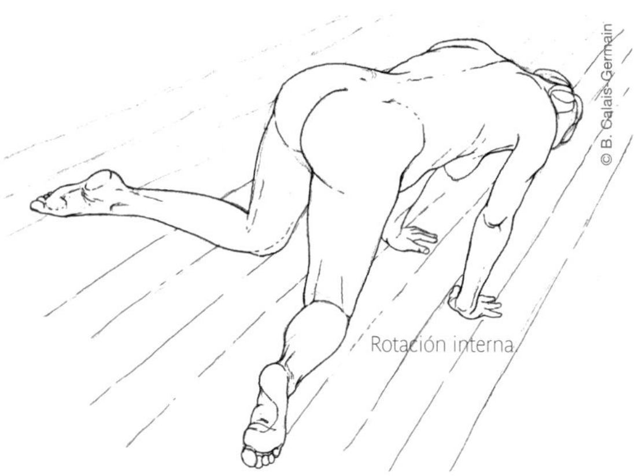

Rotación interna.

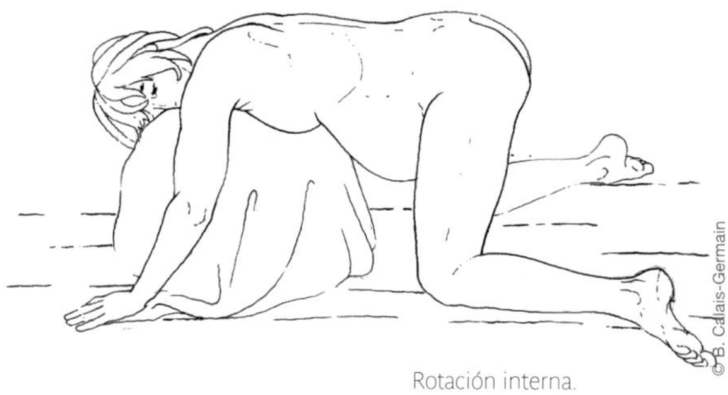

Rotación interna.

1) Descripción de la posición
La mujer se apoya sobre sus rodillas flexionadas y, en mayor o menor medida, sobre la parte alta de su cuerpo (tórax, brazos, manos). Se añade una rotación interna y/o externa de las caderas.

2) ¿Cómo están las caderas?
En rotación interna o externa, o una en rotación interna y la otra en rotación externa.

3) ¿Cómo están las rodillas y los pies?
En flexión de alrededor de 90º. Al igual que en el caso de la cadera, la flexión disminuye o aumenta según el desplazamiento del tronco hacia delante o hacia atrás.

4) ¿Las extremidades inferiores están simétricas?
Las extremidades inferiores están simétricas o asimétricas.

5) ¿Está apoyada la pelvis?
Está apoyada en las cabezas de los fémures.

6) ¿Están libres los dos huesos ilíacos?
En rotación interna, el ilíaco es arrastrado en pronación. En rotación externa, es arrastrado en supinación.

7) ¿Está libre el sacro?
El sacro se encuentra en torsión entre los dos ilíacos.

8) ¿Se modifican los estrechos por la posición?
El estrecho medio e, incluso más, el inferior, se modifican a nivel frontotransversal. Se amplían en las rotaciones internas y se reducen en las externas.

9) Observaciones
Cuando la mujer conoce la importancia de las rotaciones de las caderas, siempre puede utilizarlas para mover las espinas ciáticas y ensanchar el espacio lateral del estrecho medio.

Con **asimetría** de los fémures **en flexión/extensión**

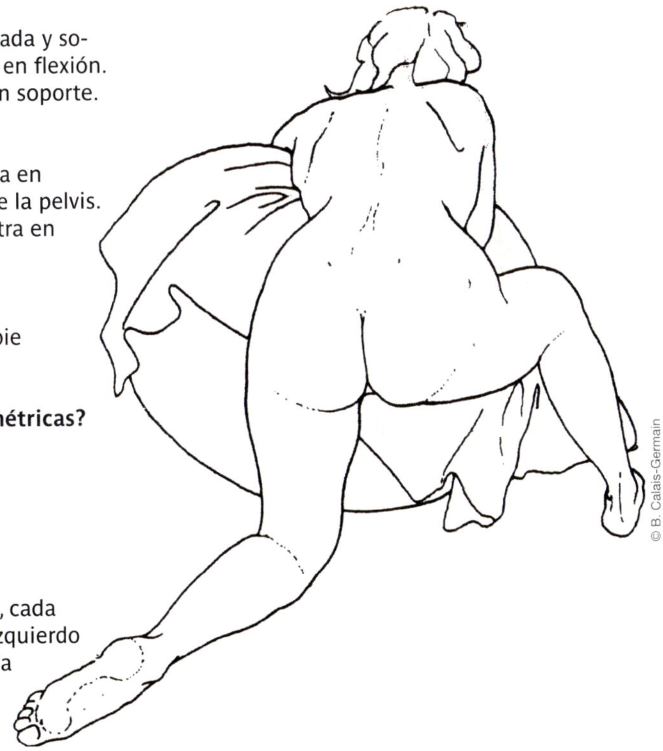

1) Descripción de la posición
La mujer se apoya sobre una rodilla flexionada y sobre el pie de la otra pierna, cadera y rodilla en flexión. Su tronco se apoya sobre sus brazos o en un soporte.

2) ¿Cómo están las caderas?
La cadera de la pierna derecha se encuentra en 90º/120º de flexión según el movimiento de la pelvis. La cadera de la pierna izquierda se encuentra en extensión.

3) ¿Cómo están las rodillas y los pies?
Las rodillas se encuentran en flexión y un pie apoyado en el suelo.

4) ¿Las extremidades inferiores están simétricas?
Las piernas están asimétricas.

5) ¿Está apoyada la pelvis?
Está apoyada sobre las caderas.

6) ¿Están libres los dos huesos ilíacos?
El ilíaco derecho es arrastrado en nutación, cada vez que la flexión rebasa los 90º. El ilíaco izquierdo se encuentra en contranutación, debido a la extensión de la cadera.

7) ¿Está libre el sacro?
El sacro se encuentra en torsión entre los dos ilíacos.

8) ¿Se modifican los estrechos por la posición?
Si. Los tres estrechos están asimétricos. La pierna derecha arrastra el isquion, la rama isquiopúbica y la espina ciática de su lado hacia delante. La pierna izquierda también arrastra su lado, hacia atrás.

9) Observaciones
• La asimetría de la excavación permite que el feto se enfile, sobre todo si alterna la posición de las piernas.
• El movimiento de pequeña amplitud (oscilaciones, basculaciones, circunducciones) permite el *efecto tamiz* (véase pág. 151).
Los movimientos de gran amplitud, provocan la ampliación de los espacios internos de la pelvis (véase Capítulo 7).
• Si se alternan las rotaciones y las asimetrías, se dispone de una gran variedad de posibilidades. (Véase pág. 170).

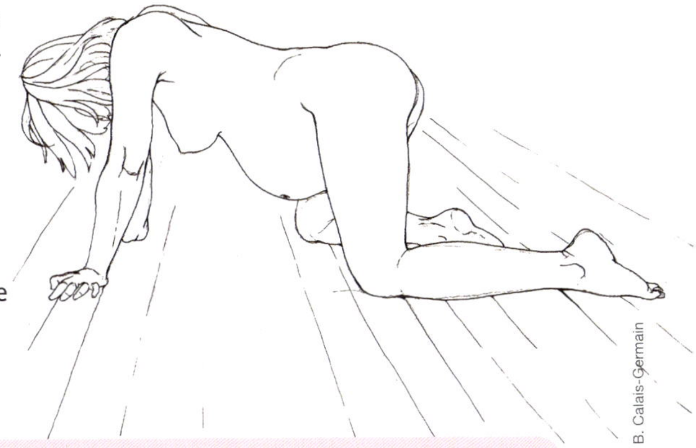

+

La mujer realiza espontáneamente todo lo que acabamos de describir, lo hace sin aprendizaje, por intuición, si dispone de las condiciones necesarias. Únicamente precisa de un entorno que le dé seguridad, afecto y tranquilidad. Es el testimonio de muchas matronas que explican que si, en estas etapas, se les deja hacer acompañándolas, adoptan ellas mismas estas posiciones «raras».

Posiciones del parto...

Posiciones de pie

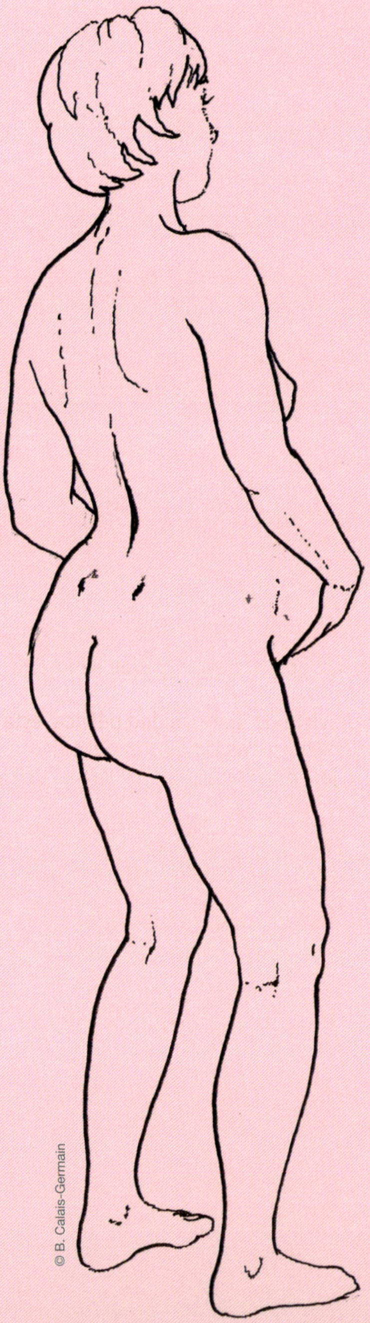

Con las **caderas semiflexionadas**

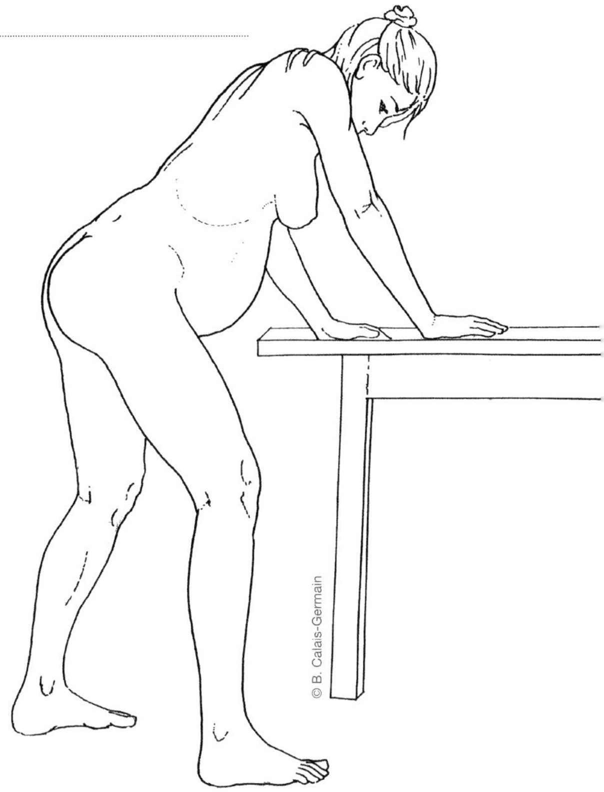

1) Descripción de la posición
La mujer se encuentra de pie, con los pies separados y rodillas y caderas un poco flexionadas. El tronco y los brazos se apoyan o se inclinan sobre un soporte (pared, barra alta, cuerda o tejido suspendido, una persona…).

2) ¿Cómo están las caderas?
En flexión, entre 20º a 90º.

3) ¿Cómo están las rodillas?
En flexión de alrededor de 20º, detalle esencial para la libertad de la pelvis.

4) ¿Las extremidades inferiores están simétricas?
Si.

5) ¿Está apoyada la pelvis?
Está apoyada sobre la cabeza del fémur.

6) ¿Están libres los dos huesos ilíacos?
Los huesos ilíacos están libres para moverse. Pueden movilizarse desde el interior.

7) ¿Está libre el sacro?
El sacro está libre para efectuar una nutación o contranutación.

8) ¿Se modifican los estrechos por la posición?
No. No se transforman por la posición. Pueden modificarse por el feto.

9) Observaciones
• La pelvis está apoyada sobre los cótilos/cabezas femorales. Ninguna parte de la pelvis está apoyada. Esto permite que los ilíacos se posicionen en todos los sentidos y tengan una gran libertad de orientación (anteversión, retroversión, inclinaciones laterales, rotaciones, etc).
• La gravedad dirige la cabeza del feto hacia la excavación. Es una de las posiciones en la que se encaja mejor en la pelvis.
• Desde el punto de vista de la movilidad pélvica, esta posición es adecuada en todas las etapas del parto, sobre todo si la mujer ha aprendido a mover su pelvis.
• Durante el trabajo, si la mujer siente dolores sacrolumbares esta posición permite aliviarlos, ya que separa al feto de la parte posterior de la espalda gracias a la gravedad (sobre todo si la mujer apoya la parte superior de su cuerpo hacia delante sobre un soporte (véase Capítulo 8).
• Durante la última fase del expulsivo, es una posición en la que la cabeza del feto se enfila y en la que la pelvis se adapta mejor alrededor de la misma gracias a la libertad de las caderas.
• Para la mujer, puede llegar a ser agotador, ya que piernas y espalda han de mantener el equilibrio postural. Por tanto, mejora considerablemente si se sostiene /suspende.

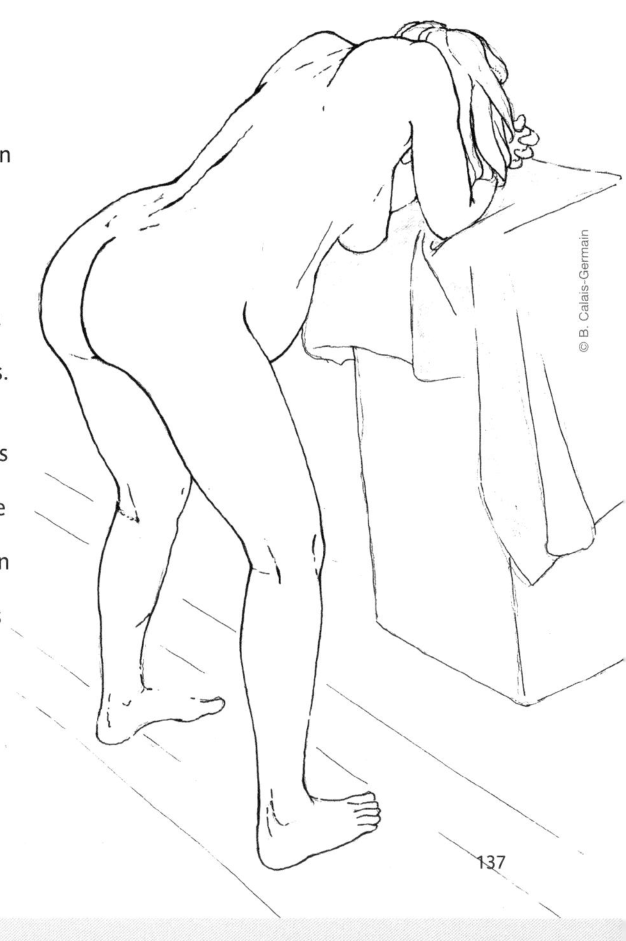

Esta posición se describe de forma detallada en el Capítulo 8.

Con **rotación interna/externa** de los fémures

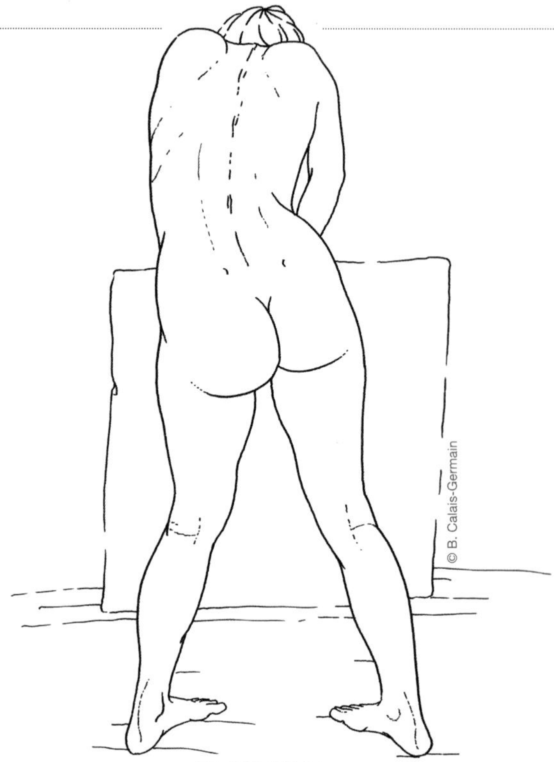

Rotación interna.

1) Descripción de la posición
Idéntica posición de pie, con rodillas y caderas semiflexionadas (véase pág. 137). Se añade una rotación interna o externa de las caderas. El tronco y los brazos se apoyan o se inclinan sobre un soporte (pared, barra alta, cuerda o tejido suspendido, a una persona...).

2) ¿Cómo están las caderas?
Flexión reducida y rotación interna o externa, en función de la comodidad de la mujer.

3) ¿Cómo están las rodillas y los pies?
Las rodillas están algo flexionada/en rotación siguiendo el movimiento de las caderas. Los pies se dirigen hacia el interior o hacia el exterior, en función de la rotación.

4) ¿Las extremidades inferiores están simétricas?
Las extremidades inferiores están simétricas o asimétricas.

5) ¿Está apoyada la pelvis?
Está apoyada sobre la cabeza del fémur.

6) ¿Están libres los dos huesos ilíacos?
Los huesos ilíacos efectúan una rotación externa o una supinación, si las caderas se encuentran en rotación externa y una rotación interna o pronación si las caderas se encuentran en rotación interna (véase págs. 96 a 99).

7) ¿Está libre el sacro?
EL sacro se encuentra comprimido si las caderas se encuentran en rotación externa, debido al acercamiento posterior de los ilíacos y es libre de nutar y contranutar si las caderas se encuentran en rotación interna debido a la descompresión en las sacroilíacas (véase págs. 68-69).

8) ¿Se modifican los estrechos por la posición?
Si. El estrecho superior se modifica, si las caderas se encuentran en rotación externa y los estrechos medio e inferior se amplían transversalmente, si las caderas se encuentran en rotación interna.

9) Observaciones
• Cuando la mujer está de pie con el tronco vertical, las rotaciones de la caderas crean una «comprensión-descompresión» de los ilíacos en las sacroilíacas, lo que puede aliviar los dolores ligamentosos.
• Esta posición puede proponerse a la mujer recordando que ella debe encontrar la posición de las piernas más adecuada para ella en cada momento de la dilatación.

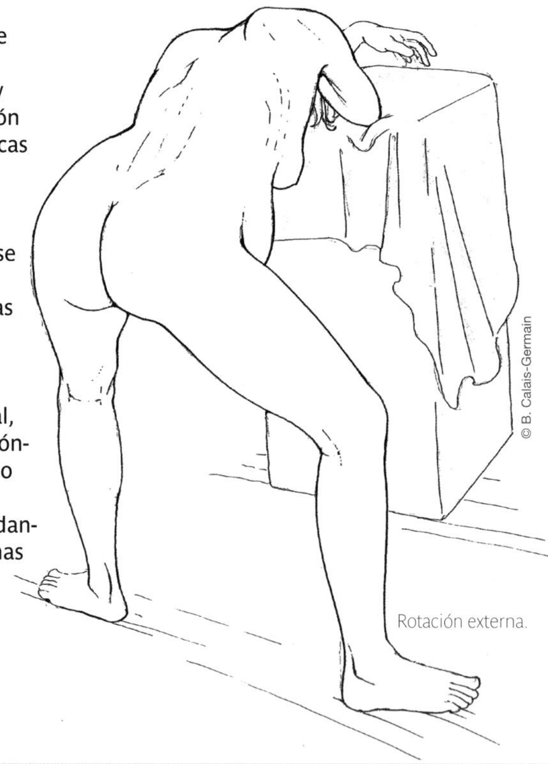

Rotación externa.

Con **asimetría** de los fémures **en flexión/extensión**

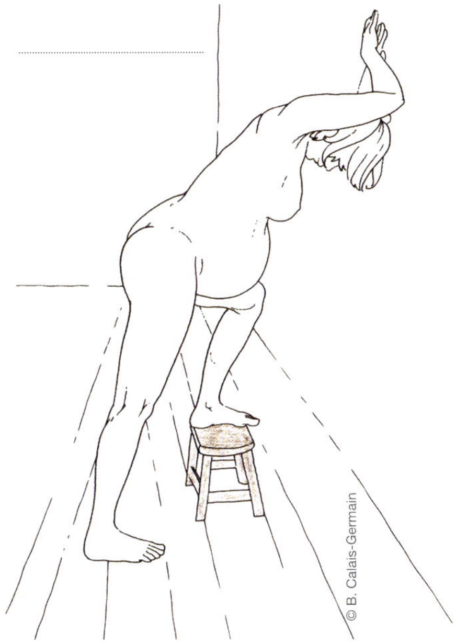

1) Descripción de la posición (en este contexto, se describe según el dibujo, pero pueden invertirse derecha/izquierda). Idéntica posición de pie (véase pág. 137). El pie izquierdo se coloca sobre un pequeño soporte (taburete, escalón...). El pie derecho se apoya en el suelo. El tronco y los brazos se apoyan o se inclinan sobre un soporte (pared, barra alta, cuerda o tejido suspendido, en una persona...).

2) ¿Cómo están las caderas?
La cadera izquierda está un poco flexionada (alrededor de 45º, en función de la altura del taburete). La cadera derecha pasa de la extensión a una reducida flexión (puede añadirse una rotación externa o interna de las caderas).

3) ¿Cómo están las rodillas y los pies?
La rodilla izquierda está flexionada. La rodilla derecha pasa de la extensión a una reducida flexión.

4) ¿Las extremidades inferiores están simétricas?
No.

5) ¿Está apoyada la pelvis?
Está apoyada sobre la cabeza del fémur.

6) ¿Están libres los dos huesos ilíacos?
El ilíaco izquierdo está libre, mientras que el ángulo de flexión no rebase los 90º. El ilíaco derecho está libre si rodilla y cadera están flexionadas, y existe una contranutación, si la rodilla está en extensión.

7) ¿Está libre el sacro?
Entre los ilíacos asimétricos, el sacro adopta una posición menos frontal y más oblicua. Avanza de lado de la contranutación ilíaca y retrocede del lado de la nutación ilíaca.

8) ¿Se modifican los estrechos por la posición?
Los estrechos se modifican tanto más cuando la cadera se encuentra en extensión (véase pág. 155 y todo el Capítulo 7).

9) Observaciones
Esta posición es interesante desde varios puntos de vista:
- ***Ventaja principal:*** el feto puede alinearse y enfilarse en la excavación.
- La gravedad ayuda al encajamiento.
- Si se extiende la cadera derecha, los ilíacos están asimétricos en el plano sagital. En esta situación, es muy interesante buscar la amplitud en las circunducciones de la pelvis (véase Capítulos 7 y 8).

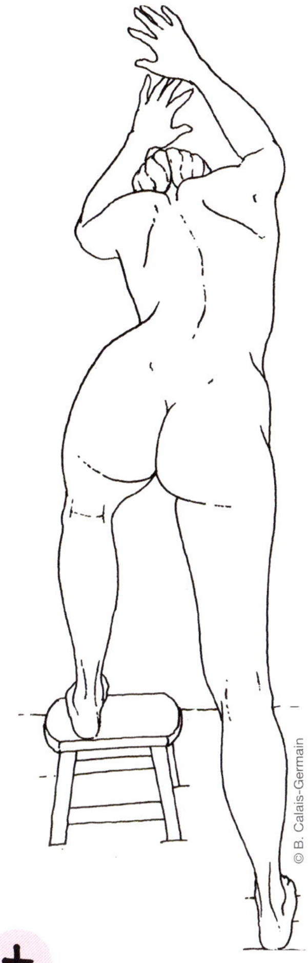

+

En esta posición, cuando hay mucha tensión ligamentosa en la zona sacro ilíaca determinadas mujeres requieren un contacto con la mano.

Posiciones del parto…

Posiciones en cuclillas

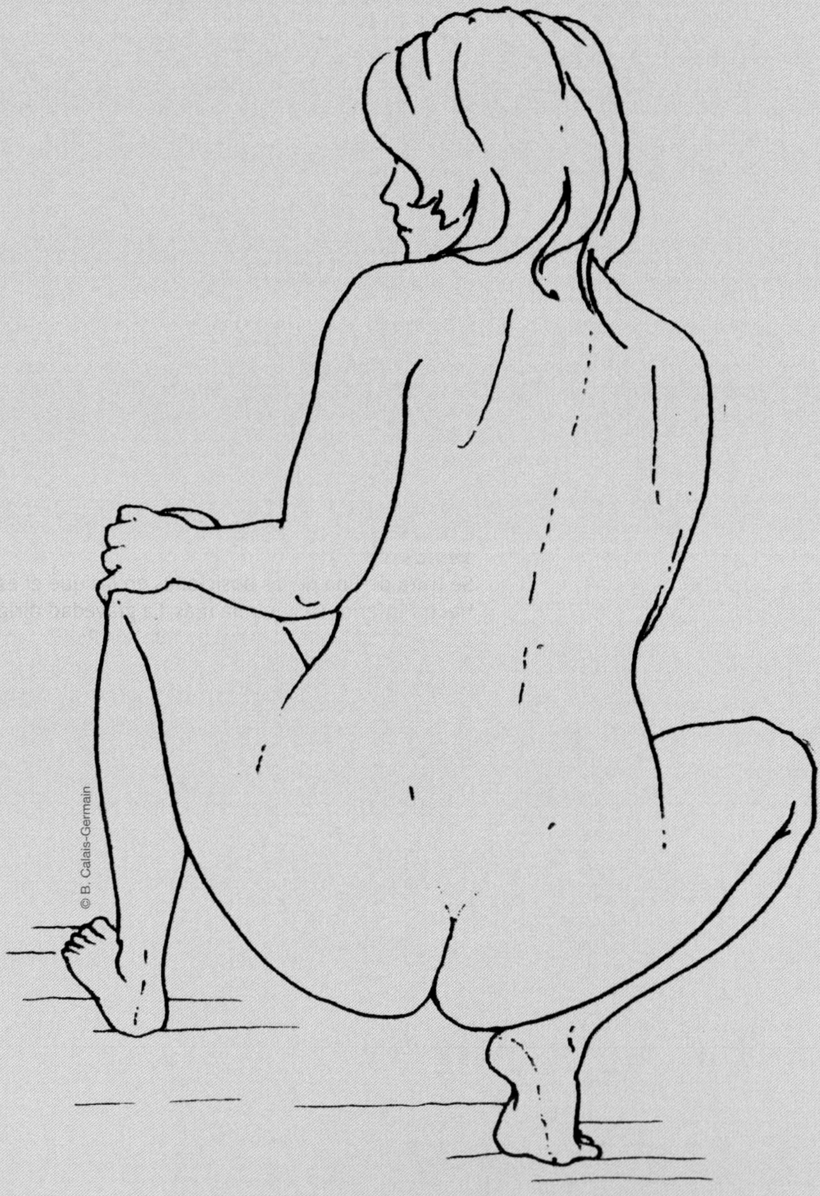

Posición en cuclillas

Posición en cuclillas **simple**

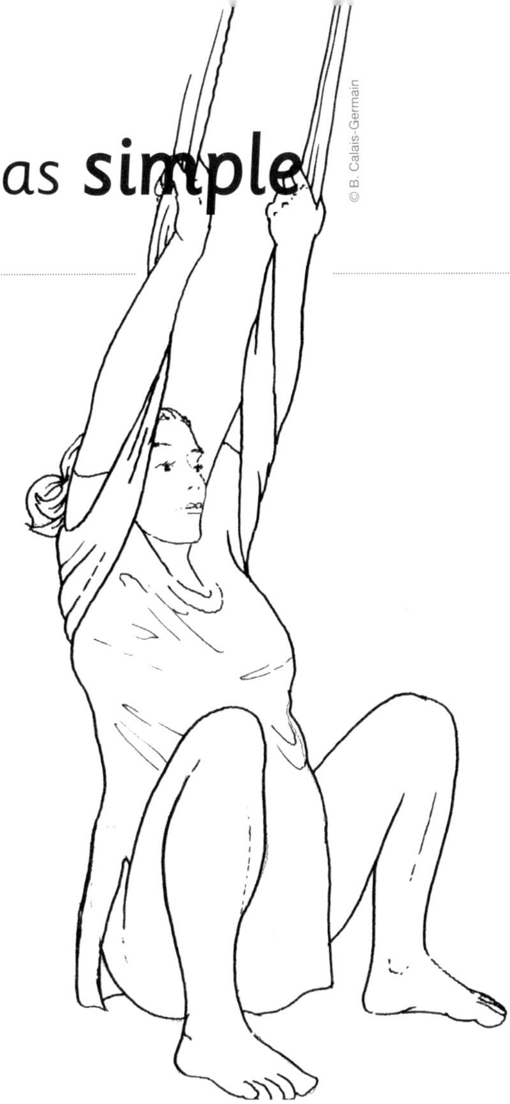

1) Descripción de la posición
La mujer se encuentra en cuclillas. Su tronco se inclina hacia delante y sus manos pueden o no agarrarse a un anclaje (una barra, la cama, una persona) Su tronco puede estar sostenido o suspendido a una tela.

2) ¿Cómo están las caderas?
En flexión máxima.

3) ¿Cómo están las rodillas y los pies?
Las rodillas están en flexión máxima y los tobillos en flexión dorsal.

4) ¿Las extremidades inferiores están simétricas?
Si.

5) ¿Está apoyada la pelvis?
No.

6) ¿Están libres los dos huesos ilíacos?
Son arrastrados en una fuerte nutación ilíaca.

7) ¿Está libre el sacro?
Es sometido a una tracción por los ligamentos supraespinosos y determinados músculos de la espalda y arrastrado en nutación (véase pág. 92).

8) ¿Se modifican los estrechos por la posición?
Si. El estrecho inferior amplía sagitalmente su diámetro anteroposterior.
El estrecho medio se amplia en menor medida.

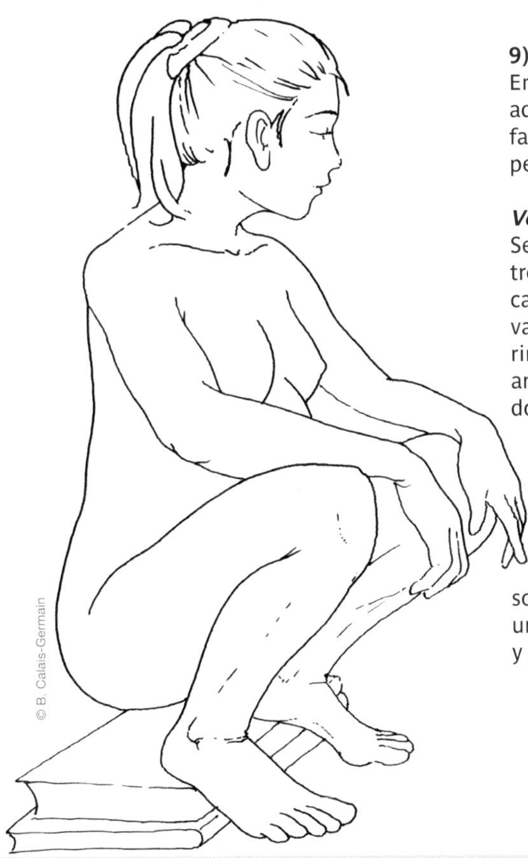

9) Observaciones
En las culturas que viven sin sillas, muchas mujeres adoptan espontáneamente esta posición en la última fase del parto. En nuestra sociedad es poco habitual, pero factible adaptándola con soportes.

Ventajas
Se trata de una de las posiciones en las que el estrecho inferior se agranda más. La gravedad dirige la cabeza fetal hacia el estrecho inferior. Por lo tanto, va en el mismo sentido que las contracciones uterinas y orienta la cabeza del feto hacia el triángulo anterior. Así, hay una coordinación favorable de estas dos fuerzas: el periné es puesto en tensión máxima.

Inconvenientes
Para la mujer occidental que no vive en cuclillas, esta postura exige un cierto trabajo de equilibrio lo que puede resultar complicado si está cansada. Es necesario adaptar la posición: colocando un soporte debajo de los talones y poder suspenderse a una tela para aliviar el peso a nivel de pelvis y piernas.

Posiciones en cuclillas

Con **rotación externa** de los fémures

1) Descripción de la posición
La mujer se encuentra en cuclillas. Su tronco se inclina hacia delante y sus manos pueden o no cogerse a un anclaje (una barra, la cama, una persona...) Su tronco puede estar sostenido o suspendido a una tela. Sus muslos se separan girando hacia el exterior.

2) ¿Cómo están las caderas?
En flexión máxima, abducción y rotación externa.

3) ¿Cómo están las rodillas y los pies?
Las rodillas se encuentran en flexión máxima y los tobillos en flexión dorsal.

4) ¿Las extremidades inferiores están simétricas?
Sí, en mayor o menor medida.

5) ¿Está apoyada la pelvis?
No.

6) ¿Están libres los dos huesos ilíacos?
Son traccionados en una fuerte nutación ilíaca. Se añade una supinación ilíaca.

7) ¿Está libre el sacro?
Es sometido a una tracción por los ligamentos supraespinosos y determinados músculos de la espalda y arrastrado en nutación (véase pág. 92).

8) ¿Se modifican los estrechos por la posición?
Sí. Esto ocurre al principio sobre todo en el estrecho inferior que amplía sagitalmente su diámetro anteroposterior. En menor medida, aunque también importante, están los cambios del estrecho medio.
Pero la rotación externa provoca el cierre lateral de los estrechos medio e inferior.

9) Observaciones
- De hecho, esta posición nunca puede adoptarse en un plano sagital puro. ¿Por qué? Porque si la mujer flexiona fuertemente sus caderas, las caderas se encuentran con la masa abdominal de la embarazada, lo que le obliga a separar las rodillas;
- Por ello, casi siempre se da una abducción y una rotación externa de la cadera.

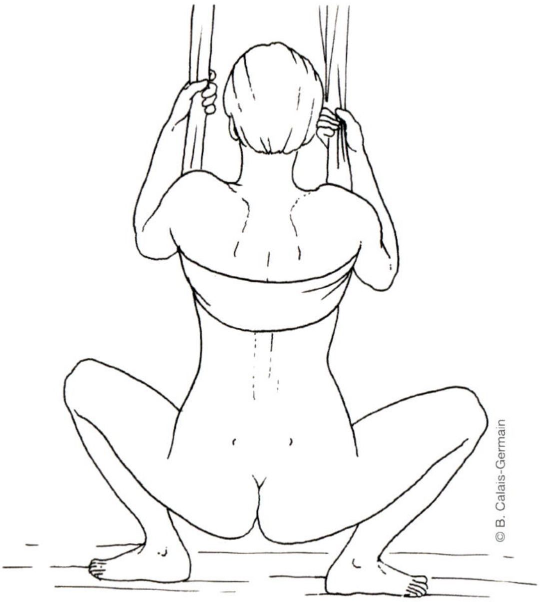

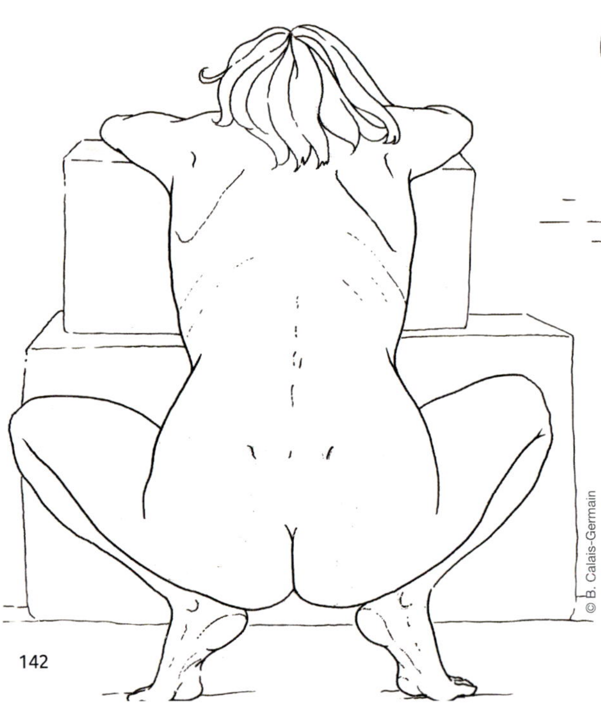

Posiciones en cuclillas

Con **rotación interna** de los fémures

1) Descripción de la posición
La mujer se encuentra en cuclillas. Su tronco se inclina hacia delante y sus manos pueden o no cogerse a un anclaje (una barra, la cama, una persona...). Su tronco puede estar sostenido o suspendido a una tela. Sus muslos están un poco separados debido al vientre grávido, pero sus pies estarán más separados que las rodillas.

2) ¿Cómo están las caderas?
En flexión máxima, abducción y rotación interna.

3) ¿Cómo están las rodillas y los pies?
Las rodillas se encuentran en flexión máxima y los tobillos en flexión dorsal.

4) ¿Las extremidades inferiores están simétricas?
Sí, en mayor o menor medida.

5) ¿Está apoyada la pelvis?
No.

6) ¿Están libres los dos huesos ilíacos?
Son traccionados en una fuerte nutación ilíaca.
Se añade una pronación ilíaca.

7) ¿Está libre el sacro?
Es sometido a una tracción por el ligamento supraespinoso y determinados músculos de la espalda y arrastrado en nutación (véase pág. 92).

8) ¿Se modifican los estrechos por la posición?
Sí. Esto ocurre al principio sobre todo en el estrecho inferior que amplía sagitalmente su diámetro anteroposterior. El estrecho medio interviene en menor medida, aunque también es importante.
Muy importante: la rotación interna provoca la abertura lateral de los estrechos medio e inferior.

9) Observaciones
Es suficiente mantener las rodillas verticales sobre los pies y los pies paralelos para modificar la orientación de los ilíacos que entonces son traccionados en pronación, abriendo lateralmente los espacios entre las espinas ciáticas y los ísquiones.

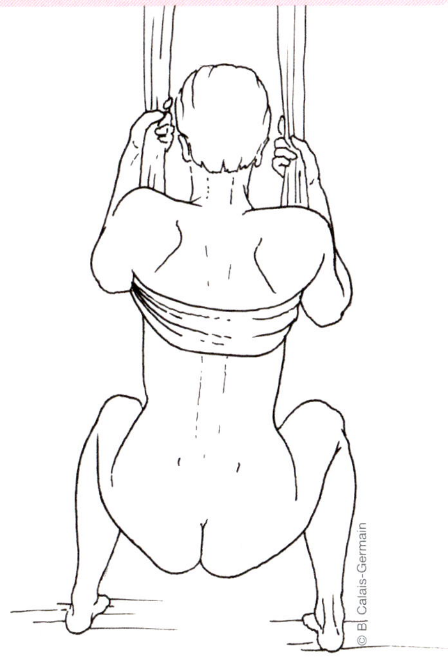

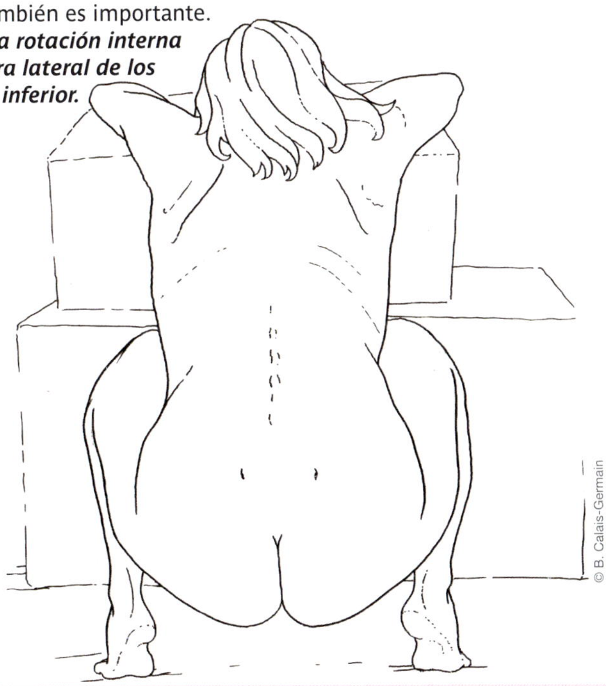

Posiciones en cuclillas

Posición de la **cabila**

La Dra. Nicole Ferry nos ha transmitido esta posición, a partir de un trabajo etnográfico que realizó sobre los nacimientos en la Cabilia y los conocimientos de las mujeres cabiles sobre el parto (ver bibliografía).

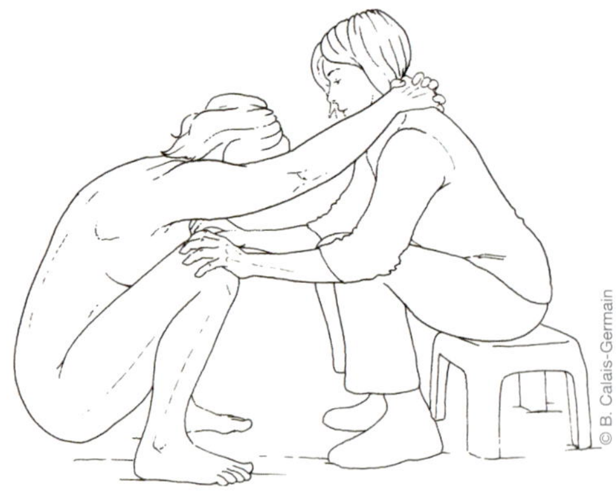

Descripción
La mujer y la matrona se encuentran una frente la otra (en la Cabilia es otra mujer de su entorno). La mujer está en cuclillas en el suelo. Pasa sus brazos o, mejor sus manos, alrededor del cuello de la matrona. También puede cogerse con las manos a los hombros.

Así, la matrona, al retroceder su propia espalda, lleva el tronco de la mujer a una flexión hacia delante, la cual puede dosificar más o menos. La mujer está en cuclillas con los pies paralelos (más o menos, en función de lo que es capaz de hacer). La matrona coloca las palmas de sus manos sobre la parte delantera de las rodillas de la mujer. De este modo, las puede empujar alejándolas, con lo que provoca un aumento de la flexión de la cadera, lo que produce una nutación de los ilíacos (por tensionar los ligamentos y músculos posteriores de la cadera y los glúteos mayor y medio, véase pág. 100). Con la presión que ejerce la matrona, puede regular una mayor o menor nutación de los ilíacos, lo que abre el estrecho inferior. La cabeza fetal, que se encuentra en la pelvis con el sacro no apoyado durante la última fase del expulsivo, va a empujar el coxis hacia atrás: nutación por presión de la cabeza del feto.
Durante la última fase del expulsivo, el conjunto de esta maniobra es especialmente eficaz. De hecho, se aprecia que la pelvis se «abre completamente» por tres razones: flexión del tronco, flexión de las caderas, presión del feto. Vemos que, en este caso, se reúnen un cúmulo de factores favorables a la salida del niño.

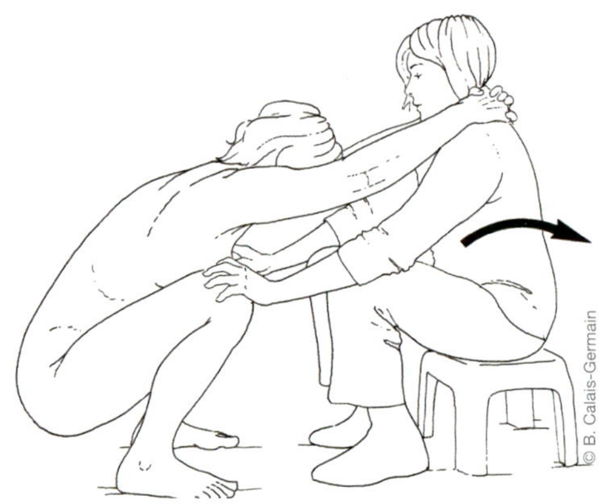

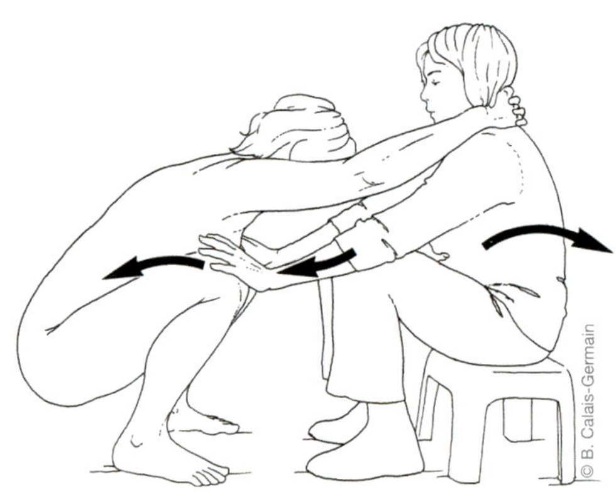

Variante sobre la cama de partos, con barra
La mujer se pone de cuclillas sobre la cama. Se inclina un poco hacia delante para apoyarse o traccionar la barra. Esta barra está inclinada orientada un poco hacia delante para que la mujer se pueda colgar. La matrona se encuentra en el extremo de la cama. Coloca sus manos sobre las rodillas de la mujer, como en la explicación de arriba. Son posibles los mismos ajustes.

Inconvenientes
• Gran aplastamiento de las masas musculares de las piernas (negativo en caso de varices).
• La gran cifosis lumbopélvica puede arrastrar o desencadenar una ciática, un lumbago. Por ello, se preferirá que la mujer se suspenda, lo que es un medio para reducir la flexión del tronco.

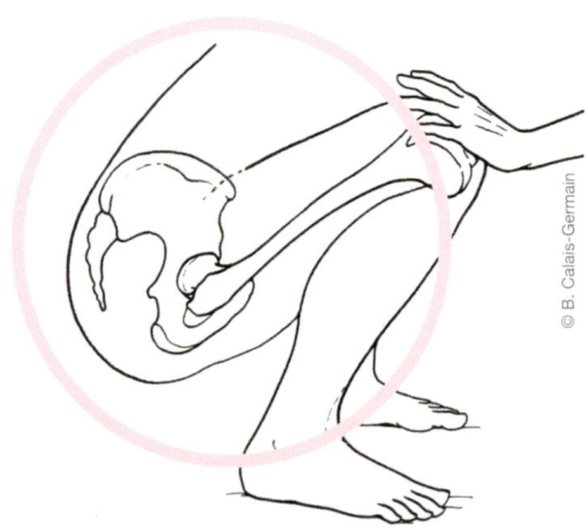

Marcha «de oca»
maniobra de Marina Lembo

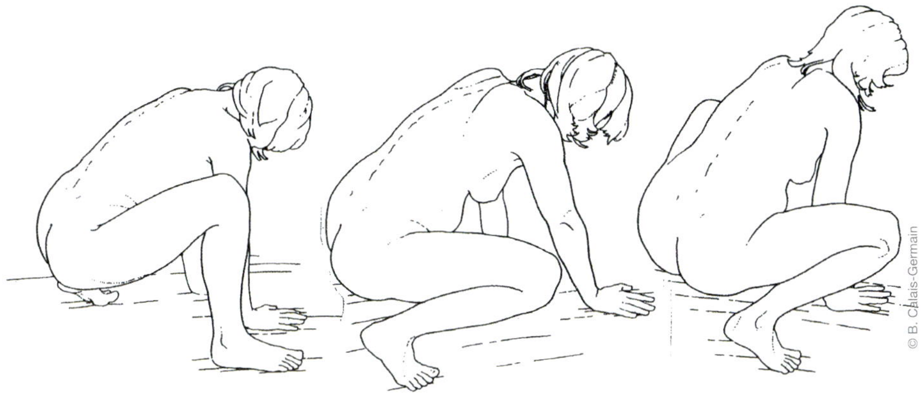

Nos la transmitió una matrona argentina (Marina Lembo, traductora en lengua castellana de la obra de Ina May Gaskin). Analizamos su eficacia con las matronas que participaban en el curso impartido en Uruguay.

Descripción
La mujer se instala en cuclillas en el suelo. Sus manos se apoyan delante, sobre las rodillas, en el suelo o son sostenidas por la matrona.
Para avanzar en cuclillas, comienza a desplazar el peso de su cuerpo hacia la derecha sobre la pierna derecha, después hacia la izquierda.

Consecuencia
La gran presión del peso del tronco hacia la parte baja del tronco y los movimientos asimétricos de las piernas transmiten, a cada paso, a los huesos ilíacos movimientos asimétricos, un iliaco va en nutación y supinación mientras que el otro va en contranutación y pronación. Los movimientos movilizan la pelvis intrínseca de tal forma que la cabeza del feto es dirigida hacia la salida.

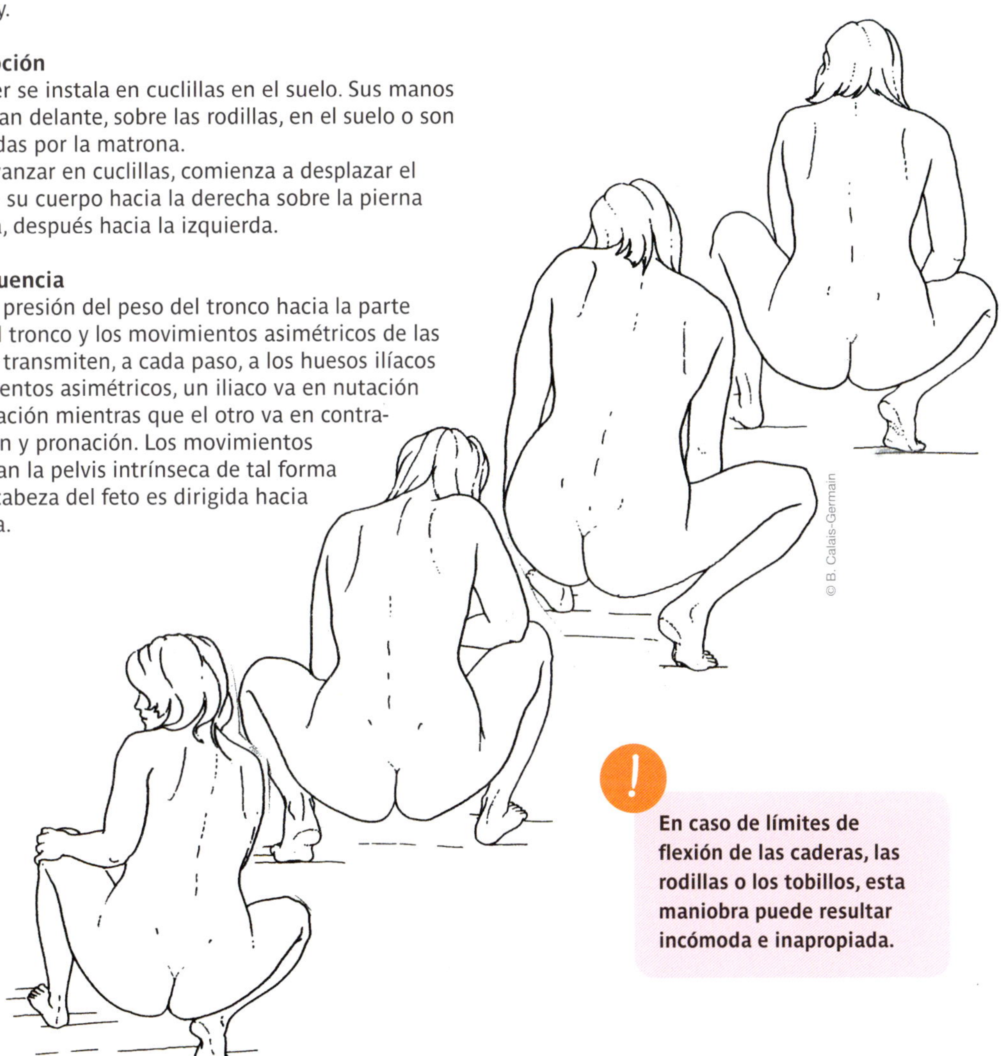

! **En caso de límites de flexión de las caderas, las rodillas o los tobillos, esta maniobra puede resultar incómoda e inapropiada.**

7

La pelvis se mueve y se transforma

Este capítulo contempla los movimientos más habituales que una mujer puede efectuar con su pelvis y las consecuencias para la progresión del feto. Se ha ampliado en forma de cuaderno, que detalla la metodología para aplicarla los profesionales (véase técnica de *Parir en Movimiento*, págs. 174-175).

La pelvis se mueve y transforma

Movimientos de **pequeña** amplitud

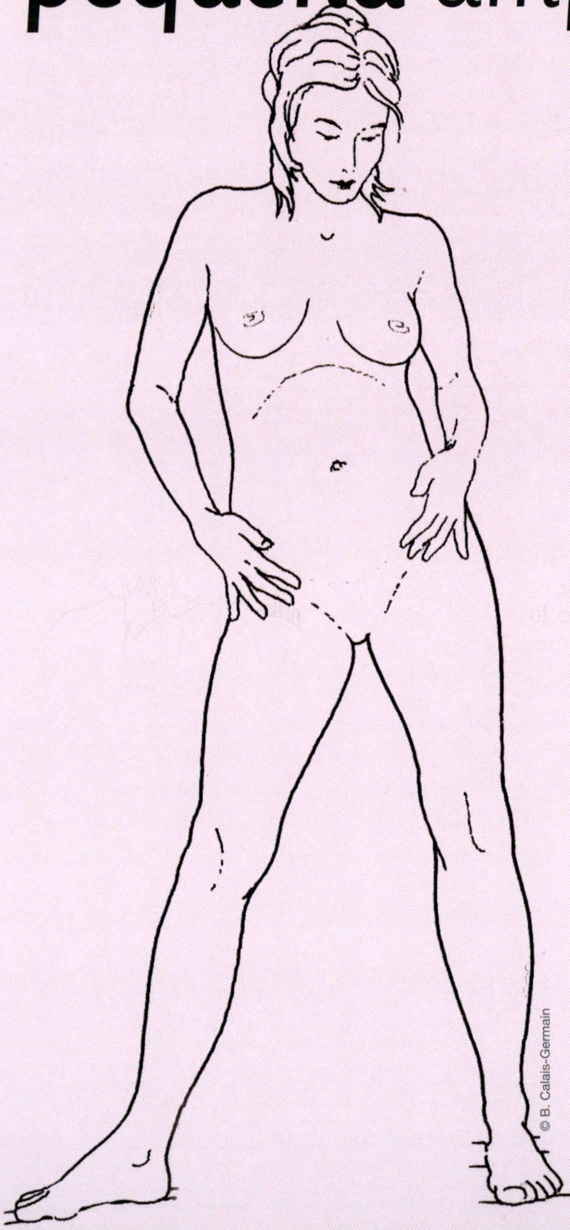

La pelvis **bascula** sobre las **cabezas femorales**

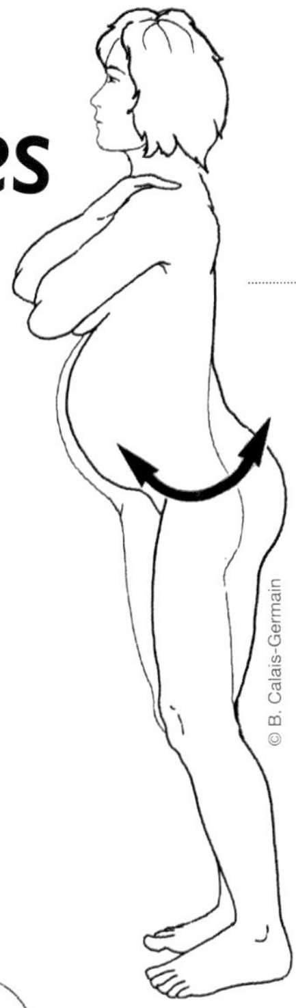

Anteversión.

La Pelvis puede bascular *pivotando alrededor de las dos articulaciones de la cadera*, al mismo tiempo la columna lumbar, las rodillas y los tobillos se van adaptando a este movimiento.
En este caso, las amplitudes son pequeñas, por lo que la pelvis está libre (ver definición ***pelvis libre***, pág. 49). La pelvis puede bascular en ante/retroversión en inclinaciones laterales (lateroversiones), y puede realizar rotaciones internas y externas (véase pág. 68-69).
También se pueden *combinar todos estos movimientos en* ***circunducciones***: se trata de desplazamientos circulares orientados en todas las direcciones. Coloquialmente hablamos de *contorneos, balanceos, oscilaciones* con la pelvis. En inglés se denomina *rocking de la pelvis*.
Se pueden dibujar círculos hacia el suelo, hacia atrás, con la EIAS, el coxis o con uno de los ísquiones, o incluso dibujar un ocho de un lado a otro lado de la pelvis.

El efecto esencial de estos movimientos es *cambiar la orientación de los estrechos, en particular, del estrecho superior* e incorporar de forma diferente la relación entre este estrecho y la gravedad que siempre dirige al feto hacia abajo y por tanto hacia la pelvis menor que se presenta con mayor declive.

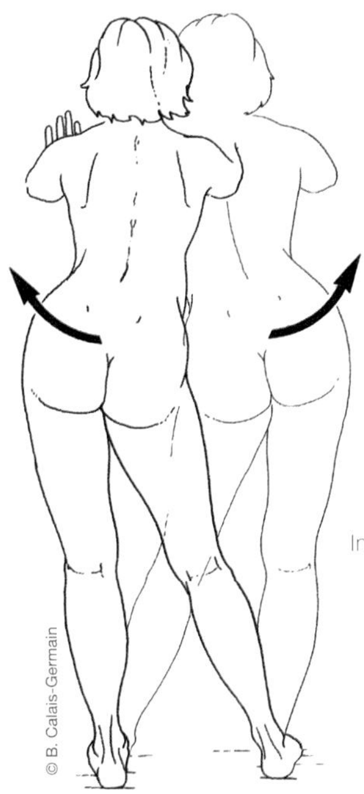

Inclinación lateral.

En la anteversión, el feto cae hacia la parte anterior del estrecho superior, lo que puede ser importante para liberarle del saliente del promontorio al pasar por el primer plano.

En la inclinación lateral la cabeza del feto se desplaza hacia la línea innominada del lado más bajo. Lo que le puede ayudar a girar y a orientarse mejor antes del paso por el primer plano.

En la retroversión, la cabeza cae en dirección contraria, hacia la parte posterior del estrecho superior, hacia la concavidad de la cara posterior del sacro, lo que es importante para confirmar el encajamiento y así franquear el primer plano hacia el segundo.

En la circunducción, la cabeza del feto combina todos estos movimientos. Va desplazándose sucesivamente sobre cada uno de los huesos de la excavación, de forma aleatoria, más rápida y variada. Se trata de la adaptabilidad, en el sentido amplio de la palabra.

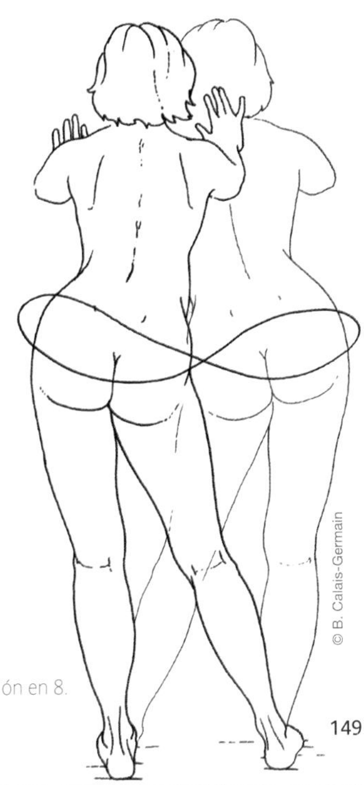

Circunducción en 8.

La pelvis se **traslada** hacia los lados, delante, atrás y en círculo

Nos podemos mover haciendo que la pelvis siempre esté orientada igual en relación con el plano de referencia o el apoyo (por ejemplo, el suelo). Se trata de movimientos de traslación. No provocan una modificación sustancial de la orientación de los estrechos. La pelvis se desplaza hacia delante o hacia atrás, hacia el lado derecho o izquierdo, y en círculo.

Cuando se traslada la pelvis, se crean diferencias entre la misma y el abdomen, que ya no estarán superpuestos. La parte del feto que todavía se encuentra a nivel abdominal retiene levemente la parte que ya se encuentra en la pelvis.

Si la pelvis se traslada a la derecha, el cuerpo del feto se mantiene con el abdomen a la izquierda y la cabeza se aleja un poco de la pared derecha del estrecho superior.

Si la pelvis se traslada hacia delante, el cuerpo del feto se queda atrás y la cabeza se separa un poco de la sínfisis.

Estos efectos son mínimos, pero cuando la mujer los encadena en movimientos seguidos, ofrece una pelvis menos estática al feto que se encaja y le ayuda a «enfilarse».

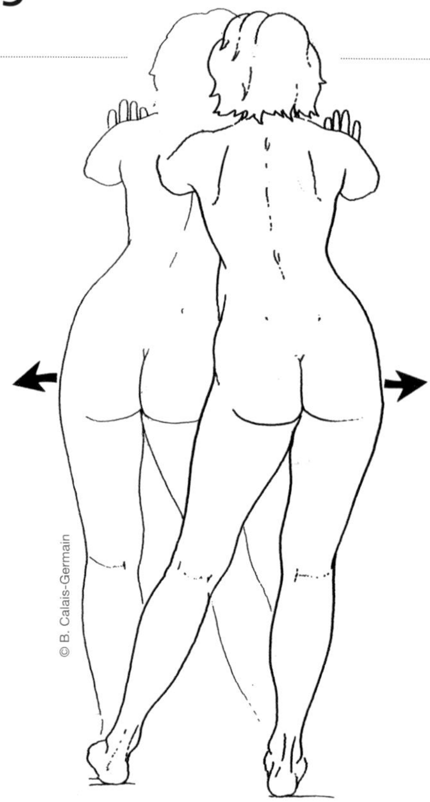

Traslación lateral.

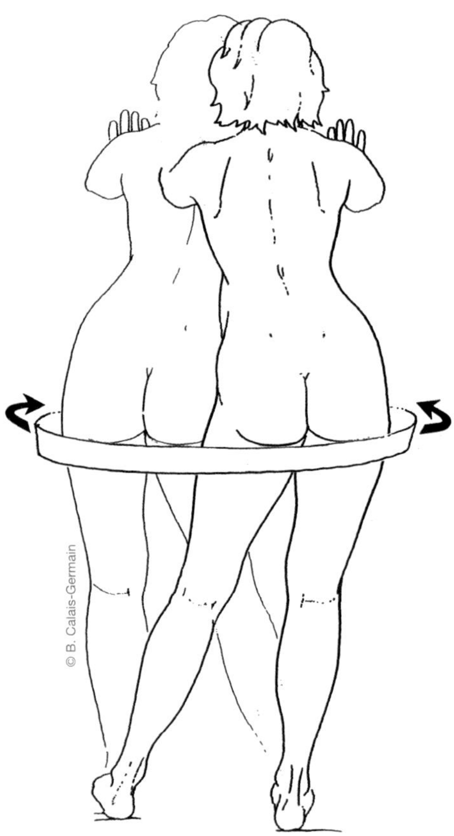

Traslación circular.

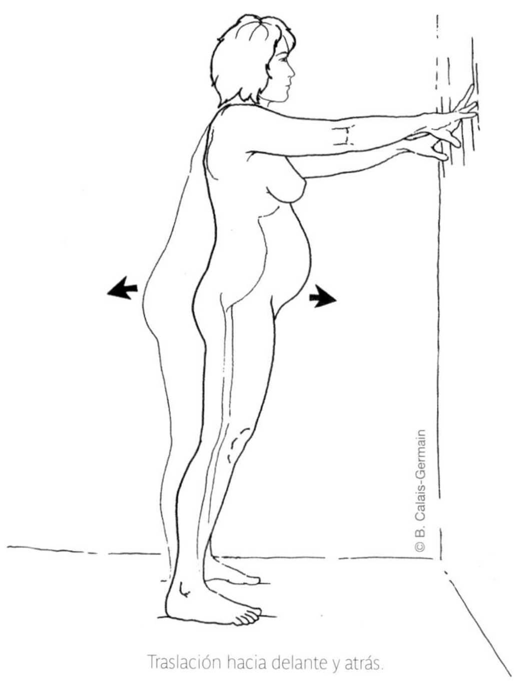

Traslación hacia delante y atrás.

La pelvis **bascula** y se **traslada** al mismo tiempo

De hecho, a menudo, se mezclan los dos movimientos: pivotar y trasladar, lo que le aporta al feto un efecto doble. Por un lado, le obliga a desplazarse hacia las diferentes paredes internas de los huesos ilíacos y del sacro, y, al mismo tiempo, le separa de determinadas paredes.
Se trata del *efecto tamiz* en su forma completa (véase más abajo).

Estos movimientos dados al feto son muy eficaces para aliviar el dolor de la mujer. Las matronas describen que, cuando una mujer los realiza, pueden ver como progresa el tiempo de la dilatación de forma muy positiva, en especial, en casos de posibles asinclitismos.

Efecto de «enfilarse»

Cuando los tres grandes huesos se mueven entre sí, se provoca un cambio dinámico de la excavación que permite que el feto busque/encuentre una vía de paso: se trata de lo que en este libro se denomina «el enfilado» (véase pág 49).

Efecto «tamiz»

Todos los movimientos descritos al principio de este capítulo contribuyen tanto a movilizar como a orientar la cabeza del feto. En este libro, lo denominamos «efecto tamiz», porque podemos pensar en el gesto que realizamos al mover un tamiz y orientarlo para seleccionar y hacer pasar los granos.
Actuando así, la mujer posibilita que su pelvis encuentre la orientación que corresponde mejor al momento en que está el feto. El *efecto tamiz* es importante para el paso del primer, segundo y tercer plano.

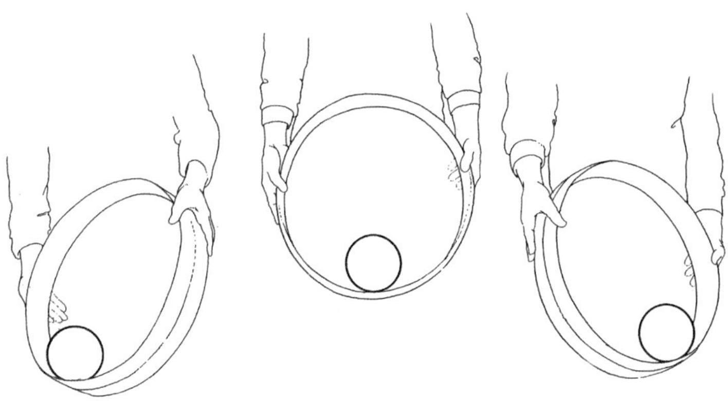

© B. Calais-Germain

La pelvis bascula en inclinaciones laterales.

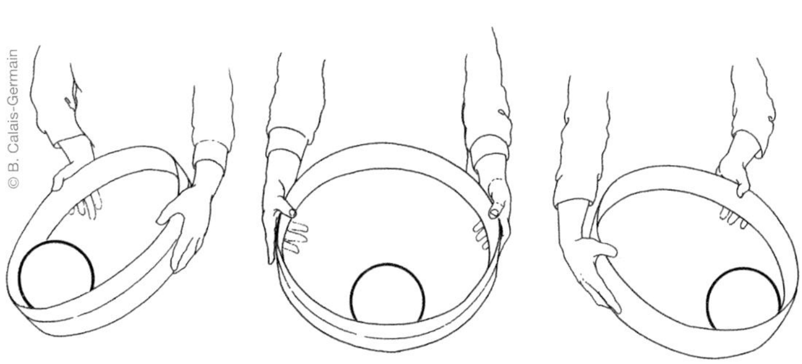

© B. Calais-Germain

La pelvis efectúa rotaciones a derecha e izquierda.

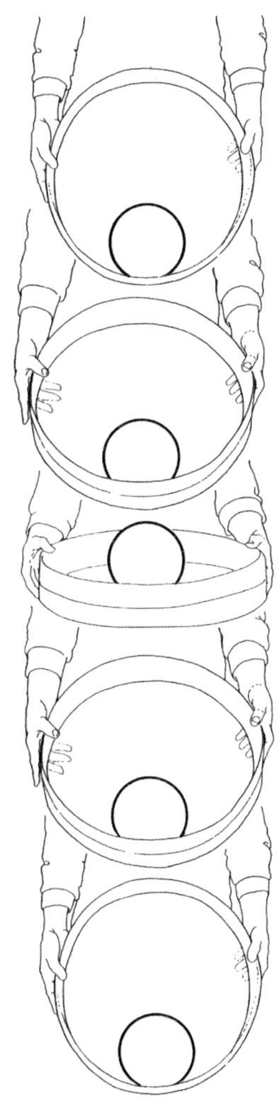

© B. Calais-Germain

La pelvis bascula en anteversión/retroversión.

La pelvis se mueve y transforma

Movimientos de **gran** amplitud

El las páginas precedentes se ha considerado la pelvis con los tres huesos juntos moviéndose libremente en las caderas. Ahora, además de moverse sobre las caderas y orientar su espacio interno, los movimientos van a cambiar su forma en el interior.

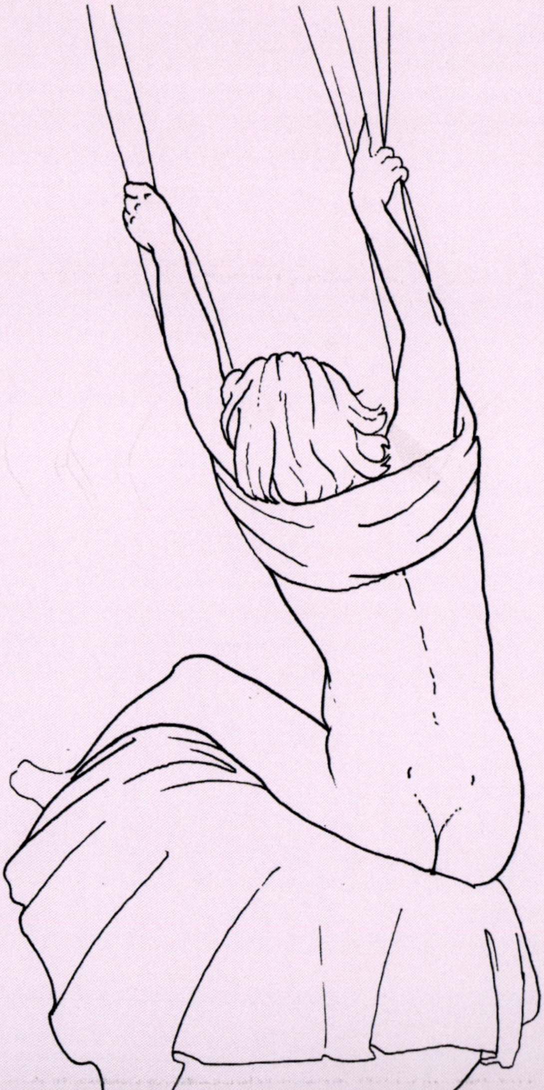

Basculaciones de gran amplitud

¿Cuáles son las consecuencias?

Como hemos visto, cuando los movimientos son pequeños, se juega con la fluidez del movimiento, la relajación de la madre y el balanceo del feto: toda la pelvis modifica su orientación y se deja deformar desde el interior por la cabeza fetal.

Si la amplitud aumenta, cambia mucho el efecto: se tensan los músculos y los ligamentos de la cadera que traccionan los tres grandes huesos. Como resultado, los ilíacos se ven arrastrados y se desplazan entre sí y en relación con el sacro: se trata de una movilización intrínseca de la pelvis que provoca su transformación.

La línea innominada, las espinas ciáticas y la sínfisis púbica se mueven alrededor de la cabeza del feto.

!

Atención: se trata de un movimiento de la cadera. La pelvis es la que se desplaza encima de las caderas.
Esto lo precisamos porque, en el tronco, la localización del movimiento puede traspasarse fácilmente a otro nivel e imitar el movimiento de la cadera con movimientos de la columna, de los hombros o de la caja toracica.

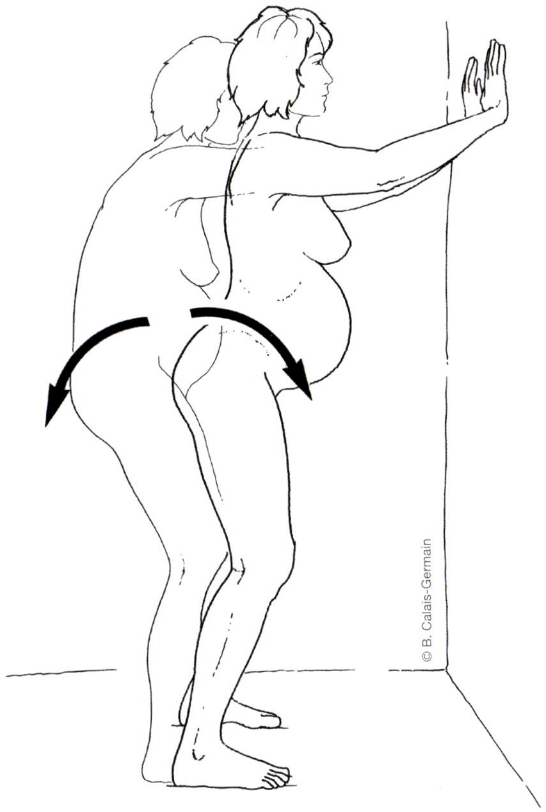

Báscula en ante/retroversión.

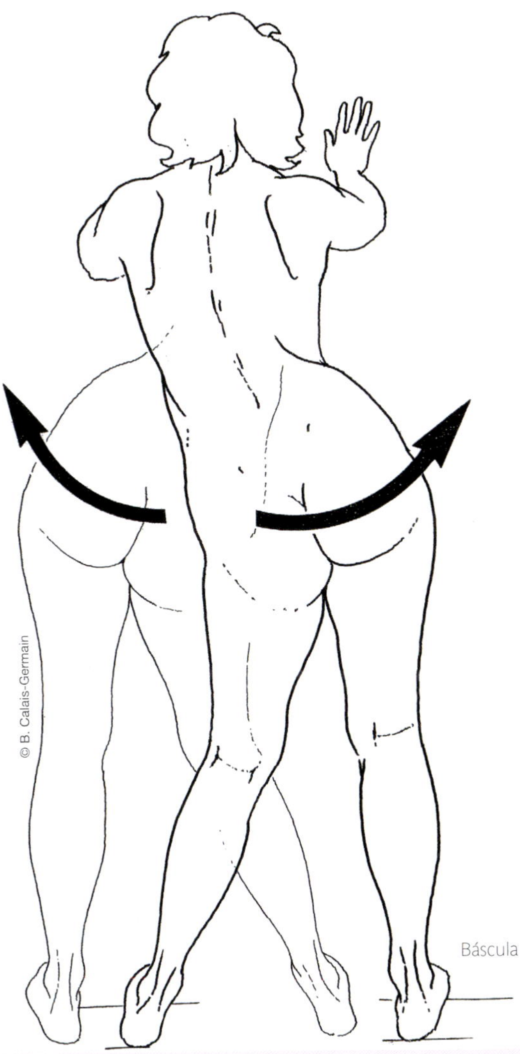

Báscula lateral.

Traslaciones de gran amplitud

¿Cuáles son las consecuencias?

En las traslaciones de gran amplitud, los movimientos intrínsecos llegan más rápidamente y los efectos son más fuertes.

En las traslaciones laterales

- ***En el lado hacia el que se dirige el movimiento,*** se tensan los abductores de la cadera, arrastrando el hueso ilíaco en abducción ilíaca, lo que desplaza la línea innominada un poco hacia el exterior, alargando unos milímetros el estrecho superior de ese lado. Esto puede parecer mínimo, pero estos pocos milímetros pueden favorecer el paso o la rotación de la cabeza del feto cuando franquea el primer plano hacia el segundo.
- ***En el lado opuesto al movimiento,*** si la pierna está bastante separada (abducción amplia), se tensan los músculos aductores de la cadera, en particular, el aductor mayor que tracciona el isquion hacia el exterior, al igual que la espina ciática. Es importante al franquear el tercer plano, justo antes de la fase de expulsión.

En las traslaciones hacia atrás

Los isquiotibiales se tensan, tirando de los ísquiones hacia delante, arrastrando así los ilíacos en retroversión/nutación ilíaca. Esto puede ayudar a hacer avanzar al feto hacia el periné posterior.

En las traslaciones hacia delante

Los músculos flexores de la cadera se tensan. Con ello, los ilíacos pasan a una anteversión/contranutación ilíaca, lo que agranda la distancia promontorio-retropúbica y puede favorecer el paso por el primer y segundo plano.

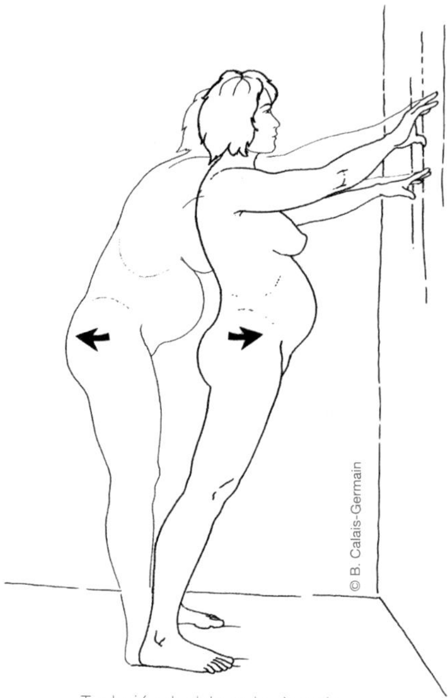

Traslación de delante hacia atrás.

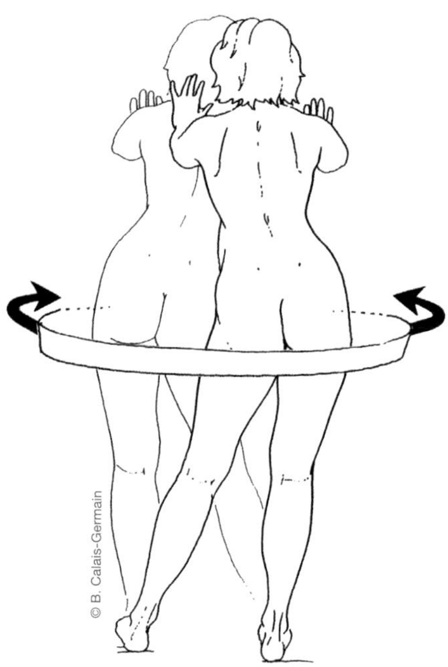

Traslación circular.

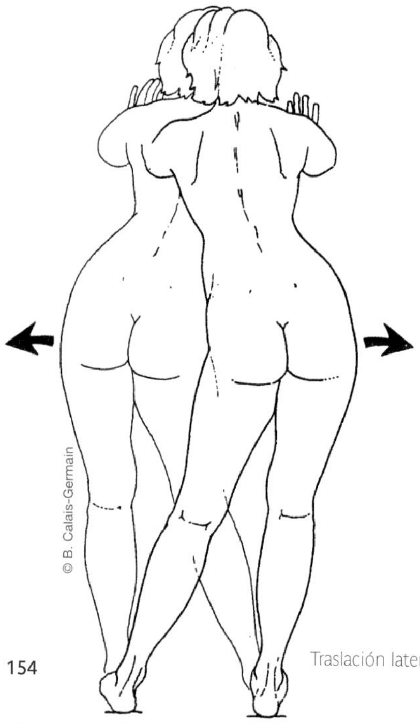

Traslación lateral.

Asimetrías a partir de los **miembros inferiores**

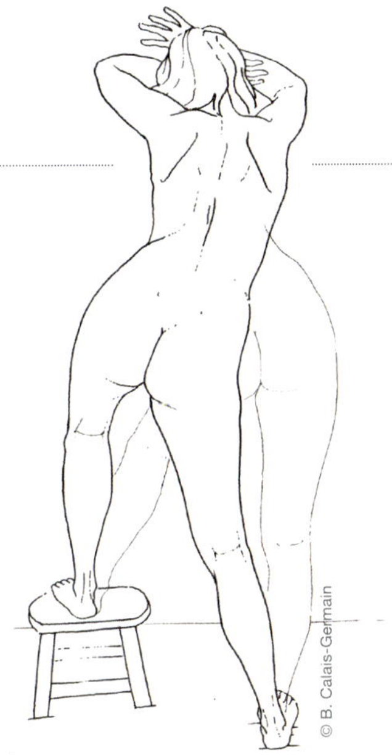

¿Cuáles son las consecuencias?

Hemos visto lo que puede provocar la pelvis sobre las caderas, con una leve flexión (no demasiada) de caderas, rodillas y tobillos y con las piernas más o menos paralelas.

- ***Cuando la flexión de la cadera rebasa los 90º,*** los ligamentos posteriores y los músculos extensores traccionan el ilíaco en nutación.
- ***Cuando la extensión de la cadera rebasa los 10º,*** el ilíaco es arrastrado en contranutación.
- ***Cuando la rotación interna es acentuada,*** el ilíaco es arrastrado en pronación y rotación interna.
- ***Cuando la rotación externa es acentuada,*** el ilíaco es arrastrado en supinación y rotación externa (ver Capítulo 5).

Las asimetrías a nivel de las extremidades inferiores utilizarán estas influencias y transformarán aún más la pelvis.
Cuando la mujer se pone de pie, se sienta o se instala a cuatro patas y coloca las piernas asimétricas, se forman asimetrías en los tres estrechos de la siguiente forma:

- Las dos crestas de la línea innominada ya no se encuentran a la misma altura;
- Las dos espinas ciáticas ya no están paralelas en el plano frontal;
- Las dos ramas isquiopúbicas se separan de forma asimétrica;
- La sínfisis púbica se retuerce (véase pág.33).

*La pelvis puede **bascular/trasladarse** al mismo tiempo sobre las **extremidades inferiores asimétricas**.*

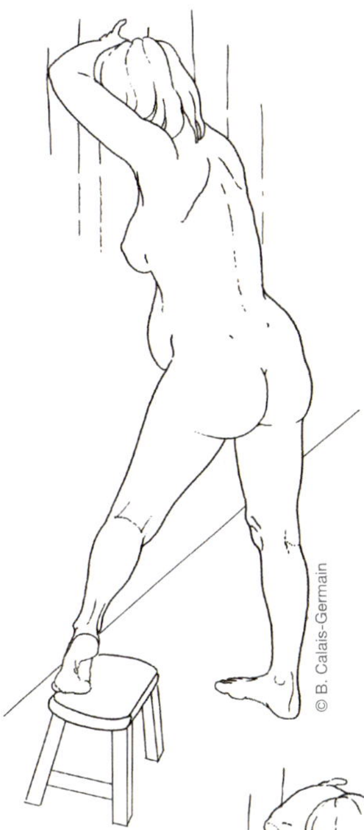

!

A partir de todo lo que acabamos de describir, nos podemos hacer una idea de la gran variedad de movimientos iniciados a nivel de la pelvis y de la forma en que éstos pueden ayudar al paso del feto.
La mujer puede combinarlos en todas las etapas del parto. Cuando mueve su pelvis sobre la cabeza femoral con pequeños balanceos, en círculos, puede orientar su bebé y hacer que se enfile con el efecto tamiz (véase pág, 151). Asimismo, si se mueve con movimientos amplios de la pelvis sobre las caderas, sobre las piernas claramente asimétricas y cambiando de tanto en cuanto el sentido de los movimientos (por ejemplo, a veces hacia la derecha y a veces hacia la izquierda), va transformando el camino para hacerle sitio a su bebé.

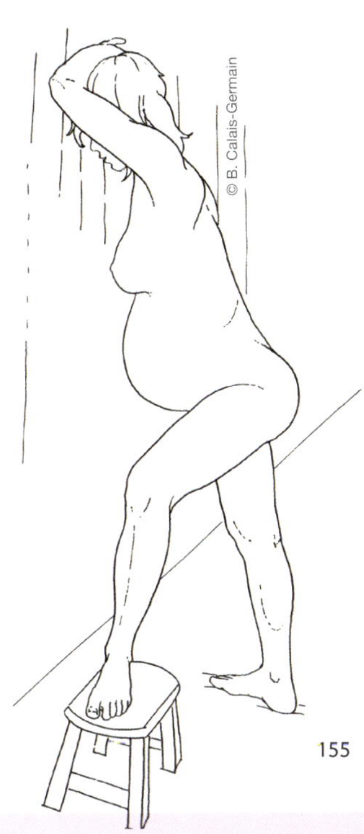

Las tres posiciones «estrella» de la movilidad pélvica

Presentación

Este capítulo lo queremos dedicar a todas aquellas mujeres que están a punto de dar a luz, a aquellas que quieren conocer mejor su cuerpo en ese momento tan especial de la vida y a aquellas/os que quieren acompañar a su hijo en el nacimiento. Hemos intentado redactar el texto menos técnicamente con dos intenciones:

• Poner a vuestra disposición ideas o herramientas para el momento del parto;
• Hacer posible la utilización de estas ideas durante el embarazo, en la vida cotidiana o durante la preparación al parto.

El porqué de las tres posiciones «estrella»

Todas las posiciones que hemos analizado en el Capítulo 6, servirán para aliviar el dolor y facilitar la travesía del bebé por el canal óseo interno de la pelvis hasta su llegada al mundo.
Entre estas posiciones, *hemos elegido, en especial, tres*. Probablemente sean las que ofrecen mayores posibilidades para las prácticas antes del parto. Las hemos descrito y analizado en el Capítulo 6:

• ***De pie*** con las rodillas ligeramente flexionadas, pág. 137;
• ***Sentada*** sobre un balón grande, pág. 131;
• ***De rodillas/a cuatro patas***, pág. 132.

En este contexto, no las consideramos como posiciones estáticas, sino como *verdaderas fuentes de movimiento*.
Cada una de las tres posee sus propias características... Pero cada una puede transformarse, modificarse o adaptarse *de tal modo que olvidamos la posición de origen*. Esto es lo que hace que sean posiciones «especiales» y «únicas».

+

Estas posiciones se convierten en «actitudes» en el sentido de que la mujer pasa a ser activa, actora y no espectadora de su parto. El personal de las salas de parto refiere que, a menudo, han observado que las mujeres las adoptan espontáneamente sin que se les propongan.
Se utilizan en numerosas culturas, incluida la nuestra, cuando la mujer escucha su cuerpo. Instintivamente intenta adaptarse a las contracciones uterinas y al paso de su bebé. Comienza a moverse o se coloca en estas posiciones de una forma íntima, silenciosa o con sonidos muy particulares, hasta el final de la contracción. Por ello, en los cursos de «Pelvis y parto», las matronas las denominan **«posturas estrella»**.

¿Qué te pueden aportar estas tres posiciones?

1) Son las que permiten a la pelvis mayor libertad de movimiento.
Sin duda alguna, se trata de las tres posiciones, en las que la pelvis tiene mayor libertad para moverse sobre las piernas (ver «pelvis libre»; pág. 49).
En las tres podrás encontrar la posición que más te convenga y, a menudo, esta posibilidad es suficiente para aliviar el dolor de la contracción. Podrás orientar los tres espacios internos de la pelvis de forma multidireccional, con una gran riqueza de variaciones y una gran sutilidad. Todo ello facilita la comunicación con el bebé.

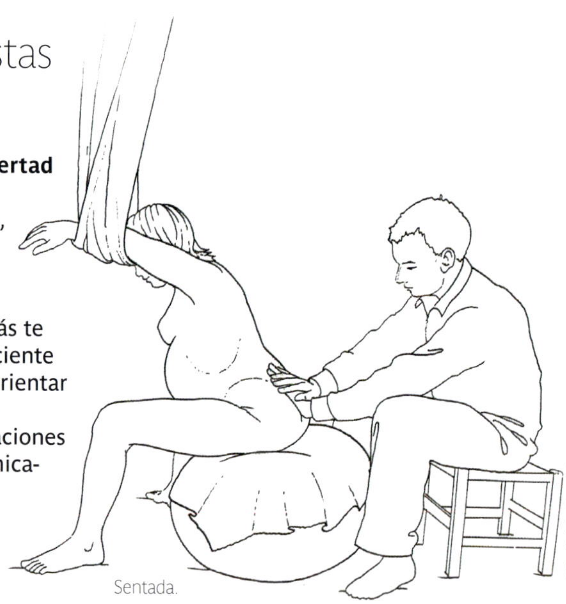

Sentada.

2) Podrás elegir la posición de las piernas
En las tres podrás mover las piernas en muchas direcciones. Cuanto más amplio es el movimiento, más influimos en la pelvis. Así, puedes moverte y cambiar la posición de cada pierna en función de tus necesidades. Probablemente la encontrarás de forma intuitiva: el cuerpo sabe lo que le conviene, si confiamos en él.

3) El sacro se encuentra libre y disponible
En las tres el sacro tiene libertad de movimientos y los ligamentos pueden estirarse, lo que es necesario para que pase la cabeza del bebé. Las tres posiciones facilitan también el acceso al sacro. De este modo, puedes mover suavemente la pelvis y al mismo tiempo, disponer del contacto de otras manos sobre el sacro para recibir calor, masajes y aliviar las molestias que puedan surgir en la zona sacroilíaca.

4) Las manos pueden participar en la movilidad de la pelvis
En las tres posiciones las manos pueden apoyarse en el borde de la cama o en otro soporte, agarrarse, suspenderse a una tela... o tomar la mano de otra persona... Tu misma puedes ejercer una presión justo en la zona que necesites. Si las colocas sobre el vientre, podrás sostenerlo y aliviarlo durante la contracción y al mismo tiempo estar en contacto con el bebé.

5) Puedes suspenderte y apoyarte
Al hacerlo, la pelvis y el útero se vuelven más livianos. Al reducir el peso de la cabeza (4 a 5 kg), los brazos (3 kg cada uno), y el tronco (caja torácica/columna/vísceras, alrededor de 30 kg), la pelvis y el útero se encuentran más libres, y además los músculos abdominales ya no tienen que mantener la posición erguida. Se puede sentir menos presión sobre la zona que está trabajando y relajarse más durante la contracción uterina.

6) Otras manos te pueden acompañar
Las tres posiciones facilitan el acceso a la parte baja de la espalda y a las articulaciones sacroilíacas. El calor de las manos de otra persona o de compresas calientes pueden ayudar a «calmar», «contener» la zona. Saber dónde y cómo colocar las manos se puede practicar antes del parto. Esto requiere una disponibilidad total y sincera del acompañante. Algunas mujeres piden una presión manual fuerte que no pueden procurarse ellas mismas. Las manos podrán sostenerte, acogerte, darte seguridad... y acompañar atenta y respetuosamente los movimientos de la pelvis . Ello puede ayudarte a estar de una manera mas íntima «en el interior» con tu bebé.

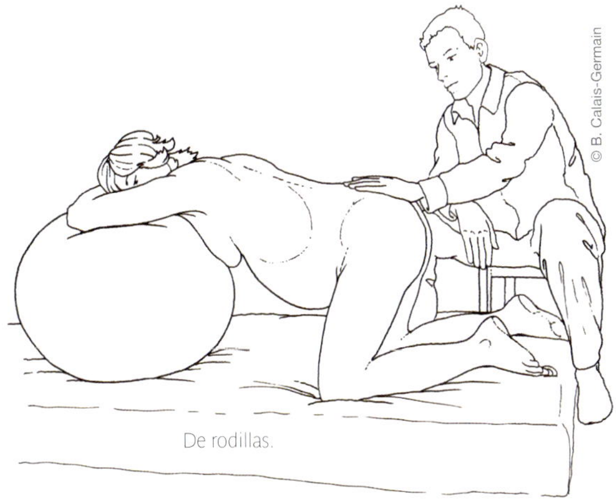

De rodillas.

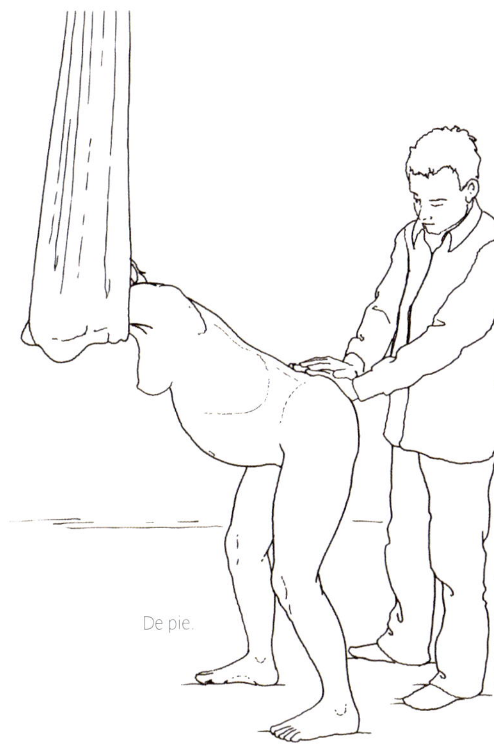

De pie.

«El marido de una mujer explicaba que se sintió más útil que en su primer parto, gracias a todo lo que había aprendido sobre las posiciones y los masajes en las sesiones de preparación al parto, sabiendo dónde aplicar lo aprendido y el porqué».

Teresa Martínez
Matrona, Centro de Salud Hospital Provincial, Alicante (España)

De pie

Colocarse sobre los pies

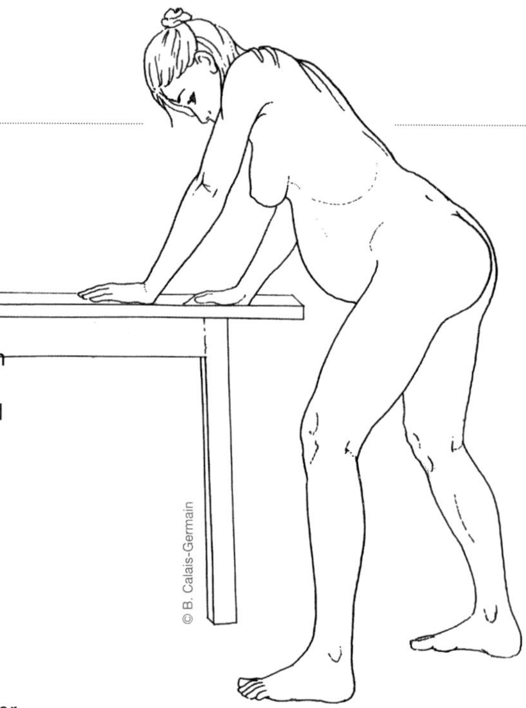

En un primer momento, es importante sentir como tus pies se apoyan en el suelo. ¿Sientes cómo toman contacto con el suelo? ¿Confías en el suelo que te sostiene? Esto nos puede dar una enorme seguridad y fuerza. Cuanto más firmes se instalen las piernas, más disponible se hace el tronco y se facilitan los movimientos de la pelvis.

Puedes comenzar con los pies y las piernas un poco separados: esto te ofrece un apoyo amplio para poder repartir mejor el peso del cuerpo sobre los soportes. A continuación, simplemente déjate llevar por los movimientos de la pelvis, como si mecieras al bebé. Puedes probar a realizarlo en asimetría, como en las imágenes de abajo. Efectúa los movimientos que te gusten, como un juego, sabiendo siempre que, en el momento del parto, puede que no utilices los mismos, sino los que te convengan aquel día.

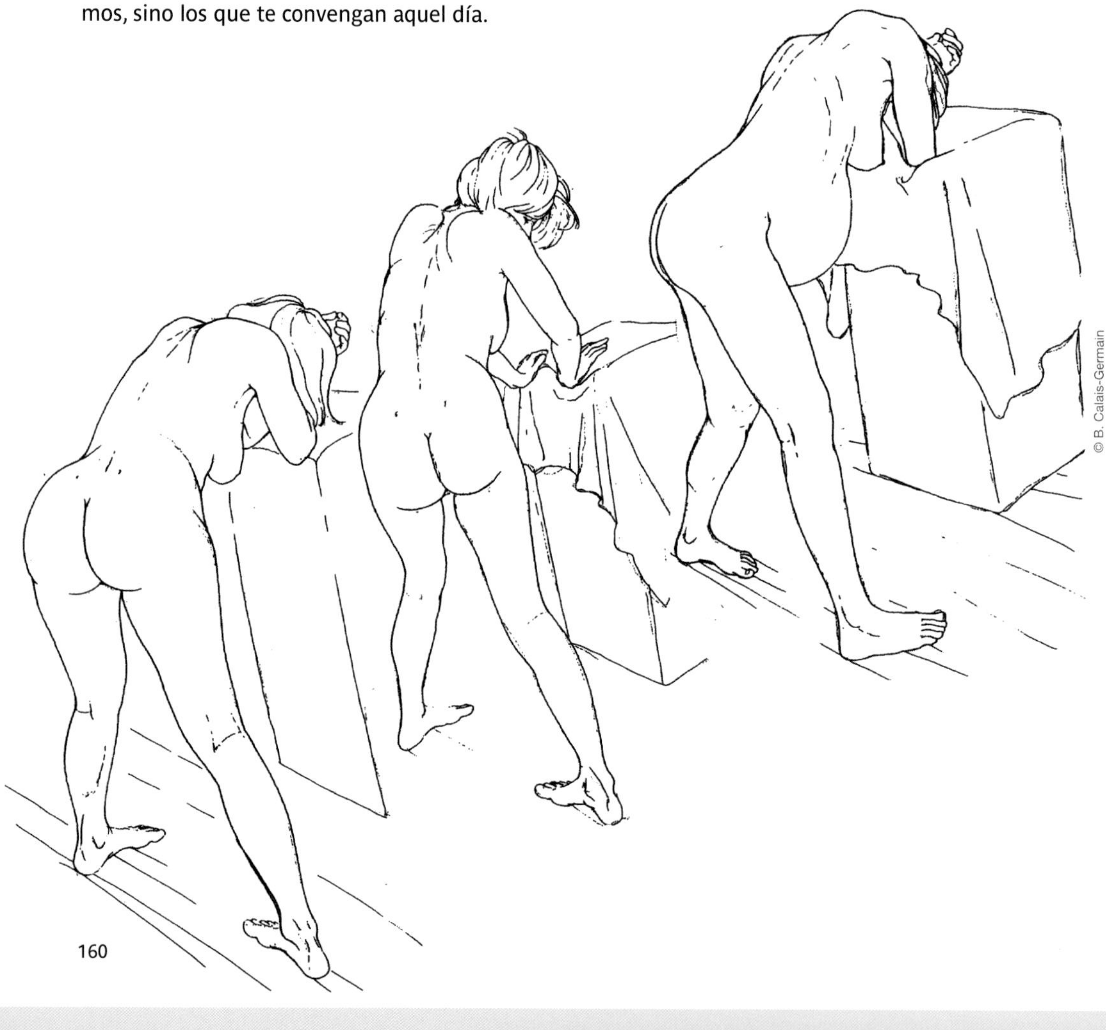

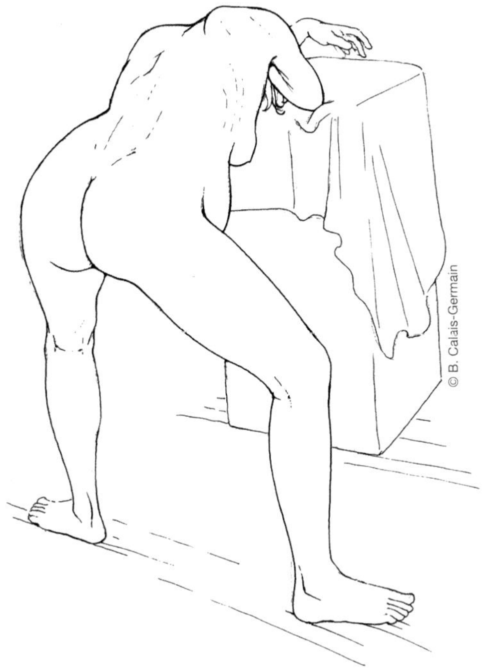

Propuestas y variantes

De pie, andar, balancearte, oscilar la pelvis, todo ello genera el efecto «tamiz» (véase pág. 151). Puedes descargar el peso del tronco sobre la ventana de la habitación, el borde de la cama, la pared, sobre una persona que te sostenga, etc.

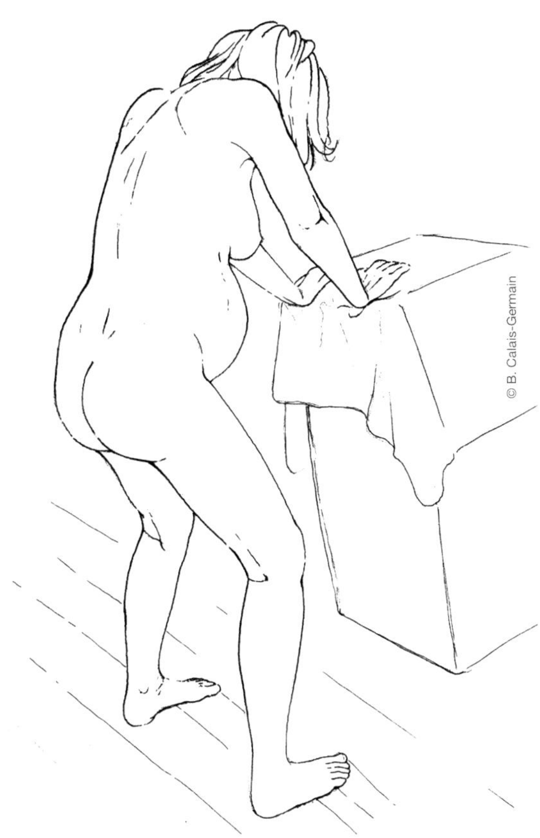

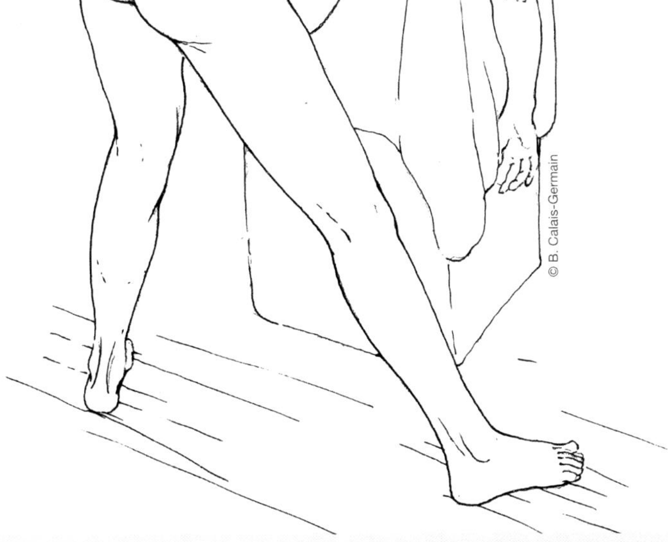

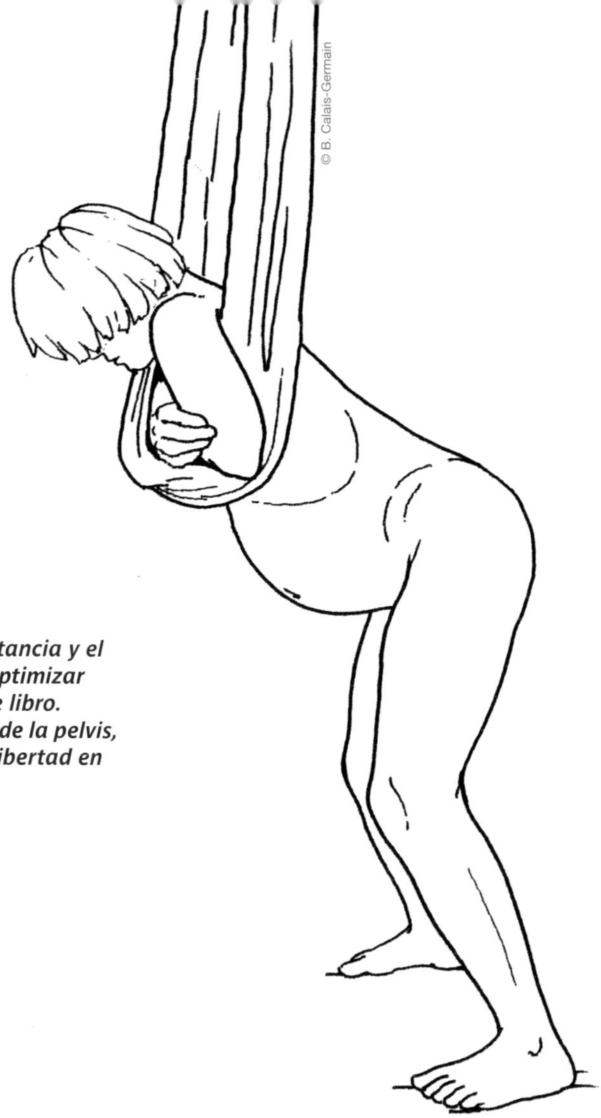

En suspensión...

En este contexto, cabe destacar la importancia y el interés de este tipo de suspensión para optimizar numerosos movimientos descritos en este libro. Al descargar la parte superior del cuerpo de la pelvis, ésta tendrá una mayor disponibilidad y libertad en sus movimientos.

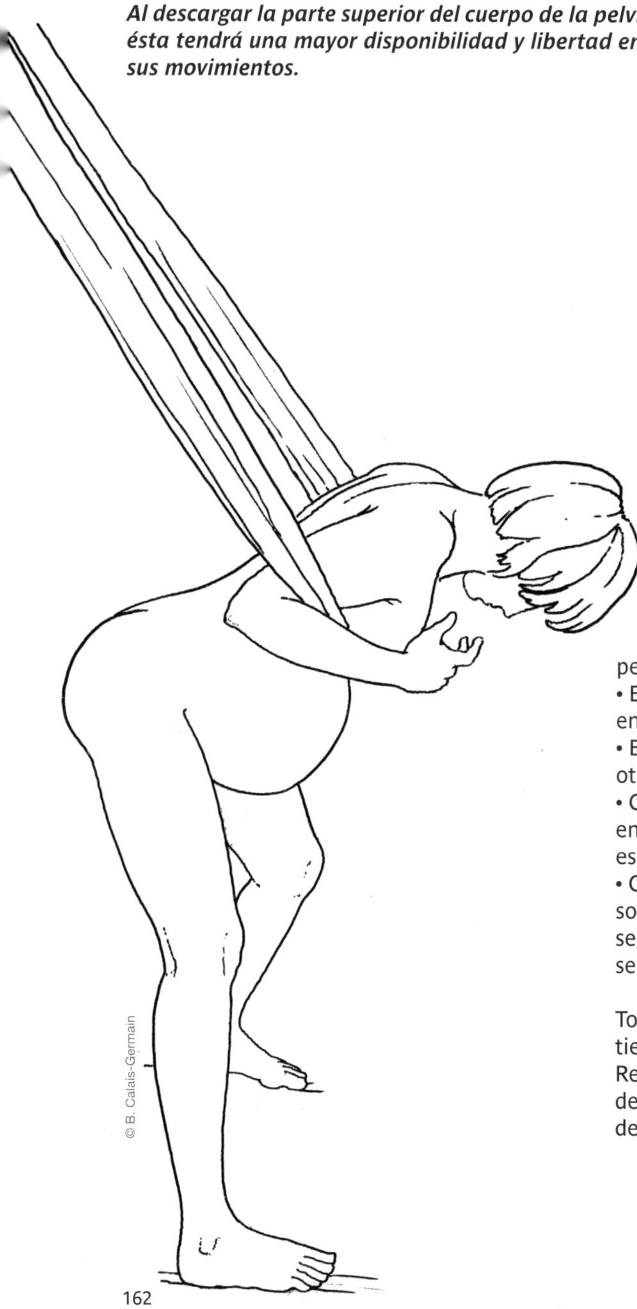

También puede resultar muy eficaz suspenderte de una tela colgada del techo. Los brazos se apoyan en la tela y no hacen ningún esfuerzo.

La cabeza puede descansar sobre los brazos, los pies se enraizan en el suelo. Así, la pelvis pesa menos sobre las cabezas femorales. Una vez instalada, puedes mecer al bebé balanceando la pelvis:

• En pequeños círculos: lo vas orientando hacia la entrada;
• En grandes círculos sobre una pierna y luego sobre otra; le creas más espacio;
• Con las piernas más o menos separadas, una girada en rotación interna y otra en rotación externa; más espacio de un lado y más espacio del otro;
• Con una pierna más elevada que la otra (colocada sobre una silla o un taburete), cambiando de pierna según la sensación: permites que la cabeza del bebé se vaya adaptando mientras desciende.

Todo esto se encuentra oscilando la cadera: la pelvis tiene «swing».
Recuerda que puedes pedir el contacto de las manos de tu acompañante cuando lo necesites y en la zona de tu cuerpo que necesites.

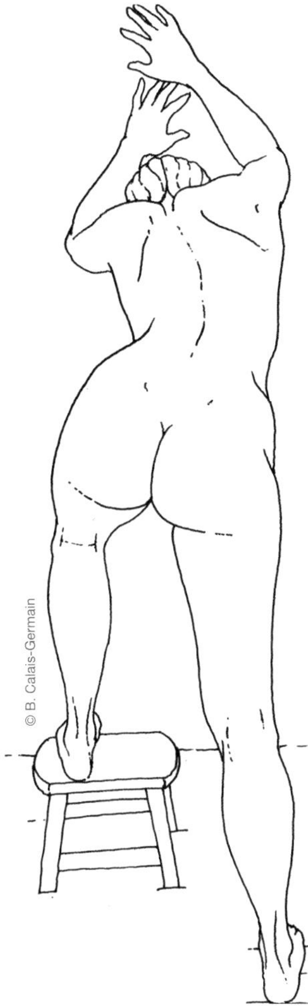

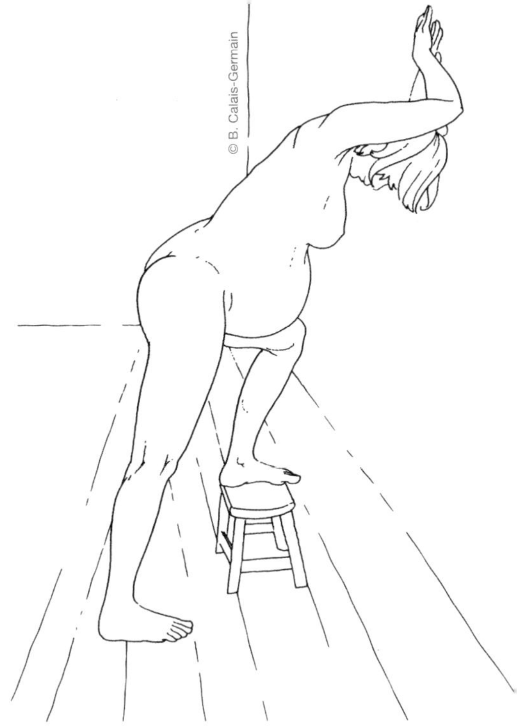

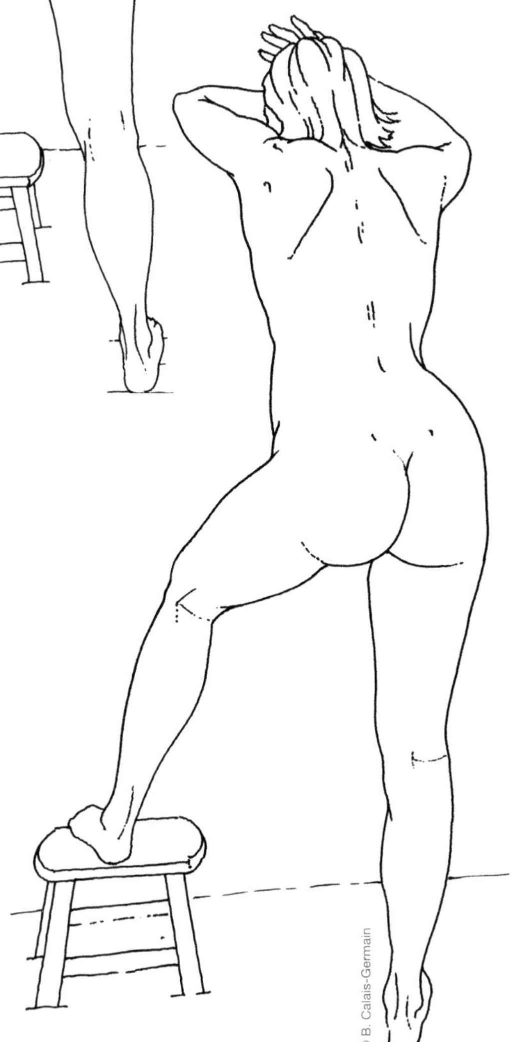

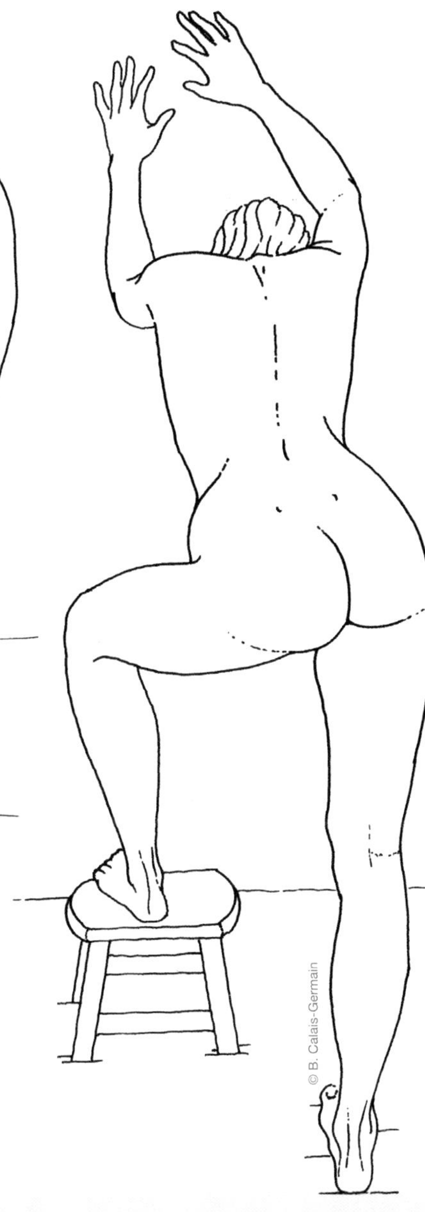

Explorando con la pelvis...
El camino hacia la salida...

Sentada sobre un balón grande

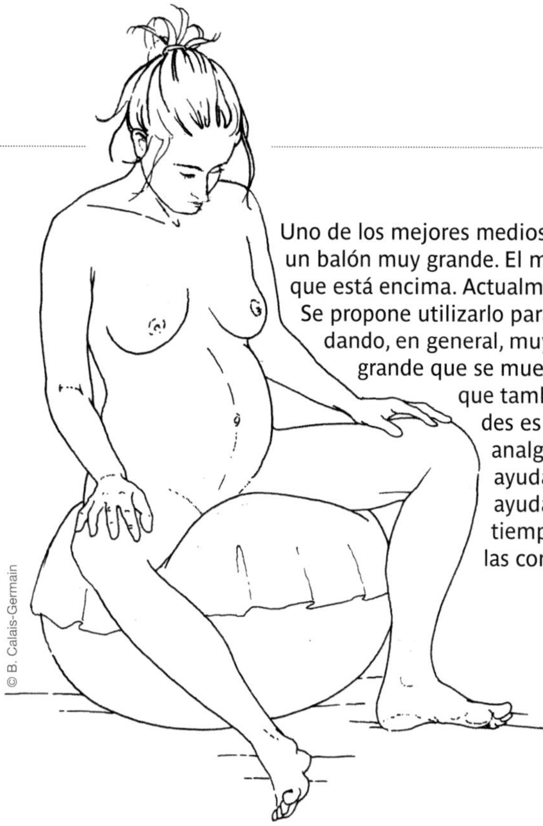

Uno de los mejores medios para movilizar la pelvis consiste en sentarse sobre un balón muy grande. El material es inestable, por lo que también lo es la pelvis que está encima. Actualmente muchas maternidades disponen de estos balones. Se propone utilizarlo para la dilatación y durante todo el tiempo que se desee, dando, en general, muy buenos resultados. Existe un parecido entre el balón grande que se mueve en todos los sentidos y la articulación de la cadera, que también es multidireccional. Sumar estas dos movilidades es un «extra» para el parto. Tanto si deseas o no una analgesia epidural, el sentarte sobre un balón grande puede ayudarte durante el trabajo de parto. Es un medio que ayuda a crear el efecto «tamiz» (véase pág. 151), al mismo tiempo que el efecto de la gravedad y la verticalidad hacen las contracciones uterinas muy efectivas.

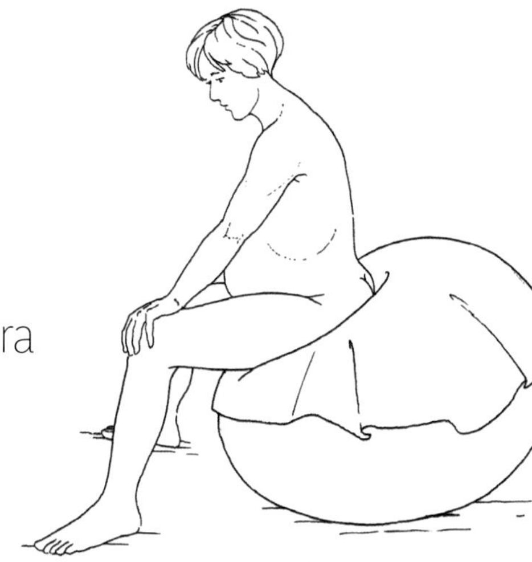

Elementos a tener en cuenta para una máxima eficacia

1) El tamaño del balón debe ser proporcional a tu complexión.
Una persona con las piernas cortas sobre un balón grande no encuentra la seguridad del suelo con sus pies. Por el contrario, una persona con piernas largas sobre un balón pequeño, se hunde de tal modo que pierde la posibilidad de tener la «pelvis libre» (véase pág. 49). Existen varios diámetros de balón de 55 a 90 cm. Lo ideal es que siempre haya dos o tres tamaños diferentes en los hospitales. Sin embargo, para saber cuál es el tamaño que más te conviene, mejor probarlo antes del día «D».

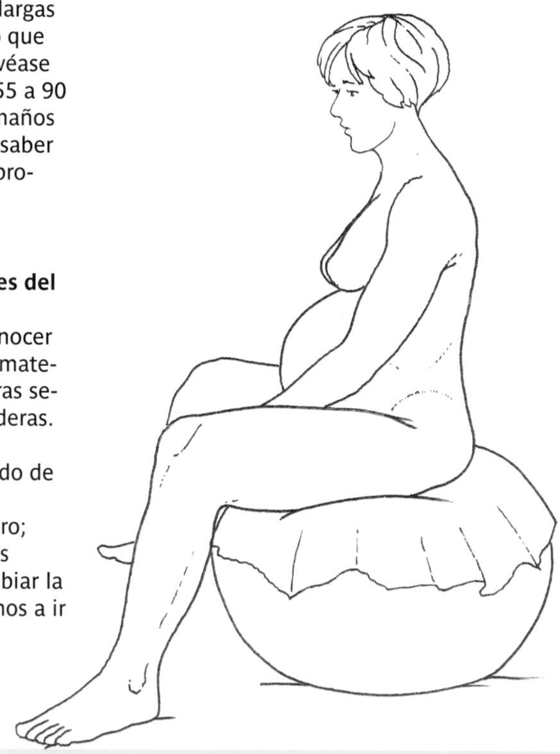

2) Puedes acostumbrarte al balón mucho antes del parto.
Es importante probarlo antes del parto para conocer la sensación de inestabilidad que provoca este material, encontrar la posición en la que te encuentras segura y sentir cómo se mueve la pelvis en las caderas. Puedes explorar algunas acciones:

- Sentándote hacia atrás, hacia delante y pasando de una posición a otra;
- Dejándote deslizar sobre un lado o sobre el otro;
- Dibujando un círculo con la pelvis, llevando los ísquiones a derecha e izquierda (piensa en cambiar la dirección del círculo, ya que, a menudo, tendemos a ir siempre hacia el mismo lado).

3) Puedes practicar cómo sentarte encima
Lo primero es experimentar cómo sentarse y levantarse del balón.
Parece banal, pero el miedo a caerse o a resbalar es uno de los motivos de fracaso.

Primera etapa: antes de sentarte, te instalas como en la imagen del dibujo, manteniendo el tronco apoyado sobre las piernas y sintiendo la fuerza en las mismas.

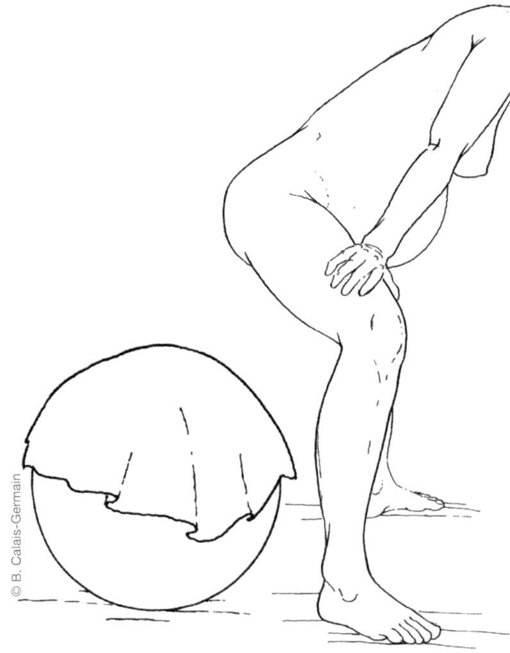

Segunda etapa: te tomas el tiempo de sentarte muy lentamente en el balón, sin perder la sensación de fuerza en las piernas.

Tercera etapa: siente el momento en que el peso del tronco pasa de las piernas al balón, sin dejarte caer, acompañando el movimiento con la exhalación.

Cuarta etapa: busca a través de las piernas y los pies la seguridad del suelo.

(Véase también ***Posiciones sentadas sobre un balón grande***, pág. 131).

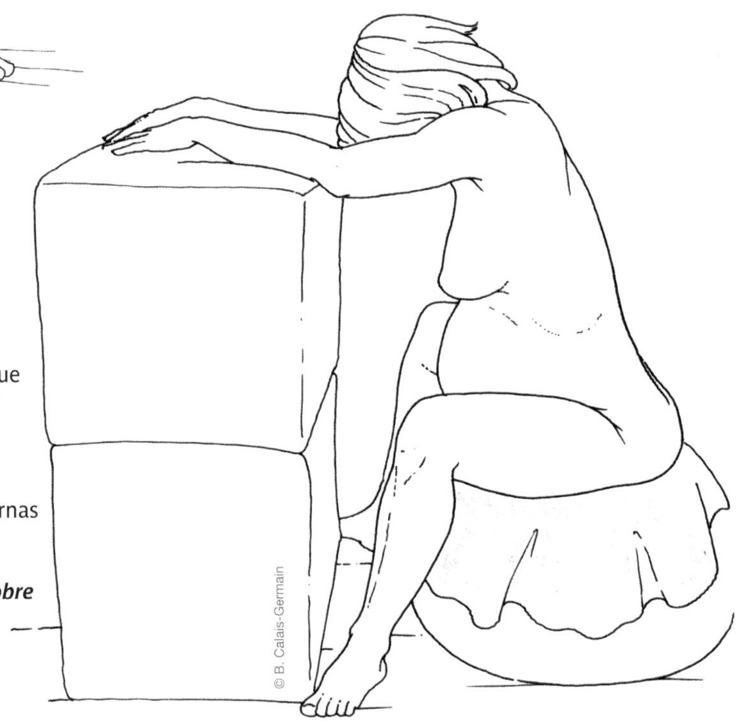

Y después...
Te puedes apoyar y descansar en alguien que te sostenga la espalda (no olvides colocar almohadas donde las necesitéis tú y tu compañero/a).

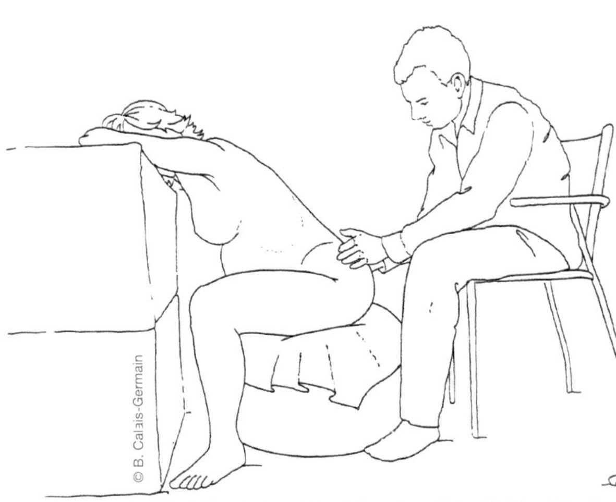

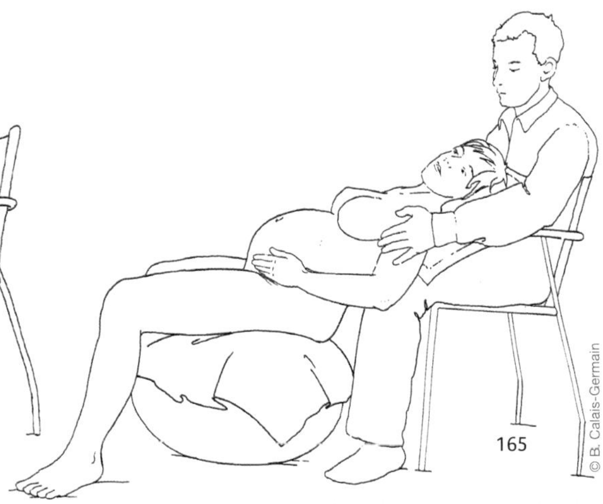

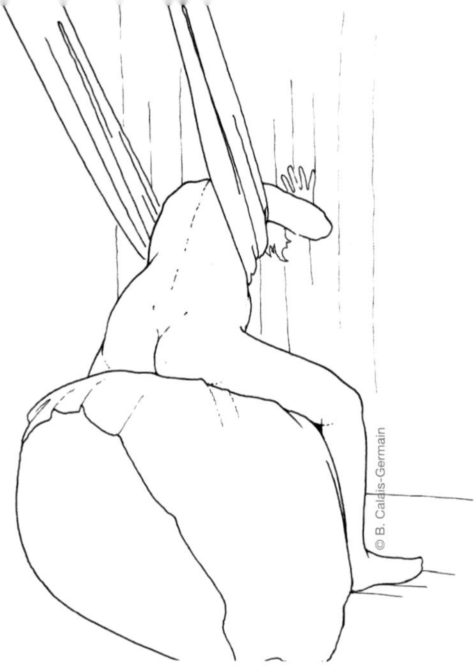

4) Puedes encontrar anclajes y puntos de apoyo para las manos

Cuando utilices por primera vez un balón, es importante tener siempre un punto fijo delante de ti. Puede ser un sillón pesado, el borde de una cama, alguien delante de ti, etc. Te puedes apoyar en estos soportes y así ir soltándote para explorar los múltiples movimientos. Más tarde, a partir de los anclajes, podrás traccionarte o empujarte.

También es interesante apoyarte sobre las rodillas que, a su vez, se apoyan sobre las piernas en el suelo, y observar cómo el empuje de las manos moviliza la pelvis.

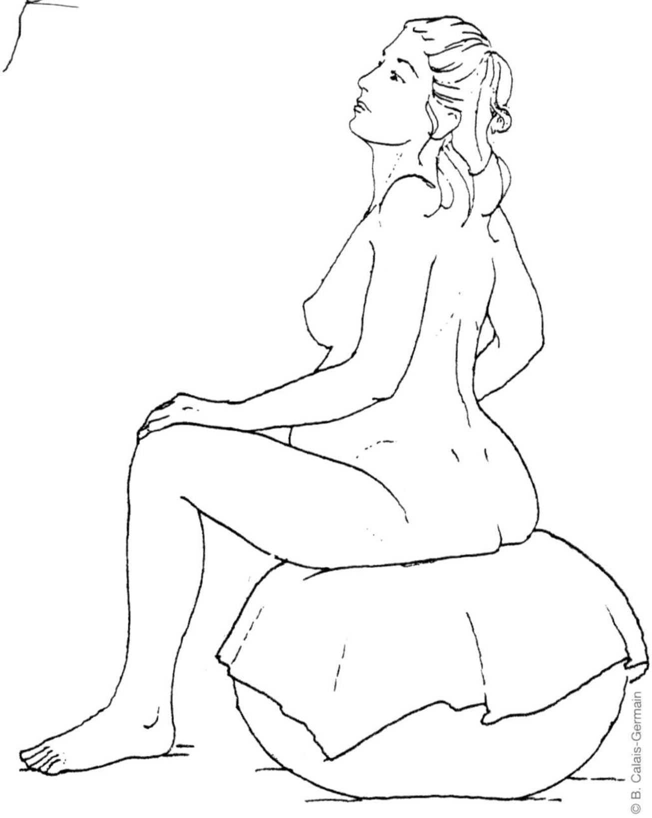

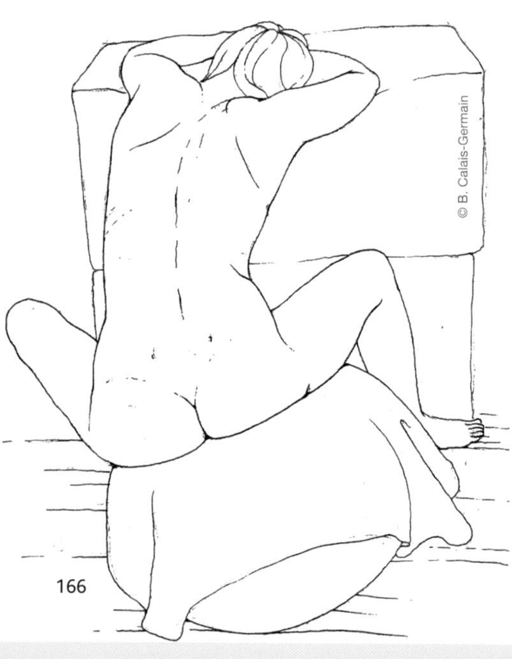

5) Moverte a partir de la articulación de la cadera

Una vez que te sientas más segura, podrás empezar a bascular la pelvis a partir de los movimientos en la cadera.

Puedes dirigirla en diferentes direcciones. Si efectúas pequeños círculos, pequeños «ochos» o movimientos fluidos, generas el efecto «tamiz» (véase pág. 151). Si los mismos movimientos se van ampliando, transformas la excavación y facilitas el pasaje para el bebé (véase Capítulo 7). Busca los movimientos basándote en tus propias sensaciones y no en movimientos aprendidos y «mecánicos». A medida que vayas tomando confianza, el cuerpo sabrá encontrar los movimientos y las direcciones que necesita para aliviar el dolor y acompañar al bebé hacia la salida.

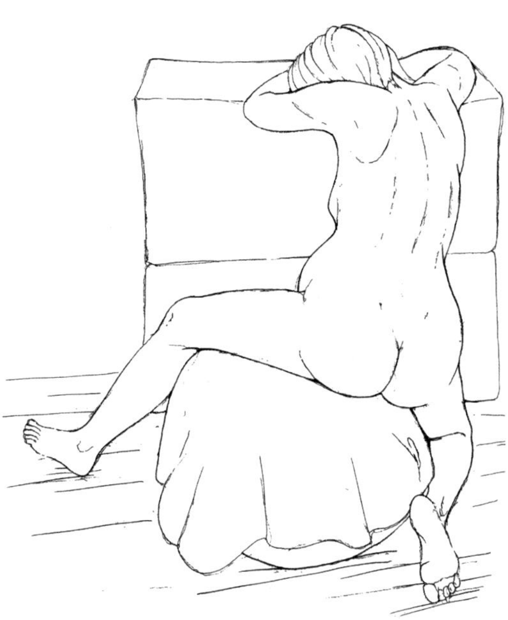

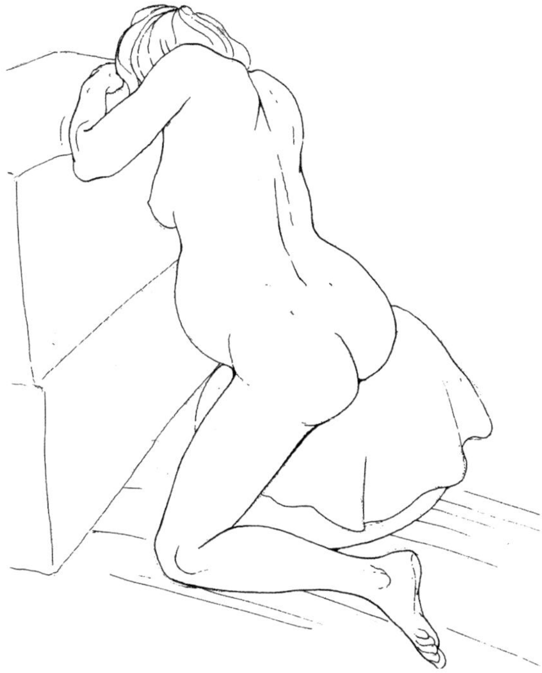

6) Para obtener un mayor efecto, las piernas se asimetrizan

Una vez familiarizada con el balón y sólo entonces, también puedes buscar movimientos con las piernas. Atención: siempre debes estar atenta a tus sensaciones para no pasar a movimientos que puedan desequilibrarte, crisparte o hacerte caer.

Ahora ya sabes lo que te aportan estas asimetrías: las rotaciones internas y externas mueven los huesos ilíacos, igual que los movimientos de gran amplitud (véase págs. 96-97). Puedes sentir los estiramientos y las tensiones en el interior de la cadera y detrás, a nivel de las sacroilíacas: los huesos ilíacos y el sacro se mueven cada uno a su tiempo. La excavación se convierte en un paso transformable. Una vez más, si te dejas guiar por las sensaciones el cuerpo encuentra lo que le es beneficioso. Probablemente sentirás cómo, gracias al movimiento, se alivia el dolor en la zona sacrolumbar.

7) Suspenderse de una tela colgada del techo

Se trata de las mismas propuestas que de pie, pero con una ventaja: la tela sostiene los brazos y el tronco, y el balón sostiene y mece la pelvis. Resulta más relajante.

Debes disponer de un anclaje alto y muy sólido para suspender la tela.

Ya hemos explicado antes que descargar el peso de la caja torácica en la tela tiene como efectos una pelvis y un útero mucho más livianos y en la verticalidad. El sacro se libera del peso del tronco y es traccionado por los músculos de la espalda. Así puedes confiarte a la tela, descansar la cabeza en sus pliegues, dejarte mecer por los movimientos del balón.

Los testimonios de las matronas que lo han propuesto a las mujeres son muy alentadores. Hablan de que ciertas mujeres permanecen largos ratos en estas posiciones con una actitud corporal de relajación e interiorización, que les ayuda a mantenerse en contacto con su cuerpo y su bebé.

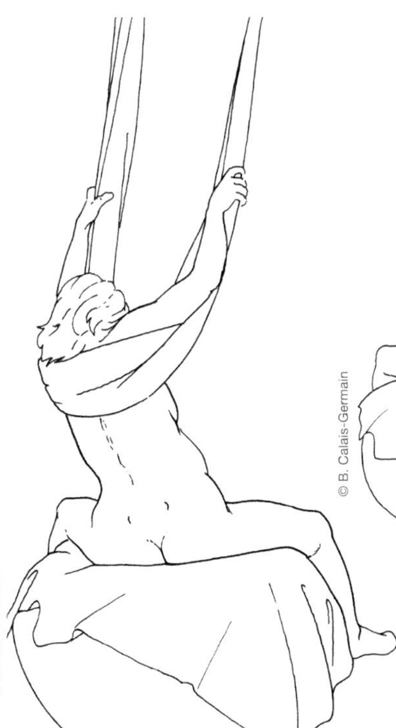

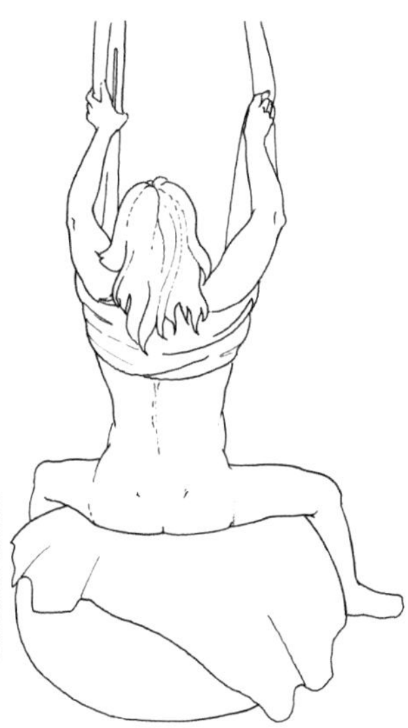

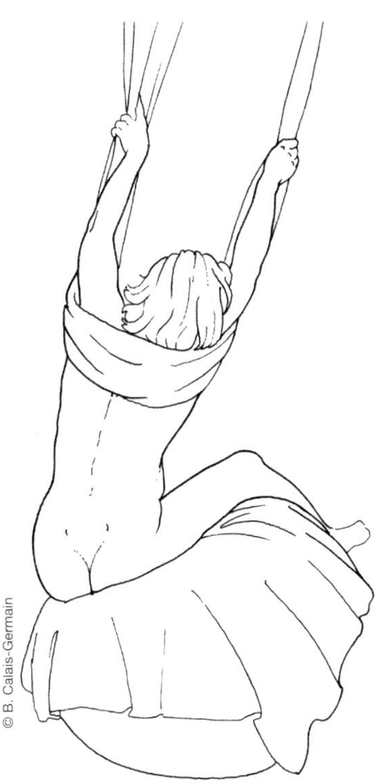

De rodillas/a cuatro patas

Ya hemos analizado esta posición en la página 133. La pelvis tiene libertad de movimiento en todas las direcciones. La posición de la pelvis a cuatro patas favorece la relajación de las articulaciones sacroilíacas. El peso del bebé cae sobre el pubis y sobre la hamaca de los abdominales: así, el sacro tiene una gran libertad.

Durante mucho tiempo, esta posición estaba mal vista. En la actualidad, se está aceptando cada vez más y se propone en el ámbito hospitalario.

+

Ina May Gaskin, matrona que ha creado la «maniobra Gaskin», propone la posición a cuatro patas cuando se dan asinclitismos (véase pág 49).
Es comprensible que la utilicen muchas mujeres durante el periodo de dilatación y algunas espontáneamente durante la fase de expulsión.

Cómo prepararte

Lo más importante es que te sientas cómoda.
A continuación, presentamos algunos consejos importantes:

- Coloca las rodillas sobre un soporte blando (almohada, espuma, etc).
- Separa ligeramente las piernas para tener una base de sustentación bien ancha;
- El peso del tronco debe estar sostenido más por las piernas que por los brazos, si no, las manos y las muñecas se cansan muy rápidamente.

Lo mejor es apoyar el tronco en un soporte tal como se aprecia en las imágenes.

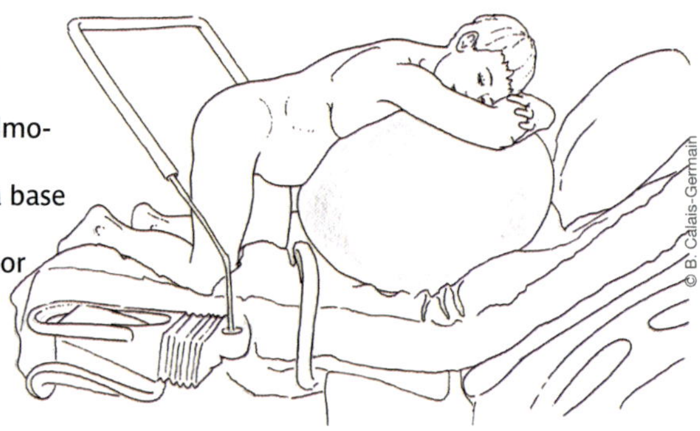

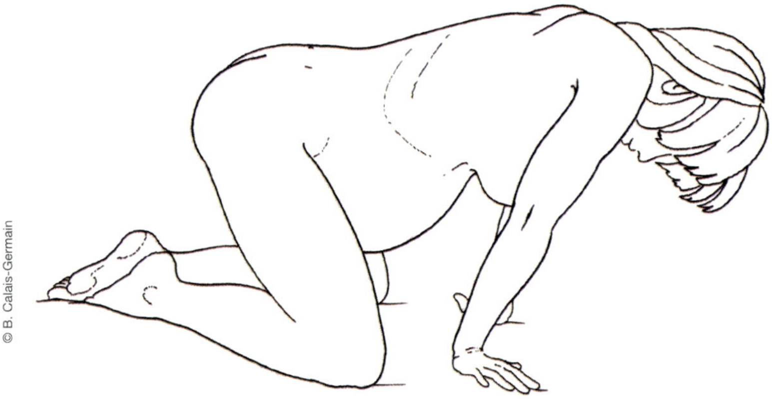

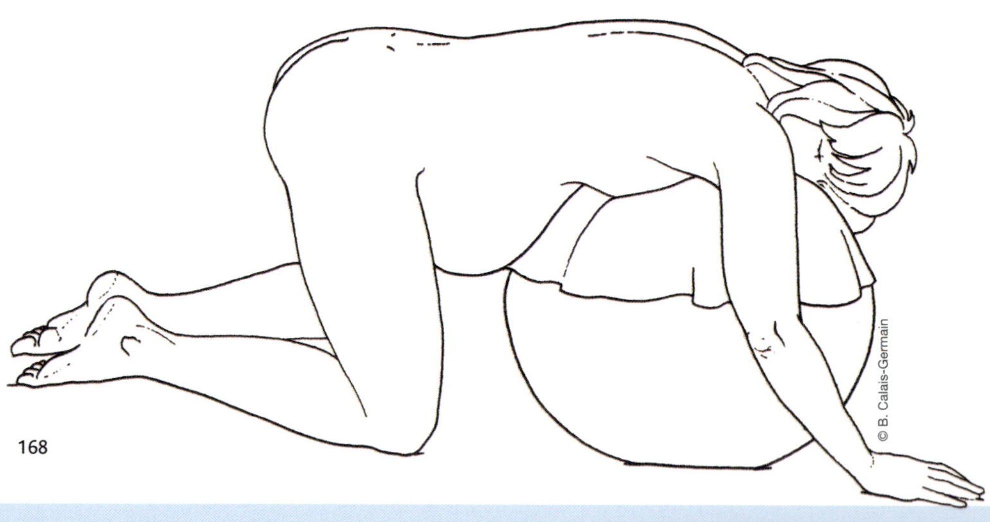

Varios tipos de apoyo

Puedes descansar el tronco sobre una silla cubierta con una almohada grande, sobre cualquier soporte firme y blando o como en la imagen sobre la cama que se ha elevado.
El tronco puede descansar sobre un balón grande, lo que ofrece un apoyo a la par firme, blando y móvil.
Y finalmente también sobre las piernas de una persona que esté bien sentada y que, al mismo tiempo, te pueda masajear la espalda y/o mover sus piernas para ayudar a relajarte.

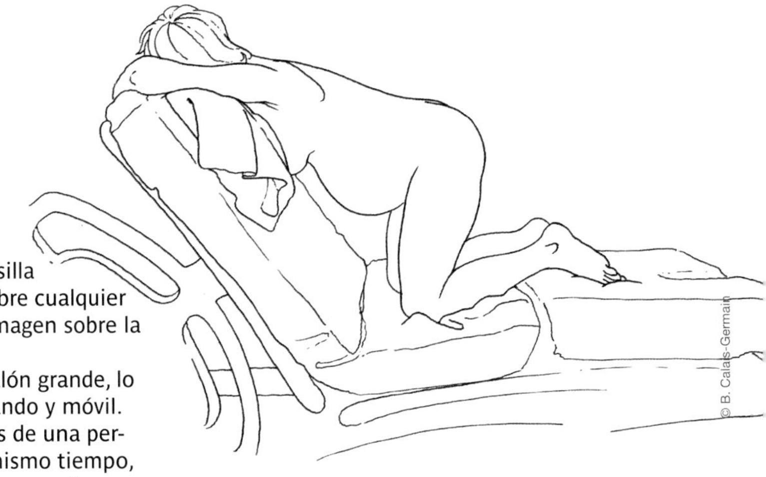

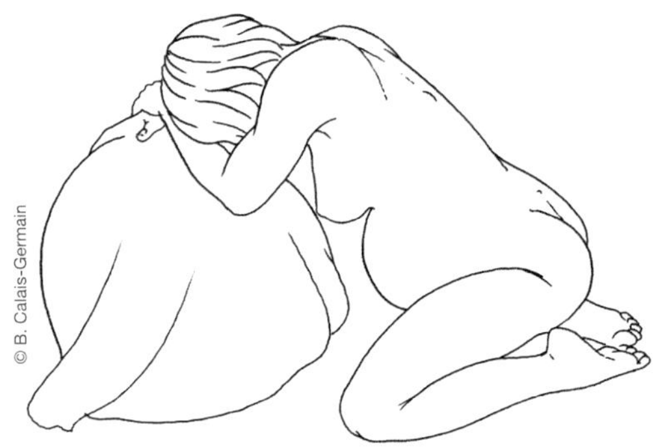

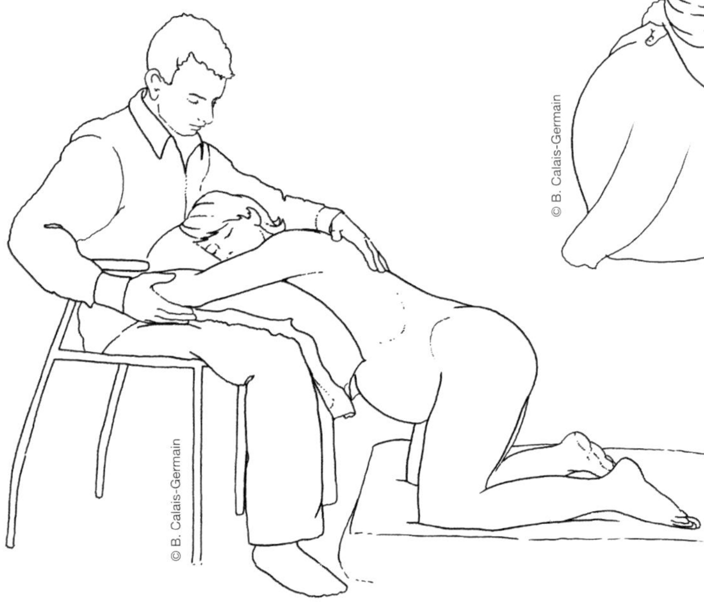

Cómo moverte

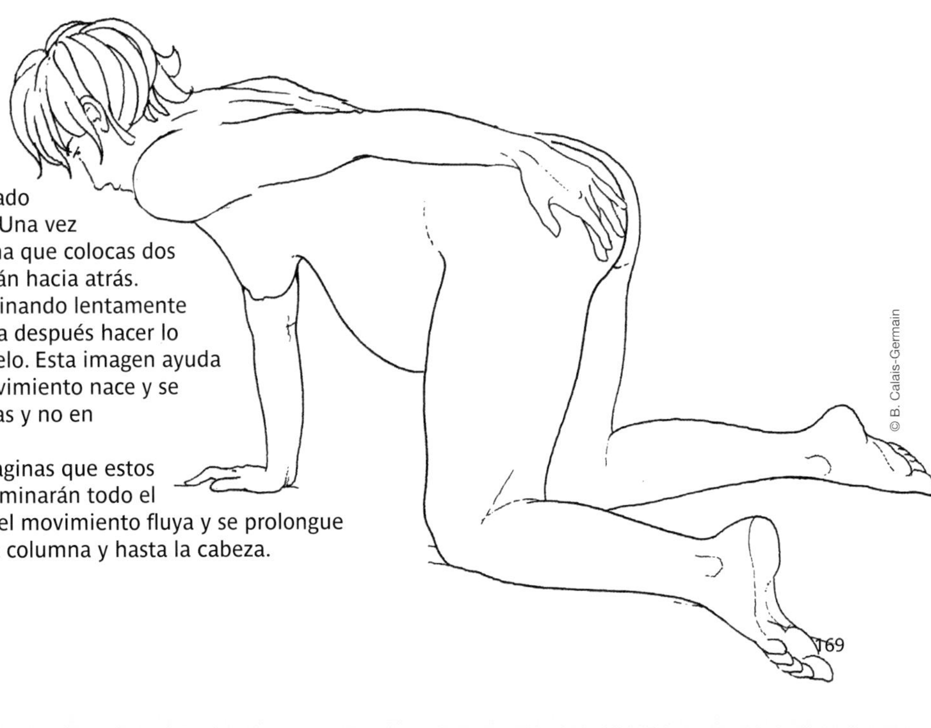

¿Dónde se encuentran los ísquiones en esta posición?
Búscalos primero en un lado con la mano del mismo lado y luego en el otro. Una vez localizados, imagina que colocas dos lucecitas. Iluminarán hacia atrás. Entonces, vas iluminando lentamente hacia el techo, para después hacer lo mismo hacia el suelo. Esta imagen ayuda a sentir que el movimiento nace y se inicia en las caderas y no en la columna.
Finalmente, te imaginas que estos pequeños faros iluminarán todo el espacio. Deja que el movimiento fluya y se prolongue suavemente por la columna y hasta la cabeza.

Buscar la asimetría con las piernas

Esto transforma el paso interno de la pelvis. Algunas mujeres expresan que parece que el cuerpo se lo pida. Alivia descargar el tronco en algún soporte. Colocas una pierna con una ligera rotación interna y la otra en rotación externa, y vas cambiando de posición, mientras la pelvis se balancea y oscila en uno u otro sentido.

A algunas mujeres les alivia dibujar pequeños círculos con la rodilla de la pierna levantada (rodilla izquierda en la mujer del dibujo).

En todas estas variantes a cuatro patas, lo importante es que la posición te ayude a calmar el dolor.

No es seguro que en el momento del parto vayas a utilizar estas posibilidades, pero sí que lo que hayas experimentado quedará en la memoria corporal para ese día.

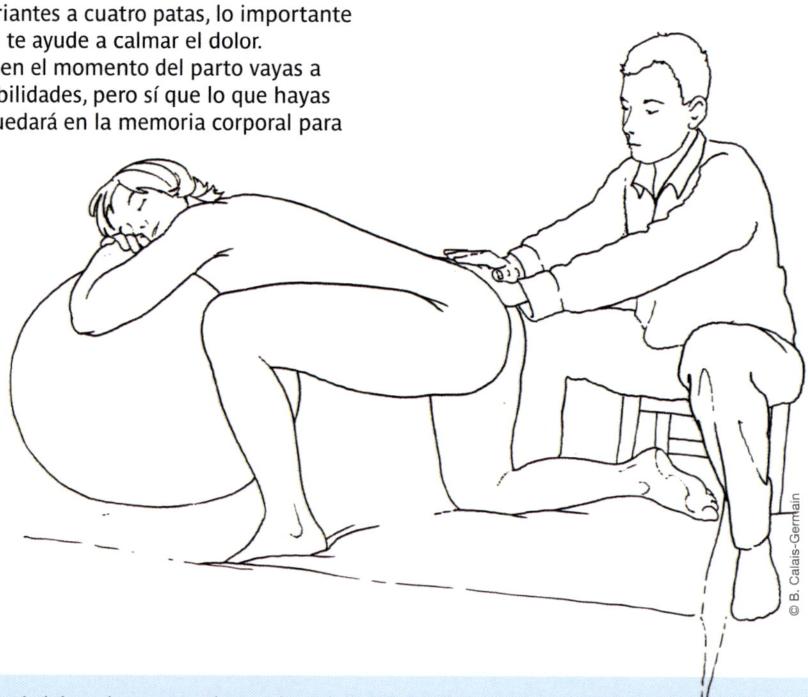

© B. Calais-Germain

“

«Tengo la oportunidad de trabajar en un hospital en el que las mujeres tienen la libertad de dar a luz como ellas quieren. Conocer los movimientos de la pelvis me ha ayudado a comprender por qué las mujeres se "retuercen" en el momento del parto y, a menudo, adoptan posiciones con la pelvis en asimetría, en función de la posición del feto en el momento de iniciar el descenso en la excavación.

Observo que muchas mujeres recurren a la asimetría de la pelvis, independientemente de la posición (de pie, a cuatro patas, en la cama o sobre la mesa). Casi todas terminan con una pierna algo más avanzada que la otra y con muchos grados de rotación interna de los fémures.»

Ascensión Gómez
Matrona, Hospital de Huercal-Overa, Almería (España).

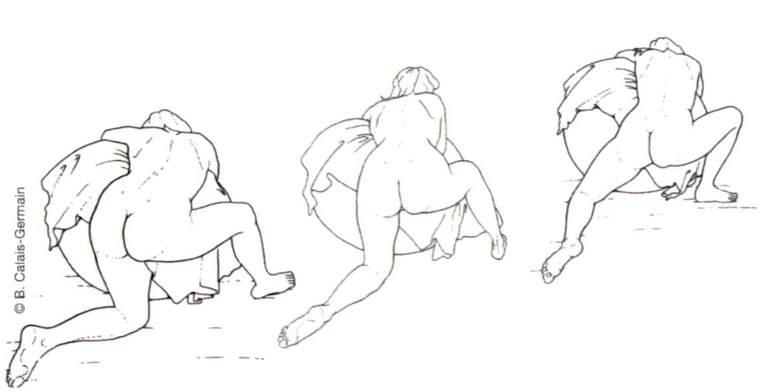

© B. Calais-Germain

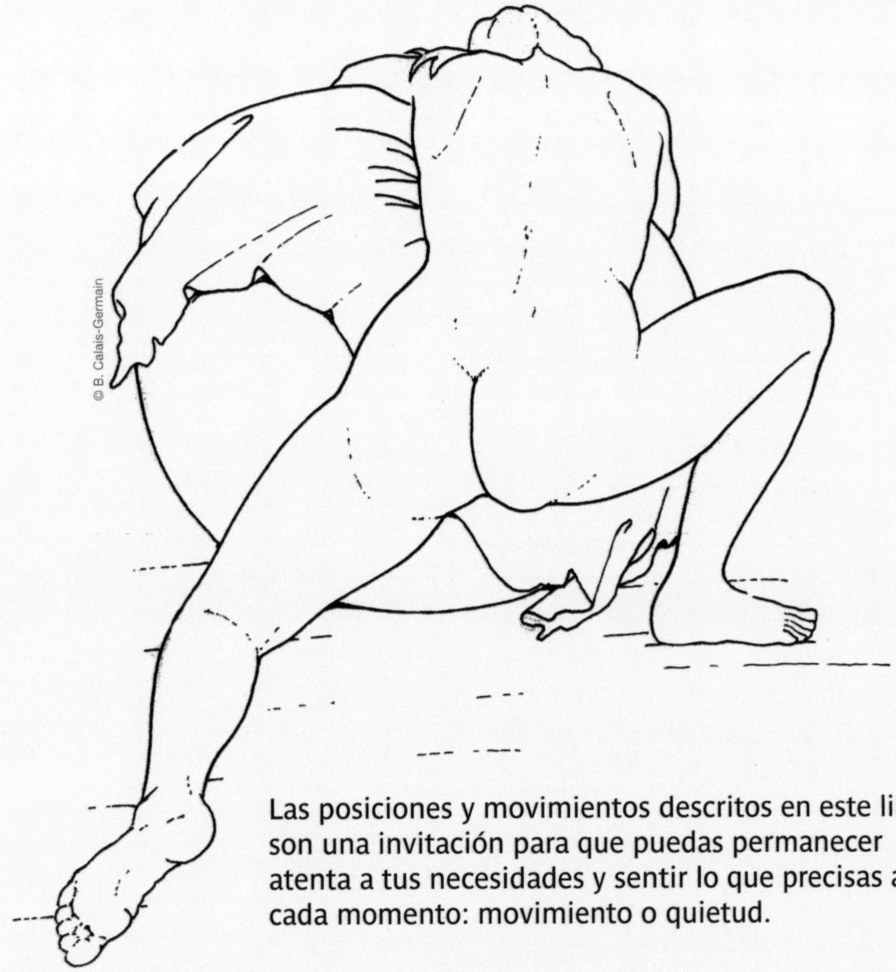

Las posiciones y movimientos descritos en este libro son una invitación para que puedas permanecer atenta a tus necesidades y sentir lo que precisas a cada momento: movimiento o quietud.

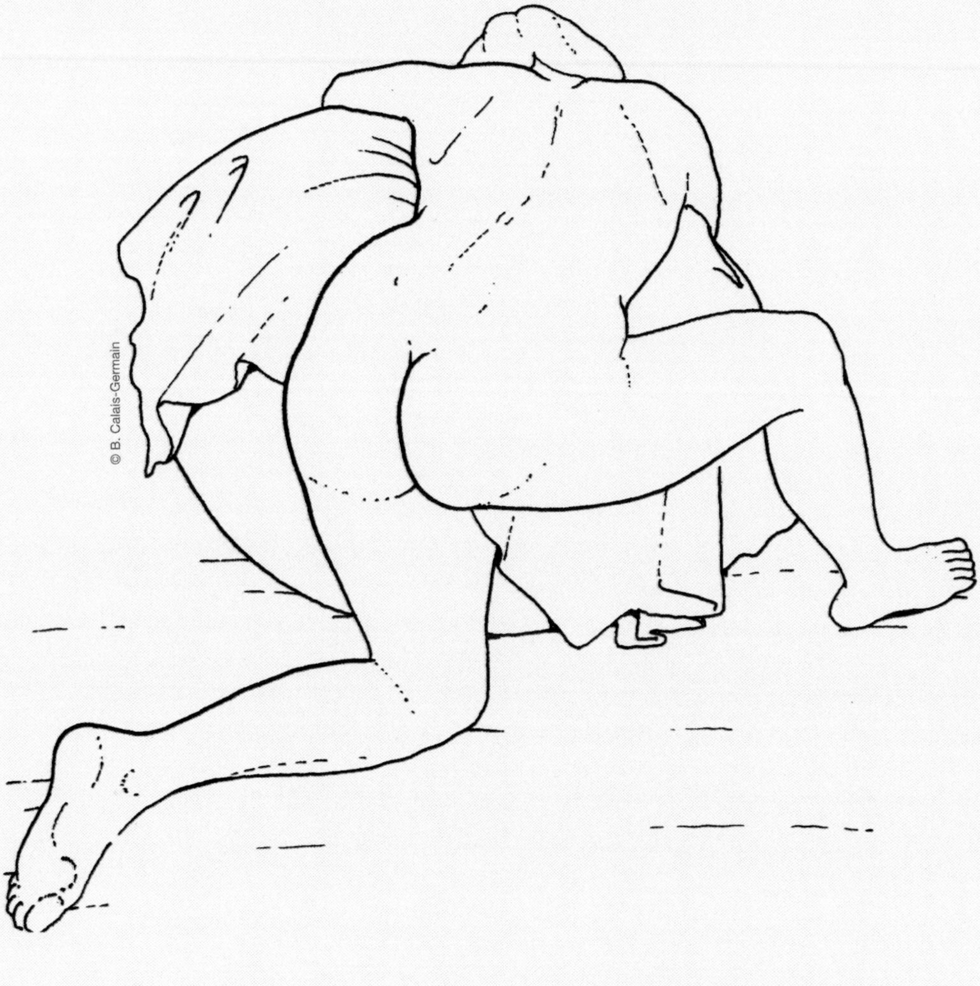

Indice de los **términos utilizados**

Los números indicados se refieren a las páginas en las que se cita o explica detalladamente el mismo.

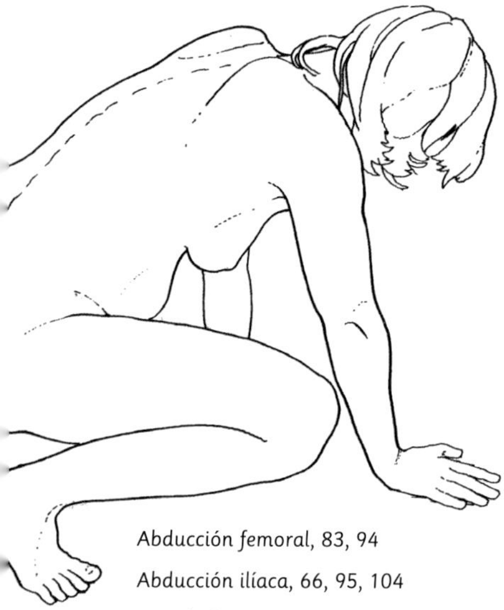

Bibliografía

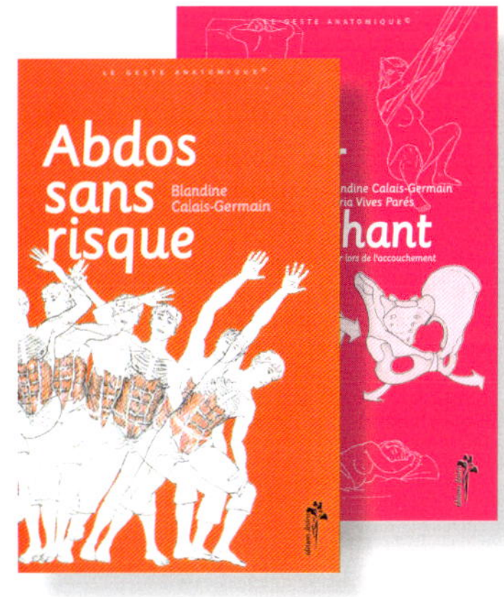

Colección Gesto anatómico®.

Obras de Blandine Calais-Germain

- *Anatomía para el movimiento*, La Liebre de Marzo, 1994.
- *Anatomía para el movimiento – bases de ejercicios*, La Liebre de Marzo, 1991.
- *El periné femenino y el parto*, La Liebre de Marzo, 1998.
- *La respiración – el gesto respiratorio*, La Liebre de Marzo, 2006.
- *Abdominales sin riesgo*, «Colección *Gesto anatómico*», La Liebre de Marzo, próximamente.

Bibliografía

Anatomía
Basmajiann P. V.
Anatomie, Librairie Maloine.

Bouchet A./Cuilleret J.
Anatomie topographique, descriptive et fonctionnelle, SIMEP Editions, 1991.

Brizon J. et Castaing J.
Les feuillets d'anatomie, Librairie Maloine.

Kahle W., Leonhard H., Platze W.
Anatomie, Flammarion.

Kapandji A.
Physiologie articulaire 1,2,3, Librairie Maloine, 1999.
(Trad. castellano: *Cuadernos de fisiología articular.* Masson, S. A., 1987, 1988).

Sobotta
Atlas d'anatomie, Librairie Maloine
(Trad. castellano: *Atlas de anatomía humana,* Ediciones Toray, S. A., 2005).

Vandervael F.
Analyse des mouvements du corps humain, Librairie Maloine/ed. Desoer.

Libros diversos
Barbira Freedman Françoise, Hall Doriel
Prenatal yoga for conception pregnancy and birth, Lorenz Books, 2002.

Gasquet (de) B.
Bien-être et maternité, Implexe Edition, 1998.

Leboyer F.
L'art du souffle, Albin Michel, 1984.
Si l'enfantement m'etait conté, Editions du Seuil, 1996. (Trad. castellano: *El parto: crónica de un viaje,* Ediciones Alta Fulla).

May Gaskin I.
- *Guide to childbirth*, A Bantam Book, New York, 2003.
- *Parteria Espiritual*, Mujer Sabia editores, Argentina. (Distribuye en España: susana@gitsystem.com)

Odent M.
- *Votre bébé est le plus beau des mammifères*, Albin Michel, 1990.
(Trad. castellano: *El bebé es un mamífero*, Editorial Ob Stare, S. L. 2007).
- *Genèse de l'homme écologique*, Epi, 1979.
- *Histoires de naissances*, Epi, 1985.
- *La cesárea*, Michel Odent, La Liebre de Marzo, 2006.

Simkin P., Ancheta R.
The labor progress handbook, Early interventions to prevent and treat dystocia, Blackwell Publishing, 2005.

Revistas diversas
Les dossiers de l'obstétrique
Périnée et maternité, Collection Grands sujets Edition E. L. P. E. A., 1999.

Génération Tao
Número especial «Naître aujourd'hui», N°5, 2006.

Artículos diversos
«Posición materna para la prevención o corrección de distocias durante el trabajo de parto».
Fenwick L., Simkin P., PT *The childbirth education association* Seattle, Washington.

«All-fours maneuver for reducing shoulder dystocia during labor».
Bruner J. P., Drummond S.B., Meenan A.L., May Gaskin I.
The journal of reproductive medecine, May 1998.

Vídeos
«Positions for childbirth»
Departamento de fisioterapia del hospital de Adelaide, South Australia.
www.foundationstudios.com.au

«Pour que ses jours fleurissent»
Una película de Nicole Ferry,
ferry.nicole@gmail.com

Cursos de Anatomía para el movimiento®

método B. Calais-Germain

Estos cursos van dirigidos a profesionales de la salud, a profesores en técnicas corporales, así como a personas que quieren profundizar sus conocimientos sobre su cuerpo.

Metodología de Anatomía para el Movimiento®

El acercamiento a la anatomía es plurisensorial: modelajes anatómicos tridimensionales, localizaciones en uno/a mismo/a, observación y coloreado de imágenes y dibujos. Rrepresentaciones anatómicas internas y prácticas sensoriales para poder experimentarlo primero consigo mismo. Todo ello, alternando al 50% con la teoría, así como con prácticas de movimientos anatómicos propios de A. P. M.

Formación profesional «Periné y Movimiento®»

método B. Calais-Germain

Gimnasia específica de prevención del periné (curso de 90 h)

Esta formación va dirigida a las personas que quieran enseñar el método «Periné y Movimiento»® y a los profesionales especializados en reeducación perineal.

La formación tiene como objetivo principal integrar el periné en la globalidad corporal y en el movimiento. Su objetivo específico es estimular el periné para tonificarlo, flexibilizarlo, coordinarlo, relajarlo e incrementar la consciencia sensorial en las distintas etapas de la vida de la mujer.

Para ello se trabaja un repertorio de ejercicios protocolizados en sesiones a partir de los siguientes parámetros: sensorialización de la zona, jugar con la gravedad en el periné con cambios constantes de posición, estiramientos/acortamientos de las zonas, presiones/descompresiones torácico/glóticas/abdominales, movilización de la pelvis mediante amplios movimientos de las caderas y de la columna, crear simetrías y asimetrías en el periné y tonificación/relajación/coordinación de las zonas implicadas.

El curso supone haber realizado previamente el curso de «Periné Femenino y Movimiento» (30h) y Cinética Respiratoria (30 h). Incluye tres fases de aprendizaje complementario:

- ***Elementos de la anatomía del periné femenino y masculino:*** necesario para aplicar el método. Estudio de los sistemas de presión sobre el periné mediante el juego del los movimientos corporales globales o parciales.
- ***Repertorio de prácticas:*** protocolo de 10/12 sesiones.
- ***Metodología de restitución:*** pedagogía de aplicación, elaboración de un trabajo escrito personal. La formación da la posibilidad de pasar una prueba de restitución que permite obtener el certificado de aptitud para la utilización y aplicación del método en grupos o como acompañamiento a la rehabilitación del suelo pélvico.

Información: www.calais-germain.com

CUADERNOS «LA PELVIS SE MUEVE Y SE TRANSFORMA»
Este cuaderno detalla la metodología del Capítulo 7 para uso de los profesionales.
Muy pronto disponible en *www.anatomiaparaelmovimiento.com*

Venta en la tienda online: calais-germain.com

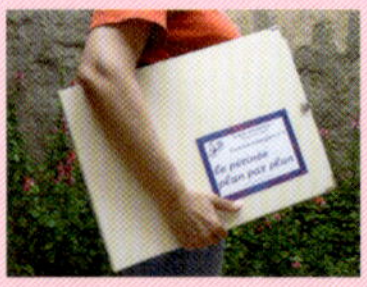

Los 4 ARCHIVADORES DIDÁCTICOS «PERINÉ Y PARTO»
Colección de ilustraciones y pósters de B. Calais-Germain para la enseñanza y el acompañamiento durante el embarazo, parto y postparto.

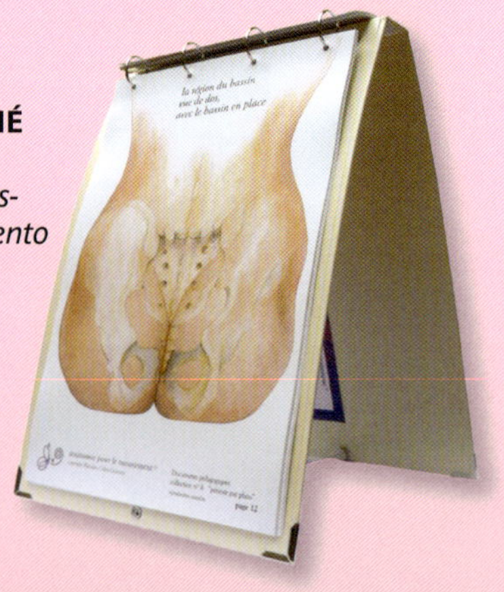

Cuatro diferentes archivadores didácticos con anillas y 25 ilustraciones pedagógicas, para programas de enseñanza específica:
1-Reconocer la pelvis para el parto.
2-Posiciones y Movimientos para el parto.
3-Preparación Corporal para el parto.
4-Periné Femenino y Movimiento.

Título original
Bouger en accouchant

Primera edición
Septiembre 2009

Quinta reimpresión
Febrero 2022

Diseño y maquetación
Bárbara Pardo y Marie-Luce Dehondt

Impresión y encuadernación
Service Point

Impreso en España

Depósito Legal
B-25233-2009

ISBN
978-84-92470-12-9

La Liebre de Marzo, S.L.
Apartado de Correos 2215 E-08080 Barcelona
Fax. 93 449 80 70
espejo@liebremarzo.com
www.liebremarzo.com